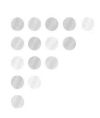

微创时代的生殖外科

手术图谱

主编 ◎ 柳晓春　邓凯贤　郑玉华　唐运革

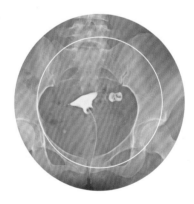

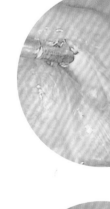

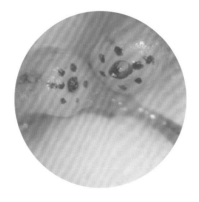

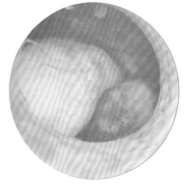

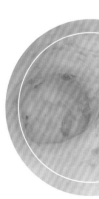

科学技术文献出版社
SCIENTIFIC AND TECHNICAL DOCUMENTATION PRESS

·北京·

图书在版编目（CIP）数据

微创时代的生殖外科手术图谱 / 柳晓春等主编. —北京：科学技术文献出版社，2023.3
ISBN 978-7-5189-9835-7

Ⅰ.①微… Ⅱ.①柳… Ⅲ.①泌尿生殖系统—显微外科手术 Ⅳ.① R699

中国版本图书馆 CIP 数据核字（2022）第 223043 号

微创时代的生殖外科手术图谱

策划编辑：陈　安　　责任编辑：陈　安　　责任校对：张永霞　　责任出版：张志平

出　版　者	科学技术文献出版社
地　　　址	北京市复兴路15号　邮编　100038
编　务　部	(010) 58882938，58882087（传真）
发　行　部	(010) 58882868，58882870（传真）
邮　购　部	(010) 58882873
官 方 网 址	www.stdp.com.cn
发　行　者	科学技术文献出版社发行　全国各地新华书店经销
印　刷　者	北京地大彩印有限公司
版　　　次	2023 年 3 月第 1 版　2023 年 3 月第 1 次印刷
开　　　本	889×1194　1/16
字　　　数	483千
印　　　张	22.75
书　　　号	ISBN 978-7-5189-9835-7
定　　　价	218.00元

编委会

主编:

柳晓春　南方医科大学附属佛山市妇幼保健院

邓凯贤　南方医科大学顺德医院

郑玉华　南方医科大学附属佛山市妇幼保健院

唐运革　广东省生殖医院

副主编:

黄晓斌　南方医科大学附属佛山市妇幼保健院

陈永连　南方医科大学附属佛山市妇幼保健院

马文敏　肇庆西江医院

刘武江　肇庆西江医院

李　焕　南方医科大学附属佛山市妇幼保健院

编者（按姓氏笔画排序）:

王　浩　南方医科大学附属佛山市妇幼保健院

王月祉　南方医科大学顺德医院

王玉玲　南方医科大学附属佛山市妇幼保健院

左　越　南方医科大学附属佛山市妇幼保健院

左银花　肇庆西江医院

叶秀涛　南方医科大学附属佛山市妇幼保健院

史亚兰　南方医科大学顺德医院

冯敏清　南方医科大学附属佛山市妇幼保健院

伍丽霞　南方医科大学附属佛山市妇幼保健院

李庆东　南方医科大学附属佛山市妇幼保健院

杨　超　南方医科大学附属佛山市妇幼保健院

汪　洪　南方医科大学附属佛山市妇幼保健院

张汝坚　南方医科大学附属佛山市妇幼保健院

陈向东　南方医科大学附属佛山市妇幼保健院

陈洁波　南方医科大学附属佛山市妇幼保健院

陈熹婷　南方医科大学顺德医院

林少英　南方医科大学附属佛山市妇幼保健院

林燕平　南方医科大学附属佛山市妇幼保健院

周　聪　南方医科大学附属佛山市妇幼保健院

胡琴琴　南方医科大学顺德医院

袁惠芝　南方医科大学附属佛山市妇幼保健院

耿　榕　南方医科大学附属佛山市妇幼保健院

郭雪箐　南方医科大学顺德医院

梁丽芬　南方医科大学附属佛山市妇幼保健院

谢　宁　南方医科大学顺德医院

谢庆煌　南方医科大学附属佛山市妇幼保健院

谢佳彬　南方医科大学附属佛山市妇幼保健院

强　荣　南方医科大学附属佛山市妇幼保健院

蔡巧生　南方医科大学附属佛山市妇幼保健院

肇丽杰　南方医科大学附属佛山市妇幼保健院

编写秘书：

陈永连　南方医科大学附属佛山市妇幼保健院

周　蕾　南方医科大学顺德医院

作者简介

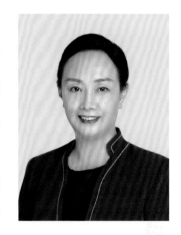

柳晓春，国内著名阴式手术专家，南方医科大学附属佛山市妇幼保健院妇科主任医师，中国沃医妇产名医集团专家，中国妇幼保健协会微创专业委员会妇科阴式手术学组副主任委员，《中国计划生育和妇产科》杂志编委。

从医 40 余年，在经阴道子宫系列手术、盆底重建手术、腹腔镜和宫腔镜技术、生殖器官矫正术方面有深厚的技术功底和独到的临床经验。

1993 年在国内率先开展"宫腔镜下输卵管插管注药治疗输卵管妊娠"的研究，2000 年在国内率先开展"经阴道子宫肌瘤剥除术"术式。2004 年与导师谢庆煌教授一起，开拓了现代阴式广泛子宫切除术及宫颈广泛切除术，并同时改良了经阴道妇科多种术式，形成阴式系列手术，极大地丰富和延续了非脱垂子宫经阴道手术的术式和生命力，推动了阴式手术的发展。并到国内上百家医院进行阴式手术的培训和推广，为国内推广和普及经阴道子宫系列手术作出了努力。先后主持和参与省、市级科研课题 10 余项，获佛山市科技进步奖 2 项，发表论文近 20 篇，主编专著 4 部，参编专著 2 部。与团队一起，先后总结出版了《经阴道子宫系列手术图谱》《经阴道子宫系列手术图谱（第 2 版）》《经阴道手术难点与对策》等专业著作，获得医疗业界的高度认可，成为广大妇科医生学习指导用书。

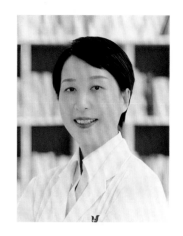

邓凯贤，医学博士，主任医师，博士研究生导师，南方医科大学顺德医院妇科主任兼妇产科住培基地教学主任，佛山市卵巢功能障碍性疾病技术工程中心主任。

从医 20 余年，先后师从钟玲教授、谢庆煌教授、柳晓春教授、陈春林教授。理论基础扎实、临床经验丰富，责任心强。擅长妇科微创手术，有较强的治疗疑难重症能力，在尿失禁、脱垂以及妇科良恶性肿瘤、子宫瘢痕憩室诊治方面有较深造诣。培养硕士、博士 16 人。致力于女性生育能力保护工作，带领团队深耕剖宫产术后子宫瘢痕憩室免疫微环境的研究及防治、早发型卵巢功能不全干细胞治疗等科研工作，主持广东省基础与应用基础重点项目等省市级课题 10 余项，获得佛山市科学技术进步奖 5 次，参编医学专著 3 本，被 SCI 收录论文及在核心期刊上发表论文共 60 余篇。

担任中国医师协会妇产科医师分会委员会委员，广东省卫生经济学会医共体分会妇产科专业委员会副主任委员，广东省中医药学会盆底医学专业委员会第一届委员会常务委员，广东省肿瘤性疾病医疗质量控制中心卵巢癌专家委员会委员，中华医学会计划生育委员会生育能力保护学组委员，佛山市医学会妇产科分会副主任委员，佛山市医疗质量控制中心副主任委员。

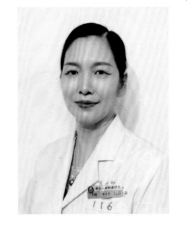

郑玉华，主任医师、南方医科大学兼职教授，南方医科大学附属佛山市妇幼保健院妇科学科带头人，从事妇产科临床工作 32 年，具有扎实的妇产科理论基础和丰富的临床经验，擅长妇科微创技术。师从谢庆煌、柳晓春等阴式手术专家，在妇科经阴道子宫系列手术方面有较高的技术造诣；同时开展妇科宫腔镜和腹腔镜技术已有 20 多年，在妇科内镜技术方面也有着丰富的经验和娴熟的手术技巧，曾担任医院"卫生部妇科四级腔镜手术培训基地"主任，每年带教来自全国各地的进修生；另外在妇科内分泌、不孕不育的诊治和妇科肿瘤等方面也有较深的造诣。

主持和参与多项科研立项，发表专业论文 30 余篇，主持的"经阴道骶棘韧带固定术在妇科盆底重建中的作用"获 2010 年佛山市科技进步奖二等奖；参编书籍 5 部，主编《经阴道手术难点与对策》。

担任佛山市妇科质控中心主任委员，佛山市中西医结合学会妇科专业委员会名誉主任委员，佛山市医学会妇产科分会副主任委员，佛山市医学会肿瘤学分会常委，中国妇幼保健协会阴式手术学组常委，广东省妇幼保健协会妇科分会副主任委员，广东省基层医药学会妇科分会副主任委员等。

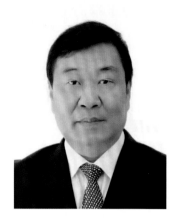

唐运革，教授、硕士研究生导师、主任医师，国家卫生健康委男性生殖与遗传重点实验室主任。国家卫健委辅助生殖技术评审专家，国家科技评审专家，原广东省计生科研所（专科医院）所长、院长。长期从事男性生殖医学、精子库技术、计划生育和生殖健康的临床、科研和管理工作，主持和参与各级科研课题 20 项，作为第一完成人获全国妇幼健康科技奖二等奖 1 项、广东省科技进步奖一项，获其他省部级科技进步奖 4 项，发表论文 50 余篇，作为主编或副主编出版专著 3 部。

社会兼职：中国性学会副会长、中国妇幼健康研究会常务理事兼生殖调节专委会副主任委员、中华医学会计划生育学分会常委兼男性生育调控学组组长、广东省医疗行业协会副会长、广东省医学会计划生育分会第七届主任委员、广东省医学会生殖医学分会副主任委员、广东省辅助生殖技术质量管理中心男科组组长、广东省中医药学会生殖医学专业委员会副主任委员。

序 一

众所周知，我国已经相当长时间在人口低增长的区间里运行。2020 年我国育龄妇女总和生育率仅 1.3，明显低于正常人口更替水平的 2.1，也低于公认的总和生育率的警戒线 1.5。由此带来的问题是我国人口结构发生了明显的改变，这必将影响我国未来的社会经济发展。因此，长期的人口均衡发展对中华民族的繁衍兴旺尤为重要。

尽管"不孝有三，无后为大"是一种封建思想，但也侧面地反映了普通民众朴素的家庭观念。当今，养育下一代依然是我们义不容辞的责任，为中华民族的未来，我们当培育祖国的花朵，他们将是中华民族和祖国未来的希望，是建设美丽家园、实现中华民族伟大复兴的中坚力量，人多，力量才大啊！马克思说："家庭是社会的细胞。"然而，不孕不育却困扰着我国百分之十五以上的育龄群体。

圆不孕者家庭之梦，予人天伦之乐！这大抵是从事不孕不育诊治相关领域的一众专家们共同的努力方向。他们孜孜以求，追逐当行出色。本书的作者之一柳晓春教授正是这其中的一员。多年的实践经验和技能积累，对不孕不育的手术治疗凝练了丰富的见解，不但得之于手而应于心，且工之于言，遂成就本著作，有数存焉于其间。

病因治疗特别是导致生殖器官各种解剖结构改变的问题如子宫肌瘤、宫腔粘连、盆腔子宫内膜异位症等的治疗与辅助生殖技术是不孕不育治疗不可或缺的两种治疗手段，许多情况需要前者为后者打好基础。近 20 多年来，随着微创理念的普及，内镜手术技术的微创及精细的优势在不孕不育患者的处理中更加突显出来，手术的质量和效果优于传统的手术，使得包括妇科医师、男科医师及生殖科医师前所未有地重视生殖相关输卵管性疾病、子宫疾病、男性不育的微创手术，以期更加全面、科学地评估不孕不育患者的病情，制订综合的治疗计划，提高手术疗效，构成病因的手术治疗与辅助生殖技术更合理地结合，以寻求最优的改善生育结局的策略。柳晓春教授等人编写的《微创时代的生殖外科手术图谱》，正是为我们了解、学习、实践微创手术在不孕不育治疗中的应用提供宝贵的参考。

本著作特点十分鲜明。其一：主题突出。全书聚焦于不孕不育相关手术的微创治疗技术；其二：系统性强。全书以生殖器官疾病导致的不孕不育为主线，较为全面地阐述了不孕不育相关各种问题的手术处理方法。无论是作为日常学习或案头备查，本书都具有较高的价值；其三，理论紧扣实践。全书既阐述了当今有关生殖外科的基础理论，也为实践问题的解决提供了具体方案；最后：图文并茂。全书众多图片的展示，既是宝贵的素材，也为读者带来更为直观的体会，非常有利于学习和掌握相关手术技术。

　　有鉴于此，我由衷地感谢本书作者们的辛勤付出！作为主要从事辅助生殖技术的一员，期待与你们一道，助力不孕不育治疗技术发展腾飞！

广东省生殖医学分会主任委员、广东省人民政府参事

周灿权

2022 年 12 月 6 日

序　二

　　由柳晓春教授等人编写的《微创时代的生殖外科手术图谱》一书出版在即，我为之由衷赞叹并充满热烈的期待！

　　作为一个市级妇幼保健院，佛山市妇幼保健院在近20余年里发展很快，多项技术已经跻身于国内妇幼保健院先进的行列。我们的妇科微创技术——阴式手术及内镜技术领先国内。我院是国内第一家挂牌的阴式手术培训基地，也是卫生部四级内镜培训基地，并且是国内第一家成立生殖医学中心的市级保健院。

　　上述技术经过几十年的发展，已经闻名国内，使众多患者受益。同时我们开枝散叶，通过学习班、接收进修和精英培训等形式，培养了业界许多妇科微创手术医师及生殖外科医师，鉴于目前全球范围内普遍存在着生殖外科医师匮乏的情况，这一点让我们尤感欣慰和自豪。

　　要成为一名合格的生殖外科医师，必须同时具有严谨的诊断思维、保护生殖器官功能的先进理念和精准的微创外科技术本领。而保留生育能力的内镜技术及阴式手术要求精细、技术难度高、手术操作要求高，尤其需要专门的理论教育及精细的手术培养。今天，本书的作者们将妇科及男科微创技术与生殖技术相结合，拓展了生殖外科这一新的领域。这不仅使妇科及男科微创技术更加发扬光大，同时也促进了生殖医学的发展。

　　作为一名医者，在各种治疗方法之间权衡利弊，寻找对每一位患者最适宜的治疗方法，将是一个很大的考验！这是医学理论与实践结合的过程，是理智与情感熔铸的过程。这个过程及其导向的圆满境界，需要我们终生去择定和追求。

　　愿佛山市妇幼保健院能全面地融入这个全新的发展时代，愿《微创时代的生殖外科手术图谱》一书能为更多的生殖外科医师引路，继而造福更多的不孕不育患者！

南方医科大学附属佛山市妇幼保健院院长

苏晞

2022 年 11 月

前　言

随着国内生育政策的开放，手术治疗对于许多不孕不育患者的重要性重新凸显出来，"生殖外科"的理念也应运而生。对于许多不孕不育患者，生殖外科技术是她（他）走向生育的必经之路，而对于"试管婴儿"（IVF）技术而言，生殖外科手术是其重要的治疗补充。无论现在或将来，生殖外科在妇科、男科、生殖医学领域都将起到不可忽视和不可取代的作用。近20余年，随着妇科、男科微创理念的变革和普及，腹腔镜、宫腔镜技术的进步，以及阴式手术适应证的拓展和男科显微技术的发展，手术设备的改进和术者手术技巧的提高，微创手术治疗与IVF的结合日趋紧密，越来越多的不孕不育患者因此获益。

这部《微创时代的生殖外科手术图谱》，从疾病的现代诊断到目前的微创手术治疗方面均进行了较全面的叙述。内容主要概述了现代有关生殖外科的理论，并对作者的临床经验进行了总结，以期更加全面、科学地评估不孕不育患者的病情，制定最优的个体化治疗方案，提高手术质量和疗效，最大限度地改善患者的生育结局。本书图文并茂，实用性强，指导意义明确。

与同类书相比较，本书有以下特点：①内容全面，包括了女性不孕常见手术及男性不育常见手术；②本书的手术方式包括了现代常见妇科微创技术，特别突出了同类书籍未涉及的经阴道微创生殖外科手术；③本书的病种增加了同类书籍没有的"子宫瘢痕憩室与不孕""保留生育功能的宫颈癌手术""宫颈功能不全的诊断及治疗"等内容，更加丰富了生殖外科的内容；④本书的作者均是长期从事临床一线的医师，术中所述多是实践工作的体会；⑤本书图片绝大部分来自作者临床工作的纪实，更加具有临床指导意义。

在努力提高人口数量和质量的今天，希望本书的出版能起到抛砖引玉的作用。愿与从事妇科、男科及生殖领域的医师一起探讨生殖外科的相关问题，携手合作，造福更多不孕不育患者。

由于时间紧迫、经验不足，水平和精力所限，本书中一定存在不足之处，恳请广大读者在阅读过程中不吝赐教。

感谢佛山市妇幼保健院苏晞院长及领导班子对本书出版的大力帮助和支持！

感谢参与本书编写的各位同道！

感谢我们的家人、老师及朋友们的殷切期望及大力支持！

编者

2022 年 12 月 18 日

微创时代的生殖外科手术图谱

目　录

微创时代的生殖外科手术图谱

微创时代的生殖外科手术图谱

第一章　输卵管性不孕

第一节　输卵管性不孕的流行病学及病因

输卵管位于子宫底的两侧，子宫阔韧带的上缘，内端与子宫底的外侧角相连，外端到达卵巢的上方，游离于腹腔内。外观为一对细长的管状器官，全长 8 ~ 15 cm，直径 0.5 cm，由内向外分为间质部、峡部、壶腹部和伞部。其中间质部位于子宫壁内，长度为 1 cm，属于管腔最窄位置；峡部属于宫角尖端开始细长的部分，长度为 2 ~ 3 cm；壶腹部在峡部外侧，管腔宽大而弯曲，长 5 ~ 8 cm，黏膜皱褶丰富；伞部在输卵管最外侧，长 1.0 ~ 1.5 cm，开口于腹腔，管口处有许多伞状分开的指状突起（图 1-1-1）。

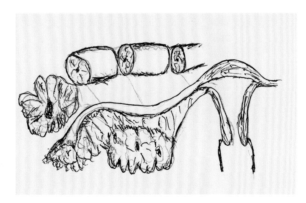

图 1-1-1　输卵管解剖

输卵管管壁由浆膜层、肌层和黏膜层组成，是精子与卵子相遇并受精的场所，具有运送精子、拾取卵子并把受精卵运送至宫腔着床的功能。一旦输卵管发生急性炎症、管腔粘连、梗阻、积液等异常情况，可导致输卵管组织形态结构发生改变，影响输卵管伞端拾卵及运送受精卵进入宫腔着床的功能，进而造成不孕。

因输卵管异常导致妇女不能生育称为输卵管性不孕（tubal factor infertility），是目前女性不孕症的主要原因之一，且有逐年上升的趋势。

一、输卵管性不孕的流行病学

不孕症是现代医学上的难点之一，全世界约 15% 的夫妇（约 5000 万对夫妇）罹患不孕。2013 年世界卫生组织（World Health Organization，WHO）估计，在发展中国家每 4 对夫妇中就有 1 对未能满足生育需求，其中女性不育约占 1/2。

女性不孕多见于继发性疾病，以排卵障碍和输卵管因素居多，其中输卵管性不孕占女性不孕因素的 30% ～ 40%，也是女性不孕中要重点解决的问题之一。也有学者报道其发生率可达 40.0% ～ 67.2%，是引起女性不孕的重要原因。据 WHO 报道，每年因感染导致输卵管阻塞的女性约 45 万人，并有逐年增加的趋势。还有报道提示在输卵管因素中近端梗阻占 20% ～ 45%，中、远端梗阻占 35% ～ 80%。

二、输卵管性不孕的发病原因

输卵管性不孕的高危因素包括盆腔炎性疾病、异位妊娠史、盆腹部手术史、阑尾炎、宫腔操作史、子宫内膜异位症等。其中最为常见的属于输卵管炎症，主要是输卵管炎导致输卵管阻塞形成的不孕，称为输卵管炎性阻塞性不孕症（salpingitis obstructive infertility，SOI）。

引起不孕的输卵管病变包括输卵管近端梗阻、远端梗阻、全程阻塞、输卵管周围炎、输卵管功能异常和先天性输卵管畸形。

（一）盆腔炎性疾病

盆腔炎性疾病（pelvic inflammatory disease，PID）引起的盆腔粘连和输卵管梗阻是导致输卵管性不孕的主要原因。PID 是一组女性上生殖道的感染性疾病，包括子宫内膜炎、输卵管炎、输卵管卵巢脓肿、盆腔腹膜炎，其中最常见的是输卵管炎。病原菌通过侵袭输卵管及其周围组织，破坏其正常的组织结构和解剖关系，影响其通畅程度及活动度。病原体本身对输卵管黏膜也可能造成损害，从而导致拾卵障碍和影响配子的运输，因此 PID 是导致不孕、盆腔疼痛及异位妊娠的常见原因。即便规范使用抗生素，发生一次 PID 引起输卵管损害而导致不孕的概率仍为 8% ～ 12%，若有 2 次或 3 次 PID 史，发生不孕的概率则增加至 24% 和 54%。随着盆腔炎发作次数增加，这种概率也随之上升。而事实上，临床上仅一半的妇女有明确的盆腔感染病史，其余一半的妇女感染处于亚临床表现或隐匿状况，使得诊断困难，更得不到有效、及时的治疗，因而也增加了不孕的危险性。

有文献报道亚洲地区妇女不孕的首位发病因素为输卵管性不孕。90% 以上的输卵管性不孕是感染或手术等后天因素导致的输卵管炎引起输卵管堵塞及盆腔粘连所致。原发不孕患者输卵管炎常为结核性或曾有盆、腹腔手术史，继发不孕的输卵管炎多与流产有关。虽然人工流产（或药物流产）次数与盆腔粘连程度无明显相关性，但人工流产次数多可增加不孕症的发生风险。

人工流产不仅与输卵管阻塞的发生有关，其次数也与输卵管阻塞的发生成正比，3 次以上人工流产发生输卵管阻塞的相对风险（relative risk，RR）为 2.89，1 次者为 1.97。黄薇等研究结果提示，药物流产和人工流产均是发生输卵管性不孕的危险因素 [比值比（odds ratio，OR）分别为 0.88、0.92]，且与其流产次数有关。输卵管病变的危险因素有既往阑尾手术史（RR = 4.1）、输卵管炎（RR = 32.1）和异位妊娠（RR=21.3）。

采用宫内节育器避孕的妇女较口服避孕药和屏障避孕者的盆腔炎发生率高，可能对生育有一定的不良影响。

（二）盆腹腔手术史

盆腹腔手术后的修复过程均可能发生盆腔粘连而导致输卵管性不孕。腹部手术、异位妊娠及阑尾切除都可能导致输卵管病变引起不孕。腹部切口靠近输卵管，可引起输卵管解剖上的阻塞，若粘连引起输卵管屈曲，将引起输卵管功能性的梗阻；盆腹腔手术使腹膜连续性中断，伴出血、缺血、异物刺激从而引起输卵管炎症；术中创伤可能导致创面愈合时的腹膜及盆腔器官间粘连。有文献报道 60% ~ 90% 的盆腔手术术后形成盆腔粘连，接受 1 次以上开腹手术的粘连发病率达 93%。

（三）子宫内膜异位症

子宫内膜异位症（endometriosis，EMT）的异位灶在子宫、输卵管、卵巢可形成粘连，并影响输卵管功能，妨碍受精，EMT 还会影响卵巢功能，使之出现排卵障碍，黄体功能不足或卵泡黄素化综合征等。

（四）先天性输卵管畸形

输卵管微小病变是常见的先天性输卵管畸形，指输卵管解剖结构的微小变化，包括输卵管伞端缩窄、输卵管副伞、附属输卵管、输卵管憩室、输卵管副开口、输卵管卷曲、输卵管系膜囊肿等。不孕症患者输卵管微小病变发生率较正常人高，近期有文献报道，输卵管微小病变常与盆腔子宫内膜异位症同时存在，故认为可能与子宫内膜异位症相关。

第二节　输卵管性不孕的诊断

输卵管问题已成为不孕症发生的首要因素，其中不同程度的输卵管炎症及输卵管阻塞占78%，因此准确评估输卵管功能对于治疗不孕症显得尤为重要。目前常用的输卵管检查方法有输卵管通液、子宫输卵管造影、子宫输卵管超声造影、宫腹腔镜联合输卵管通液检查术等。各种检查方法各有利弊，可根据患者的情况及医院的条件选择合适的检查方法。

一、输卵管通液

输卵管通液是检查输卵管通畅性的常用检查方式，但该项检查存在一定的主观盲目性，临床误诊漏诊率较高。但在实际检查过程中，通过液体的冲击作用与抗炎药物的使用，能够对输卵管阻塞产生一定的治疗作用，改善患者的炎症情况，许多基层医院尚在使用。

二、子宫输卵管造影

（一）子宫输卵管造影的意义

子宫输卵管造影（hysteron salpingography，HSG）是判断输卵管通畅性的首选检查方法，其能实现多角度、连续动态地对患者的子宫、输卵管进行观察，准确地显示子宫、输卵管形态及阻塞部位，还可以检查输卵管近端和远端的阻塞，显示峡部的结节性输卵管炎，了解输卵管的细节并评估输卵管周围的炎症情况，且方便、廉价。2014年的一项荟萃分析（样本量4221例）显示其敏感性和特异性高达94%和92%。如果HSG提示输卵管通畅，则输卵管梗阻的可能性很小。综上，HSG可较准确地评估输卵管通畅情况，且延迟片对判断通畅程度具有重要的参考价值。

HSG仍有一定的假阳性率及假阴性率，尤其是对输卵管近端梗阻的假阳性率更高，需进一步评估。回顾性研究发现HSG诊断为输卵管近端梗阻的患者在腹腔镜探查时仅37%～52%获得重现；另一项前瞻性研究发现对HSG发现输卵管近端梗阻的患者再次行HSG，60%的病例提示输卵管通畅。输卵管远端阻塞多与盆腔炎性病变相关，而输卵管近端阻塞的病因则十分多样。

（二）引起输卵管近端阻塞假阳性的原因

目前认为，引起输卵管近端阻塞假阳性的可能原因有：

（1）输卵管痉挛及雌激素水平异常；

（2）生殖道炎性因子及病原体感染；

（3）短暂的输卵管位置改变；

（4）造影剂的黏稠度高，导致在较细的输卵管腔内通过困难；

（5）造影管前端阻塞宫角，导致输卵管不显影；

（6）增生的子宫内膜、位于输卵管开口处的子宫内膜息肉、黏液栓堵塞输卵管开口；

（7）子宫肌瘤等压迫管壁；

（8）推注造影剂的剂量、压力不够。

有系统综述显示HSG诊断的输卵管近端阻塞患者中，20%是由于输卵管痉挛，40%是输卵管近端结晶物质阻塞或轻微粘连所致；HSG诊断近端阻塞假阳性率为42.4%（50/118）。研究表明，HSG检查结果正常或显示一侧输卵管梗阻的患者中，5%经腹腔镜诊断为双侧输卵管梗阻，而HSG检查显示双侧输卵管梗阻的患者中有42%经腹腔镜检查为正常。郑兴邦等报道，子宫输卵管造影对盆腔粘连的敏感性为58.9%～64.3%。亦有报道显示子宫输卵管造影诊断盆腔粘连的敏感性为40.91%，特异性为52.38%，误诊率高达22.5%，对输卵管周围粘连的准确率仅为11%。

HSG作为诊断输卵管性不孕的一线检查手段，具有无创、方便、费用较低的特点，虽然对输卵管梗阻及输卵管积水的诊断具有较高的可信度，但仍有一定的假阳性率，受很多因素影响，且对诊断盆腔粘连的准确率偏低，因此，在临床上广泛应用的同时，应提高HSG诊断的准确率，降低假阳性率，以减少宫腹腔镜手术探查给患者带来的身体伤害及经济负担。

（三）HSG的检查过程

患者于月经干净后3～7天，未同房，术前尿妊娠试验阴性，阴道分泌物检查正常。

子宫输卵管造影过程：取膀胱截石位，常规消毒铺巾，将双腔球囊导管经宫颈口插入，向球囊内注入生理盐水2～3 mL。注射器连接注药腔，经导管注入碘普罗胺注射液8 mL，同时连续摄片，动态观察子宫输卵管情况。一般摄片4张，分别于推药后宫腔充盈、输卵管显影、造影剂盆腔弥散、推药 20 分钟后拍摄弥散片。

（四）输卵管通畅度判断标准

1. 输卵管通畅：造影剂呈强回声进入宫腔，可见连续完整的带状强回声沿输卵管走行，盆腔子宫周围呈均匀强回声，30 分钟后复查盆腔区见造影剂广泛涂布，输卵管内无造影剂残留（图 1-2-1）。

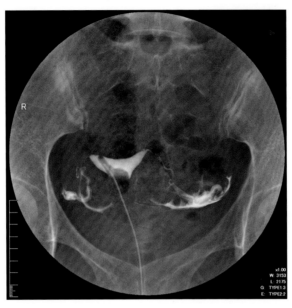

图 1-2-1　双侧输卵管通畅

2. 输卵管梗阻：造影剂强回声仅在宫腔内聚集，输卵管不显影，则提示双侧输卵管近端梗阻；若出现造影剂近端积聚、远端中断征象，则提示远端梗阻（图 1-2-2、图 1-2-3）。

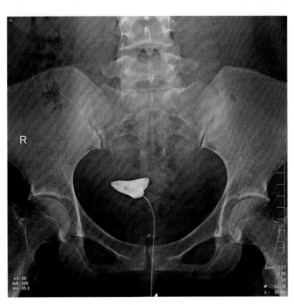

图 1-2-2　双侧输卵管近端梗阻

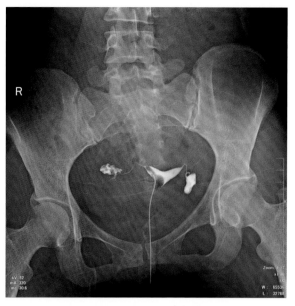

图 1-2-3　左侧输卵管伞端阻塞并积水

　　3. 输卵管通而不畅：推注造影剂有阻力，造影剂在输卵管全程显影，但显影延迟，显示粗细不均、断续样强光带回声僵硬、上举，可见少量造影剂流出，30分钟后复查盆腔区见部分造影剂涂布，在输卵管壶腹部或伞端可见造影剂残留，有时可见输卵管壶腹部的纵行黏膜纹；输卵管积水特征为积水部位呈腊肠样、囊袋样扩张（图 1-2-4、图 1-2-5）。

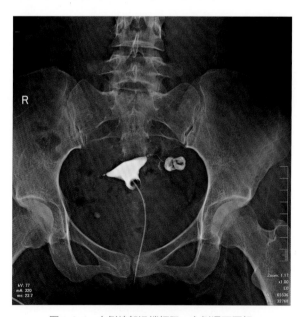

图 1-2-4　右侧峡部远端梗阻，左侧通而不畅

微
创
时
代
的
生
殖
外
科
手
术
图
谱

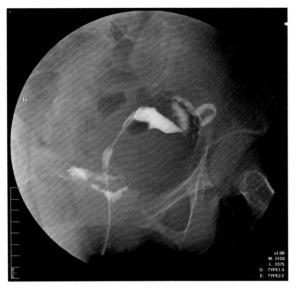

图 1-2-5　左侧输卵管伞端阻塞并积水

（五）HSG 盆腔造影判读

正常盆腔：造影剂呈片状均匀弥散，即腹膜涂抹征。

盆腔粘连：盆腔区造影剂弥散不均匀，呈部分堆积征；输卵管伞端上举。

三、超声子宫输卵管造影

超声子宫输卵管造影（hysterosalpingo-contrast sonography，HyCoSy）评估输卵管通畅性有一定价值，是近 20 年来新兴的检查手段。2016 年的荟萃分析（样本量 1153 例）发现，HyCoSy 对输卵管通畅性诊断的敏感性和特异性分别为 92% 和 91%；2014 年的一篇回顾性文献指出 HyCoSy 敏感性较 HSG 高，但 HyCoSy 检查结果为"不确定"（无法确定输卵管是通畅还是堵塞）的比例较 HSG 更高（8.8% *vs.* 0.5%），且 HyCoSy 检查准确程度对超声检查医生的依赖性很大，其推广和普及有待进一步验证。与 HSG 相比，HyCoSy 无放射性，对子宫黏膜下肌瘤、宫腔息肉、宫腔粘连等病变的诊断有更高的敏感性。对于怀疑有子宫内膜病变的患者，或患者对 HSG 的放射性有顾虑时，有条件的医院可选择有经验的超声医生行 HyCoSy 检查。超声子宫输卵管造影目前有二维、三维及四维模式，目前四维超声造影应用较广泛，其图像质量得到明显提升，临床诊断准确率明显提高。

经输卵管超声造影显示结果如下。

1.输卵管通畅：在注入造影剂后能够快速全程显影，可见粗细均匀，造影剂微泡通过顺畅，推注无阻力。在子宫直肠陷窝明显可见造影剂（图 1-2-6）。

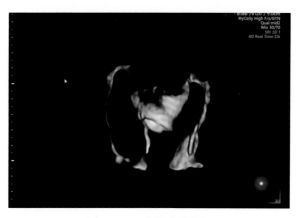

图 1-2-6　双侧输卵管通畅

2.输卵管通而不畅：全程显影较慢，医师在推注造影剂时阻力较大，走行扭曲，且粗细不均（图 1-2-7）。

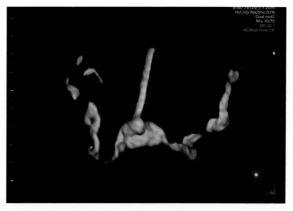

图 1-2-7　双侧输卵管通而不畅

3.输卵管阻塞：推注造影剂阻力明显增大，部分输卵管完全不显影（图 1-2-8）。

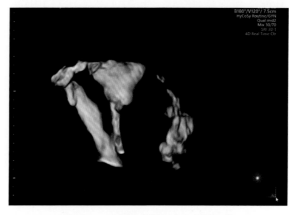

图 1-2-8　双侧输卵管阻塞伴右侧积液

超声引导下输卵管造影术属于较为安全、经济且有效的方式之一，患者无须住院，术后当月即可妊娠，无须避孕，能够不断重复检查，价格易被患者接受。但该项检查存在一定弊端，由于输卵管各段走向存在不同的平面，液体在通过时输卵管不能在同在一平面上显示，使得检查图像出现一定的局限性，因此在检查过程中需要全方面、多角度的检查。

四、宫腔镜下输卵管插管通液

宫腔镜下输卵管插管通液可作为排除假性近端梗阻的一种检查方式。2015 年美国生殖医学会关于女性不孕诊断的共识中指出：宫腔镜下插管通液可以对 HSG 提示的输卵管近端梗阻进行确认和排除。宫腔镜可直接观察到患者的宫腔情况，可在检查的同时给予治疗，合并有宫腔病变的患者可选择宫腔镜下插管通液评估输卵管通畅性（图 1-2-9、图 1-2-10）。

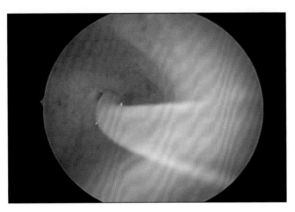

图 1-2-9　宫腔镜下左侧输卵管插管

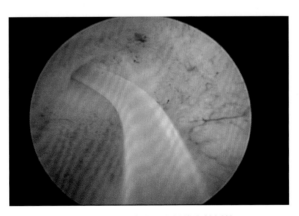

图 1-2-10　宫腔镜下右侧输卵管插管

但宫腔镜下输卵管插管通液对于近端梗阻的判别也不能算作金标准（准确性也达不到100%）。由于宫角及输卵管开口的位置不同及插管方向的问题，管子开口会由于顶住管壁造成梗阻的假阳性，此时需要调整输卵管插管的方向，如果调整方向仍不能奏效可以再行双腔管经宫腔通液，特别是宫腔镜下见到两输卵管口有扩张及收缩时，大多数提示至少输卵管近端是通畅的。经宫腔通液，结合 B 超在腹部监测双输卵管液体有无流过的征象，部分患者可获得输卵管近端通畅的结果，或者通过腹腔镜证实这部分患者输卵管近端病变的假阳性。

五、宫腹腔镜联合诊断输卵管阻塞

目前临床上宫腹腔镜联合诊断输卵管阻塞属于一定意义上的金标准，在临床优势较多，诊断与治疗能够同步进行，患者能够避免二次创伤。其中宫腔镜能够直接观察患者宫腔内情况，对宫内相关疾病进行诊断，并可同时进行治疗；腹腔镜能够直接观察患者盆腔内脏器官，便于临床及时了解输卵管形态变化及输卵管粘连情况。宫腹腔镜联合能够准确判定阻塞位置，并直接确定患者阻塞部位分级，同时能够对输卵管远端的病变及子宫内膜异位病灶进行粘连分离，并进行吻合与造口等手术。利用其进行检查，不仅可以观察阻塞的具体位置、盆腔情况，同时还能决定患者的治疗方式。但由于宫腹腔镜费用较高，对患者存在创伤，临床通常用于诊断加治疗时，很少单独用于诊断。

腹腔镜检查可作为其他检查手段发现可疑输卵管病变的确诊方法，对同时合并生殖系统病变需要腹腔镜手术处理者可直接选择腹腔镜下亚甲蓝通液术作为检查手段。但腹腔镜诊断也有3%左右的假阳性率，另外因价格昂贵、需要住院及可能面临手术相关的并发症，故腹腔镜检查只能作为输卵管性不孕的二线诊断方法。

腹腔镜联合亚甲蓝通液提高了输卵管远端阻塞的准确性，有效排除了输卵管阻塞痉挛造成输卵管堵塞的假阳性病例。检查中，可根据患者情况适当注入压力，在一侧通畅另一侧不通时，腹腔镜下可钳夹通畅侧输卵管间质部，观察另一侧输卵管通畅情况。通过对通液的观察还可确定输卵管的阻塞部位、阻塞程度。同时，腹腔镜下通液具有一定的治疗作用，加压通液可使炎症渗出物、脱落细胞形成的栓子冲出，对管内的轻微粘连进行疏通。

六、输卵管镜检查

输卵管镜是显示输卵管腔的内镜，能够检查输卵管内部的黏膜情况与异常病灶，更加详细地显示输卵管的功能与状态，配合腹腔镜可更全面地评估输卵管功能。有研究发现输卵管镜检查结果对患者的生育结局有较好的预测，在输卵管病损程度的评估方面腹腔镜和输卵管镜检查有很高的吻合度，但因为输卵管镜检查需要腹腔镜配合进行，对设备要求高、价格昂贵，且缺乏统一的对于输卵管镜下输卵管病变程度的评价标准，循证医学证据不足，操作较为繁复，目前临床应用较少，使用价值需要进一步观察。

第三节　输卵管性不孕的分型和分级

在自然受精的过程中，输卵管起着重要的通路作用。当卵子从卵泡中排出后，输卵管蠕动使伞端接近卵巢，靠其突触触抚及上皮细胞的纤毛摆动来捕捉卵细胞进入输卵管后完成受精及运送至宫腔。女性盆腔生殖系统的状况与生殖功能及手术效果有很大的关系。因此，根据腹腔镜下盆腔及输卵管的情况（输卵管通畅情况、壶腹部黏膜状态、管腔质地与管壁厚度、输卵管外周粘连情况）做出全面的评价是评估术后生殖预后的重要措施。

输卵管远端病损的严重程度分级主要评定项包括输卵管扩张程度、管壁厚度、伞端皱襞存在比例、周围粘连范围和致密程度。参考来佩珥及国外学者术中输卵管的评级方法，制定出以下手术中输卵管的评级方法。

Ⅰ级：①输卵管积水＜ 15 mm，输卵管通畅；②输卵管伞外翻或伞端粘连面积≤ 1/2；③卵巢周围可有少量膜性粘连，粘连范围≤ 1/3；④输卵管柔软，无其他合并症；⑤无纤维化粘连（图 1-3-1）。

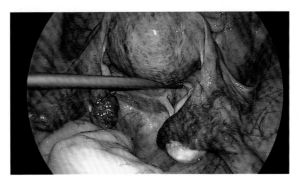

图 1-3-1　输卵管状态评级Ⅰ级

Ⅱ级：①输卵管积水＞ 15 mm 且＜ 30mm；②输卵管伞端粘连面积≥ 1/2 或完全粘连包裹；③输卵管、卵巢周围部分纤维性粘连，粘连范围 ≤ 1/2；④无子宫内膜异位症、子宫腺肌症等合并症（图 1-3-2）。

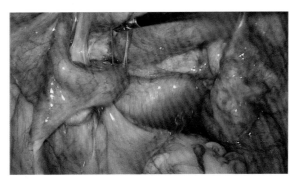

图 1-3-2　输卵管状态评级Ⅱ级

Ⅲ级：①输卵管积水＞ 30mm；②输卵管伞端完全粘连包裹，分离后见伞端皱襞缺失＜ 1/2；③输卵管明显僵硬、强直，出现盆腔静脉逆流现象；④输卵管、卵巢周围致密粘连，粘连范围 ≤ 2/3；⑤合并轻、中度子宫内膜异位症、子宫腺肌症等（图 1-3-3）。

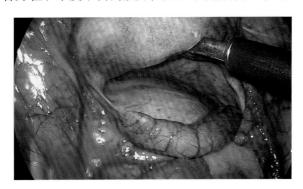

图 1-3-3　输卵管状态评级Ⅲ级

Ⅳ级：①输卵管积水＞30mm；②输卵管伞端完全粘连包裹，分离后见伞端皱襞缺失＞1/2或完全消失；③输卵管固定，壶腹部明显变细，僵硬、强直；④ 输卵管、卵巢周围致密粘连分离困难；结核性输卵管炎，⑤ 合并重度子宫内膜异位症、子宫腺肌症等（图1-3-4）。

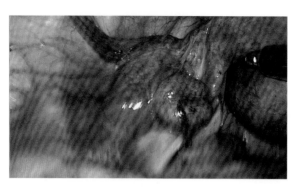

图1-3-4 输卵管状态评级Ⅳ级

随着输卵管形态、伞部变异及破坏的加深，术后宫内妊娠率逐渐降低，而异位妊娠率相对增加。病变后的输卵管，其伞端解剖组织的完整对恢复输卵管的功能及与卵巢的结构关系具有至关重要的作用。对于输卵管分级在Ⅰ～Ⅱ级的患者，尽可能分离输卵管、卵巢周围及与直肠子宫陷凹间粘连，恢复盆腔正常解剖关系，并在术后加强维持其通畅及功能的治疗，有助于提高自然受孕率。文献报道，轻度的输卵管周围粘连或伞端缩窄经粘连分离和伞端整形后自然妊娠率可达50%，此类患者，输卵管伞端整形术仍体现出一定的价值。对于输卵管分期Ⅲ级以上的患者，由于输卵管管壁增厚、变硬，或输卵管管腔明显扩张、管壁增厚纤维化、伞端纤毛缺失和管周广泛致密粘连，伞部突触萎缩退变或已消失，其捡拾卵子的功能已受到破坏，不能完成输卵管的通路功能，即使维持其通畅，也很难达到自然受孕的目的。由于其术后自然受孕率极低，术后宫内妊娠率为0～22%，此类患者可建议行输卵管切除或近端阻断后体外受精（IVF）。

第四节　输卵管性不孕的外科手术策略

输卵管的修复整形手术要求在术前认真分析患者的病史资料，仔细解读输卵管造影结果，评估手术的效果，与患者及家属充分沟通；同时，对于手术医师的手术技巧也要进行正确的评价，根据患者的情况及医师的手术技巧，为患者选择合适的治疗方法。

一、手术途径的选择

输卵管性不孕的手术包括开腹手术、开腹显微镜下手术、腹腔镜下手术。腹腔镜技术不熟练的医师或者腹腔镜设备达不到要求的医院，可以选择开腹手术或者开腹显微镜下手术。而已经熟练掌握腹腔镜技术的医师，应该首选腹腔镜下手术。

传统开腹手术创伤较大，而且术后再次粘连率较高，不利于患者预后。与显微镜下手术相比，腹腔镜下手术更具放大清晰、视野广、操作灵活等优势，并可同时探查整个盆腹腔、灌洗手术野，可免做术前输卵管造影检查。

腹腔镜下的输卵管修复术，能充分体现微创手术的优点，如患者术后恢复快、术中术野暴露清晰、组织可保持完全湿润状态，可以做到准确精细地组织切除与缝合，且止血充分，能够有效防止术后粘连，这些都是其无可比拟的优越性。同时还可以对盆腔其他不利于怀孕的病变进行处理，如卵巢周围粘连、卵巢囊肿等。

但腹腔镜下手术不能直视宫颈管及宫腔的内部情况，具有一定的局限性；而宫腔镜技术能够在腹腔镜手术中同时进行，能够直视宫颈管及宫腔的内部情况，及时发现宫腔病变，提供准确的视野支持，安全性较高。腹腔镜联合宫腔镜手术具有操作简单、手术时间短、术中出血量少、安全性高及恢复快等优势，可以有效地疏通阻塞的输卵管，提高输卵管通畅率，增加受孕率。

二、输卵管外科手术的要求

修复后的输卵管必须具备伞端良好、活动自如、蠕动充分及壶腹部纤毛完整、排列正常的特点。因此，与其他妇科手术不同的是，生殖外科手术去除赘生性组织后必须使手术创面无粘连或少粘连，这是最重要的前提，也是显微外科技术的基本要求，即最小的组织创伤、最少的组织干燥、彻底的组织止血和尽可能的腹膜化处理盆腔脏器，目的是减少术后的粘连和得到理想的妊娠结局。

目前全球范围内都存在着生殖外科专家匮乏的状态，因为生殖外科手术要求精细、技术程度高，手术操作要求严格，特别是腹腔镜下显微外科技术难以掌握，使得更多的生殖科医生绕过手术直接选择 IVF 解决本来可以通过手术解决的问题。

美国生殖协会推荐，腹腔镜下的显微输卵管吻合应该采用与开腹吻合完全相同的方式，即分层缝合输卵管管腔与系膜。

三、术前准备

（一）患者的准备

1. 排除女方内分泌性不孕，卵巢储备功能正常；排除女方子宫解剖因素导致的不孕，男方精子质量检查正常。

2. 月经干净后 3 ～ 7 天。

3. 排除生殖系统急性炎症。

4. 全身各系统检查无手术禁忌证。

（二）医师技术及器械准备

1. 医师技术：医师已熟练掌握内镜技术首选腹腔镜＋宫腔镜技术；医师对腹腔镜技术不熟练则选择开腹手术或开腹显微手术。

2. 手术时需要准备好相应的设备及器械，如腹腔镜、宫腔镜设备及常规器械和手术特殊器械。若输卵管近端阻塞，常常需要宫腔镜与腹腔镜同时进行，应准备好插管用的 COOK 导

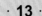

丝；若为输卵管结扎术后的输卵管中段吻合术，则应准备好腹腔镜下的显微器械。

四、输卵管修复整形术的手术步骤

对于输卵管整形修复手术，无论是开腹还是腹腔镜，其基本过程和技巧都是一样的，美国生殖协会推荐，腹腔镜下的显微输卵管吻合应该采用与开腹吻合完全相同的方式。

（一）近端输卵管阻塞手术

1. 宫腔镜下输卵管插管疏通术。

（1）麻醉：单纯宫腔镜手术采用静脉麻醉，联合腹腔镜手术则采用插管全麻。

（2）常规消毒铺巾，探宫腔深度。

（3）宫腔镜检查子宫颈管、宫腔前后壁、宫底、宫角、输卵管口及子宫内膜情况。有异常可以同时予以处理（图1-4-1）。

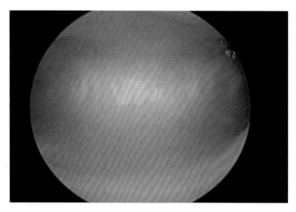

图 1-4-1　宫腔镜下正常宫腔形态

（4）宫腔镜下输卵管口插管通液：用有一定韧性的、端头圆钝的导管沿宫角顺势插入输卵管口，推注亚甲蓝液，若有阻力或者液体反流则调整输卵管导管方向继续推液，同时腹部B超监测双侧输卵管液体流出的征象及直肠窝液体增加的征象。若调整导管方向仍不通畅，则改为输卵管导丝疏通术（图1-4-2）。

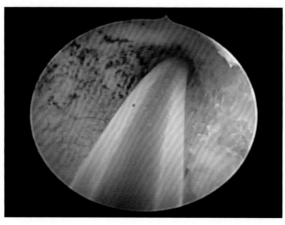

图 1-4-2　宫腔镜下输卵管插管通液

（5）宫腔镜下输卵管导丝疏通术：可在腹腔镜监测下进行。

宫腔镜下显示输卵管口，准备好 COOK 导丝及套管（COOK 导丝直径 0.89 mm，长 60 cm；导引导管直径 1.5 mm，长 40 cm）。使 COOK 导丝外套管顶端对准输卵管口并固定，然后向前缓慢推入 COOK 导丝导引套管 1 ～ 2 cm 后固定，最后用导丝疏通输卵管间质部及峡部，阻力大时轻柔地往返插入导丝数次，感觉有突破时拔除导丝后推注药液观察疏通情况。这一步骤应在腹腔镜监视下进行。腹腔镜直视下可密切观察导丝在输卵管内的移动与走行，同时可帮助调整导丝方向，以免发生导丝穿入输卵管浆膜层、穿孔或导丝打折。

COOK 导丝表面有超滑涂层且前端柔软圆钝，既能适应输卵管的走向机械性疏通梗阻的输卵管，又不易发生输卵管穿孔。

近端输卵管阻塞占输卵管因素不孕的 10% ～ 25%。输卵管近端阻塞的诊断一般依据 HSG 的结果，有资料报道 HSG 显示的近端阻塞中有 60% 在 1 个月后再次造影时发现是通畅的。大多数的近端阻塞物为黏液栓、非结晶性物质如组织碎片或痉挛，真性近端阻塞为结节性输卵管炎或闭锁性纤维化。一般情况下，除了闭锁性纤维症和结节性输卵管炎，近端阻塞都可以在宫腔镜引导的插管或者导丝下予以疏通。荟萃分析提示输卵管插管疏通的复通率约为 85%，但术中输卵管穿孔的发生率为 3% ～ 11%，且约 1/3 的输卵管会在疏通术后半年内重新阻塞。文献报道，93% 的近端纤维化和结节性输卵管炎需要切除患侧输卵管，所以，当导丝插入阻力很大，或尝试几次均无法疏通时，应终止近端疏通的尝试，直接推荐患者行 IVF 治疗。

（二）输卵管中段病变的修复

单纯的输卵管中段病变主要为绝育术后要求再通者，也有部分是第一次宫外孕处理后形成的中段输卵管断裂的再通者。腹腔镜下显微输卵管吻合术已经是一项非常成熟的技术，术后成功率等同于甚至高于开腹显微吻合术。下面将详细介绍腹腔镜下输卵管吻合术。

1. 常规手术基本步骤和方法。

（1）宫腔插入双腔管，导尿。

（2）建立气腹。

（3）Trocar 位点的选择：脐部 10 mm Trocar 放置腹腔镜，左右下腹"麦氏点"平行位置分别行 2 个操作孔（操作孔可以是 2 个或者 3 个），左侧壁可再行 1 个操作孔，利于术者操作精巧。

（4）腹腔镜检查：首先观察盆腹腔情况，子宫、输卵管结扎部位，结扎方式及输卵管保留的长度，并设计输卵管浆膜水垫注射部位，判断输卵管的形态和功能。盆腔有粘连时先分离粘连。

（5）水分离输卵管结扎位点的浆膜：使用腹腔镜显微穿刺针（也可用 9 号长穿刺针）向结扎点输卵管浆膜下注射垂体后叶素生理盐水（6 U 稀释至 10 倍）形成水垫，扩大输卵管与浆膜间隙并利用水压将系膜内血管向下推离（图 1-4-3）。

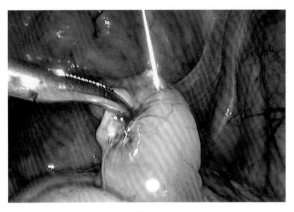

图 1-4-3　水分离输卵管结扎位点的浆膜

（6）切开并分离浆膜：分离钳提起瘢痕处的浆膜，纵形剪开浆膜，用微型剪刀沿瘢痕锐性分离，剪开浆膜，不切除浆膜，以尽量保留足够的浆膜，减少术后输卵管的迂曲，更好地保持输卵管的通畅和蠕动功能。如有少量出血可用微型钳点式电凝，减少电损伤（图 1-4-4）。

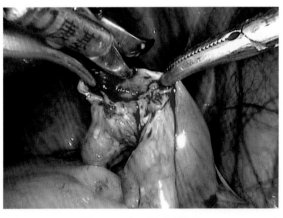

图 1-4-4　切开并分离浆膜

（7）游离输卵管结扎处管壁，剪除输卵管近端结扎瘢痕：在输卵管断端的两层浆膜之间，用 2 把分离钳钝性分离疏松的结缔组织，游离输卵管结扎段，提起输卵管结扎部位，稍微分离此处输卵管表面的浆膜和疏松的结缔组织，用剪刀垂直剪除输卵管近端结扎瘢痕（图 1-4-5）。

（8）检查输卵管两断端是否通畅：经宫腔双腔管向宫腔内推注亚甲蓝稀释液，检查近段输卵管断端是否有蓝色液体流出；再用腹腔镜的平头针带一小胶管经输卵管伞部插管，推注亚甲蓝稀释液，检查输卵管远端断端是否通畅（经远端插入导管支架进行缝合者则不需要进行远端的通液检查）。若两断端通畅，可见蓝色液体流出；若未见蓝色液体，则需要再进行输卵管结扎处瘢痕的剪除（图 1-4-6、图 1-4-7）。

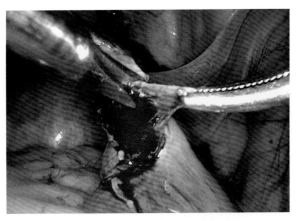

图 1-4-5 剪除输卵管近端结扎瘢痕

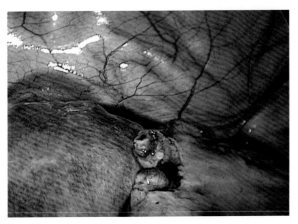

图 1-4-6 检查输卵管近端是否通畅

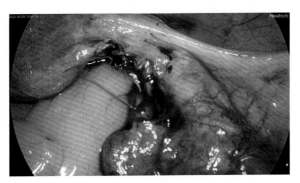

图 1-4-7 检查输卵管远端是否通畅

（9）缝合输卵管两断端：佛山市妇幼保健院黄晓斌主任医师 2020 年总结提出"线悬吊标记法"输卵管复通术，提高了缝合精度，降低了缝合难度。采用 5-0 或 6-0 可吸收缝线。

①第一针：于输卵管近端 6° 处由外向内进针，再于远端由内向外出针，贯穿管壁缝合，打结，线结留在输卵管腔外，留长约 2 cm 尾线，两侧尾线分别置于 3°、9° 方向，以协助牵拉、暴露管芯（图 1-4-8）。

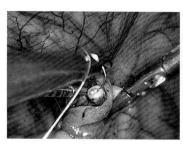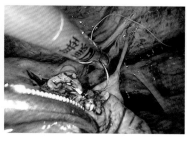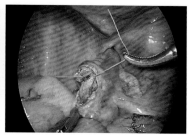

图 1-4-8 缝合第一针（6°）

②第二针：于输卵管远端 12° 处由外向内进针，再于近端由内向外出针，不打结，留长约 3 cm 的尾线，以作悬吊、标记（图 1-4-9）。

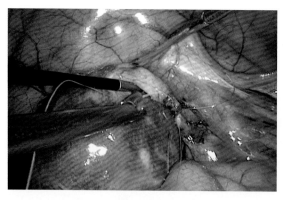

图 1-4-9 缝合第二针（12°）

③第三针：主刀牵拉 12° 处两尾线，助手牵拉 6° 处预留的 3° 方向尾线，清晰暴露输卵管两断端 3° 处管壁，缝合、打结。

④第四针：同上方法，牵拉、暴露 9° 处管壁并缝合、打结。

⑤最后将 12° 处尾线打结。

（10）检查输卵管通畅性：宫腔推注亚甲蓝稀释液，输卵管伞端顺利流出亚甲蓝液体为通畅标准（图 1-4-10）。观察吻合处有无漏液，若吻合处漏液多，可继续缝合、加固。

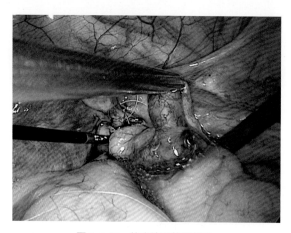

图 1-4-10 检查输卵管通畅度

（11）用 4-0 可吸收缝线间断缝合输卵管浆膜 3～5 针，使输卵管表面平整，减少粘连的发生（图 1-4-11）。

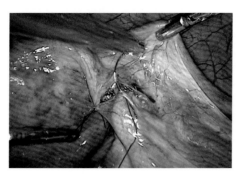

图 1-4-11 缝合输卵管浆膜

（12）术毕冲洗盆腔并预防粘连。

开腹输卵管吻合术的基本步骤同上，但有几点要注意：①注意保持输卵管组织的湿润，吻合过程中需要不断使用生理盐水冲洗手术视野，以保持吻合部位湿润，将渗血冲洗掉。②禁止用纱布擦拭手术视野，避免损伤输卵管浆膜面，增加粘连的风险。

2. 保证通畅率的手术操作要点。

输卵管吻合术成功的关键除了手术技巧及输卵管两断端对合到位，还需要注意以下操作技巧。

①尽量保留足够的输卵管长度：输卵管吻合术保留输卵管的长度对妊娠成功与否有绝对的依赖关系，故在彻底剪除结扎瘢痕组织的同时，应尽可能多地保留正常的输卵管组织，特别是不要损伤过多黏膜。

②减少输卵管系膜缺损的程度：手术中要尽量多地保留输卵管管腔外面的系膜组织，缝合管腔后应该有足够多的输卵管系膜覆盖管腔创面防止术后粘连形成妨碍输卵管蠕动功能。

③尽量避免电凝止血：以防因电凝造成的局部缺血而干扰腹腔内纤溶平衡导致粘连的形成。

④提高缝合精度：缝合时要摆正输卵管两断端的位置，6° 对 6°，12° 对 12°，6° 处的缝合至关重要。

⑤"线悬吊标记法"优势：佛山市妇幼保健院妇科黄晓斌主任医师 2020 年总结提出"线悬吊标记法"输卵管复通术，提高了缝合精度，降低了缝合难度。6° 处缝合、打结、预留 2 cm 长尾线，12° 处缝合，但不打结，留 3 cm 长尾线。牵拉 6°、12° 尾线、形成张力，可清晰显露输卵管断端侧壁，可精准吻合 3°、9° 断端。

吻合术后判断输卵管通畅的标准：输卵管伞端顺利流出亚甲蓝液体为通畅标准。即使有少量亚甲蓝液体从吻合处漏出，也不会对妊娠率造成影响。

3. 吻合部位对妊娠率的影响。

研究发现，输卵管峡-峡部吻合与壶腹-壶腹部吻合相比，其妊娠率虽无统计学差异，但前者的妊娠率却有高于后者的趋势。一般认为，输卵管峡部肌层丰厚，管腔内黏膜较少，

第一章 输卵管性不孕

纤毛细胞明显少于壶腹部，参与的生殖活动显然也比壶腹部少，因此，此处吻合一旦成功，妊娠率相对较高。相比之下，壶腹部因其在生殖过程中所起的特殊作用，一旦损伤可能修复的时间较长，甚至难以完全修复，故此处吻合的通畅率虽高但妊娠率相对较低。

在一些病例系列报道中，腹腔镜下输卵管吻合术的妊娠率也可达到69%～81%，疗效并不低于开腹手术。术后妊娠率与年龄、绝育方式及吻合后的输卵管长度均有关。很多研究认为随着年龄的增长术后妊娠率下降，特别是37岁以后妊娠率迅速下降。

输卵管结扎后患者需要再生育时，是选择手术再通输卵管还是直接进入IVF治疗，应该由患者自己仔细考虑后决定，对于那些除了输卵管结扎外还存在其他不孕因素的患者，IVF可能是更好的选择。但是对于单纯输卵管绝育后的患者，开腹或腹腔镜下输卵管吻合手术则是年龄小于37岁患者的首选治疗。年龄大于40岁者，吻合后的妊娠率也可达30%～40%。

（三）输卵管远端病变的修复

输卵管远端病变分为闭锁性病变和非闭锁性病变，可表现为输卵管伞端内聚、伞端部分粘连或伞端完全粘连。伞端粘连后会出现输卵管积水，根据粘连的程度，输卵管积水的严重性也不同，若部分粘连，积水在月经后半期可消退，若完全粘连，积水会比较严重，管腔增大明显，积水难以消退。虽然术前可以根据病史、妇科检查特别是HSG的特点做出远端病变严重程度的初步判断，但预后则需要在手术中评估输卵管状态后才能最终确定。输卵管整形预后良好的特征为：周围没有致密范围大的粘连、管腔黏膜丰富、管腔扩张小于3 cm及完好保留的丰富的输卵管系膜。而那些预后差的远端病变特点为：广泛而致密的输卵管周围粘连、管腔黏膜稀疏或完全消失、管壁纤维增厚及血管淋巴增生严重。根据上述特点，术者在术中可以准确评估输卵管远端病变的严重程度并个性化选择手术的方式。

对于输卵管远端阻塞的患者，腹腔镜应是首选的检查治疗方式。通过腹腔镜手术，首先有助于明确不孕症的盆腔内病变情况，其次能在镜下对粘连的盆腔器官进行分离，对阻塞的输卵管进行复通，直观了解输卵管的状况，对输卵管远端阻塞分期有决定意义。术后可根据术中诊断及对疾病的分期，指导不孕患者在术后治疗方式方法上的选择。

1. 手术方法。

（1）观察盆腔情况：常规进入腹腔镜后先观察盆腔器官的情况。

（2）分离盆腔粘连：对伴有输卵管周围粘连者，采用单极电钩或剪刀锐性分离粘连，尽量恢复子宫、卵巢、输卵管、子宫直肠窝的正常解剖位置和形态，注意保护输卵管系膜。

（3）伞端整形：盆腔粘连分离后经宫腔双腔气囊管行亚甲蓝通液，观察输卵管通畅情况。

①伞端完全闭锁呈盲端：当管腔内的液体充盈到伞部时，原开口处一般是最膨隆的地方，并且大多数粘连皱折的汇聚点也在最膨隆处，从此处十字形剪开即可暴露伞端开口，再根据伞端形状扩大开口至伞端完全外翻伸展；尽量保留伞端的指状突起。如输卵管伞端积水严重导致变形或开口难以分辨，可行输卵管造口术解除积水，形成满意的新开口后外翻输卵管开口（图1-4-12）。

微创时代的生殖外科手术图谱

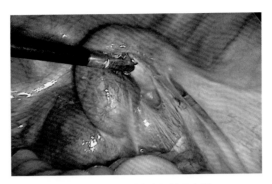

图 1-4-12　伞端完全闭锁呈盲端

②伞端部分闭锁：可在液体流出的开口处剪开闭锁处粘连组织，使伞端外翻伸展，尽量保留伞端的指状突起（图 1-4-13）。

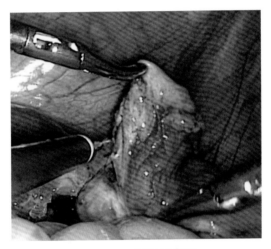

图 1-4-13　伞端部分闭锁

③伞端外翻：用 4-0 可吸收线将两侧外翻的伞瓣单针缝合固定在浆膜面，防止因为惯性伞端再次聚拢形成粘连（图 1-4-14）。

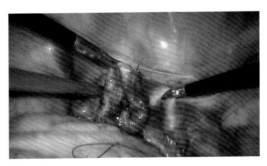

图 1-4-14　伞端外翻

（4）再检查输卵管通畅情况：经双腔气囊管再次注入稀释的亚甲蓝液观察输卵管通畅情况及柔软度、蠕动情况、伞端形态等。通液完毕后，冲洗盆腹腔，创面涂透明质酸钠 2 mL，预防粘连。术后常规抗感染治疗。

预后良好的输卵管积水整形后的宫内妊娠率和宫外孕发生率分别为58%～77%和2%～8%。而输卵管损伤严重时，上述数值则变为0～20%和0～17%。因为严重的输卵管病变特别是持续存在的输卵管积水不仅影响自然妊娠更明显降低了IVF的成功率，因此病变严重时应选择切除或结扎患侧输卵管。具体方式依据患者年龄与术中盆腔情况而定。虽然严重的输卵管远端病变手术原则是结扎或切除患侧输卵管，但当患者强烈要求保留输卵管时，处理原则为最大限度地防止术后复发，术中把造口的伞瓣尽可能开大并外翻固定，防止再次内聚形成积水。同时增加管腔灌注，清除可能残留的病原菌，必要时术中应用抗生素灌注管腔。

输卵管病变手术治疗后1年未妊娠者推荐行IVF。输卵管手术后累积妊娠率在1年内上升最快，2年内到达平台期，因此术后尝试自然妊娠最佳时机为1年内，超过1年仍不孕者可推荐行IVF，2年仍不孕者强烈推荐行IVF。

五、辅助生殖前输卵管积水的治疗

因输卵管因素接受IVF治疗的妇女有25%存在B超下可见的输卵管积水。荟萃分析发现，伴有输卵管积水者较无积水者胚胎移植术后临床妊娠率降低50%、自然流产率增加。即使是单侧的输卵管积水，IVF的妊娠率也下降。输卵管积水影响移植成功率的原因为：机械冲刷作用、子宫内膜容受性降低和对胚胎的毒性作用等。已有较多文献报道输卵管积水者行手术治疗后可提高胚胎移植术后妊娠率和活产率。

输卵管切除和近端阻断术都是胚胎移植术前输卵管预处理的首选方式。

1. 输卵管切除术：多个研究证实胚胎移植术前行输卵管切除术可提高妊娠率，是临床上开展最广泛的预处理方式。输卵管切除时应紧贴输卵管肌层外围进行，保留输卵管浆膜层及卵巢供应血管以避免影响卵巢功能，输卵管尽量切至角部以预防残留输卵管妊娠的发生。

据报道，输卵管切除术时在输卵管间质部与峡部之间予不可吸收线缝扎，术后可有效预防残留输卵管妊娠的发生，输卵管间质部妊娠的概率也明显下降（2.39% *vs.* 7.24%）。当卵巢及输卵管伞端粘连明显时可酌情保留少许输卵管伞端组织以避免损伤骨盆漏斗韧带内的卵巢血管。手术中对盆腔粘连的分离应适可而止，不过度追求脏器的解剖复位，若手术异常困难或存在腹茧症，可改变手术方式为输卵管近端阻断或栓塞术。

2. 输卵管近端结扎、远端造口术：手术操作相对简单，主要通过缝扎输卵管间质部与峡部，离断峡部输卵管以阻断积液反流宫腔，再加远端造口术以减少远端积水的不良影响。输卵管近端阻断术后同样可以提高胚胎移植术后的妊娠率，但单纯阻断后输卵管远端积液仍然存在，患者胀痛的感觉无法消除，理论上近端阻断术后积水无法经宫腔排出，将加重输卵管积水，因此对于有条件的患者可行输卵管近端阻断加远端造口术以减少远端积水的不良影响（图1-4-15）。

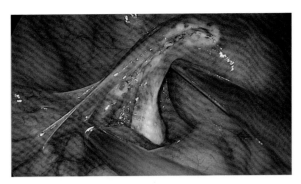

图 1-4-15　输卵管近端结扎

（黄晓斌、谢佳彬、杨超、周聪、叶秀涛）

参考文献

[1] WHO. Meeting to develop a global consensus on preconception care to reduce maternal and childhood mortality and morbidity.World Health Organization Headquarters，Geneva，6-7 February 2012：meeting report. Geneva Switzerland：WHO，2013.

[2] MASCARENHAS M N，FLAXMAN S R，BOERMA T，et al. National，regional，and global trends in infertility prevalence since 1990：a systematic analysis of 277 health surveys.PLoS Med，2012，9（12）：e1001356.

[3] 刘琳琳.宫腹腔镜联合心脏介入导管治疗输卵管近端阻塞性不孕手术配合.中国医科大学学报，2016，45（2）：165 － 166.

[4] 马兰，桂琦，陈静思，等.不同次数体外受精－胚胎移植治疗输卵管阻塞性不孕患者影响因素的对比研究.实用医学杂志，2018，34（15）：2457 － 2461.

[5] XIAO L，LIU D，SONG Y，et al.Reproductive outcomes after operative laparoscopy of patients with tubal infertility with or without hydrosalpinx.Chin Med J（Engl），2014，127（3）：593-594.

[6] WIESENFELD H C，HILLIER S L，MEYN L A，et al.Subclinical pelvic inflammatory disease and infertility.Obstet Gynecol，2012，120（1）：37-43.

[7] MARANA R，FERRARI S，MEROLA A，et al.Role of a mini-invasive approach in the diagnosis and treatment of tubo-peritoneal infertility as an alternative to IVF.Minerva Ginecol，2011，63（1）：1-10.

[8] 王青，于德新.实用妇科影像诊断学.北京：人民卫生出版社，2016：201-205.

[9] BOIVIN J，BUNTING L，COLLINS J A，et al.International estimates of infertility prevalence and treatment-seeking：potential need and demand for infertility medical care.Hum Reprod，2007，22（6）：1506-1512.

[10] FARHI J，HOMBURG R，BEN-HAROUSH A. Male factor infertility may be associated with alow risk for

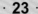

tubal abnormallities.Reprod Biomed Online，2011，22（4）：335-340.

[11]　LUTTJEBOER F Y，VERHOEVE H R，VAN DESSEL H J，et al. The value of medical history taking as risk indicator for tuboperitoneal pathology：a systematic review.BJOG，2009，116（5）：612-625.

[12]　SIMMS I，STEPHENSON J M. Pelvic inflammatory disease epidemiology：what do we know and what do we need to know? Sex Transm Infect，2000，76（2）：80-87.

[13]　WESTROM L. Incidence，prevalence，and trends of acute pelvic inflammatory disease and its consequences in industrialized countries. Am J Obstet Gynecol，1980，138（7 Pt 2）：880-892.

[14]　罗丽兰.不孕与不育.北京：人民卫生出版社，1998：579.

[15]　TOLEDO A A，KEENAN D L.Infertility in the 1999s：from basic investigation to advanced treatment.J Med Assoc Ga，1997，86（3）：202-205.

[16]　黄薇，罗志香，陈文静，等.输卵管性不孕的主要危险因素探讨.四川大学学报，2003，34（1）：178-179.

[17]　THONNEAU P，DUCOT B，SPIRA A. Risk factors in men and women consulting for infertility. Int J Fertil Menopausal Stud，1993，38（1）：37-43.

[18]　DIAMOND M P，FREEMAN M L. Clinical implications of postsurgical adhesions. Hum Reprod Update，2001，7（6）：567-576.

[19]　PADOS G，VENETIS C A，ALMALOGLOU K，et al. Prevention of intra-peritoneal adhesions in gynaecological surgery：theory and evidence.Reprod Biomed Online，2010，21（3）：290-303.

[20]　张炜，夏和霞.输卵管不孕的病因和流行病学.实用妇产科杂志，2011，27（8）：561-563.

[21]　王欣，段华.输卵管性不孕的介入治疗及效果评价.实用妇产科杂志，2011，27（8）：572－573.

[22]　YABLONSKI M，SARGE T，WILD R A.Subtle variations in tubal anatomy in infertile women. Fertil Steril，1990，54（3）：455-458.

[23]　ABUZEID M I，MITWALLY M F，AHMED A I，et al. The prevalence of fimbrial pathology in patients with early stages of endometriosis.J Minim Invasive Gynecol，2007，14（1）：49-53.

[24]　黄杭珍.不孕症流行现状与趋势探讨.中医药管理杂志，2016，24（3）：11-12.

[25]　陈东红，全松.输卵管通畅度检查方法评价.实用妇产科杂志，2015，31（1）：5-7.

[26]　李宁宁，李红蕊，羊冬梅，等.动态数字化子宫输卵管造影配合输卵管通液仪对子宫输卵管异常不孕症的诊断价值.实用医学杂志，2017，33（19）：3216-3219.

[27]　郝颖.DSA 子宫输卵管造影在不孕症中的临床分析.影像研究与医学应用，2019，3（1）：92-93.

[28]　MAHEUX-LACROIX S，BOUTIN A，MOORE L，et al. Hysterosalpingosonography for diagnosing tubal occlusion in subfertile women：a systematic review with meta-analysis.Hum Reprod，2014，29（5）：953-963.

[29]　EVERS J L，LANG J A，MOL B W. Evidence-based medicine for diagnostic questions. Semin Reprod Med，2003，21（1）：9-15.

[30]　苗杰，刘明明，孟颖，等.子宫输卵管造影技术对输卵管性不孕的检查价值.中国医疗设备，

微创时代的生殖外科手术图谱

2018，33（7）：69-72.

[31] 郑兴邦，关菁.子宫输卵管造影的图像解读.中国实用妇科与产科杂志，2019，35（1）：77-80.

[32] 冒韵东.输卵管阻塞性病变的诊断选择.中国实用妇科与产科杂志，2019，35（1）：68-72.

[33] MOL B W，SWART P，BOSSUYT P M，et al.Reproducibility of the interpretation of hystero salpingography in the diagnosis of tubal pathology.Hum Rreprod，1996，11（6）：1204-1208.

[34] DESSOLE S，MELONI G B，CAPOBIANCO G，et al.A second hysterosalpingogyaphy reduces the use of selective technique for treatment of a proximal tubal obstruction.Fertil Steril，2000，73（5）：1037-1039.

[35] KABADI Y M，HARSHA B.Hysterolaparoscopy in the evaluation and management of female infertility. J Obstet Gynaecol India，2016，66（1）：478-481.

[36] 李玉华，陈颖，韩立薇，等.生殖道炎性因子及病原体的表达及其与输卵管性不孕的相关性.广东医学，2016，37（2）：247-249.

[37] 张桂元，蔡名金，魏慧慧，等.子宫输卵管造影不同征象在盆腔粘连性不孕诊断中的价值.中国微创外科杂志，2018，8（18）：711-714.

[38] 郑兴邦，关菁，于晓明，等.子宫输卵管造影显示输卵管近端阻塞行宫腹腔镜联合手术118例结果分析.实用妇产科杂志，2015，31（1）：213-216.

[39] 龚衍，曾玖芝，熊庆.子宫输卵管造影在诊断女性不孕症中的价值.实用妇产科杂志，2015，31（3）：176-178.

[40] 尹磊，李洁.不孕症宫腹腔镜检查与子宫输卵管造影对照观察.实用放射学杂志，2011，27（11）：1765-1767.

[41] 周力学，杨冬梓.输卵管性不孕的诊断方法和评价.实用妇产科杂志，2011，27（8）：563－566.

[42] WANG Y，QIAN L. Three- or four- dimensional hysterosalpingo contrast sonography for diagnosing tubal patency in infertile females：a systematic review with meta-analysis.Br J Radiol，2016，89（1063）：20151013.

[43] SAUNDERS R D，SHWAYDE J M，NAKAJIMA S T.Current menthods of tubal patency assessment.Fertil Steril，2011，95（7）：2171-2179.

[44] SURESH Y N，NARVEKAR N N.The role of tubal patency tests and tubal surgery in the era of assisted reproductive techniques.Obstet Gynaecol，2014，16（1）：37-45.

[45] 潘丽贞，王英，陈弦，等.输卵管积水性不孕腹腔镜下输卵管造口术采用不同缝合线的对照研究.中国计划生育和妇产科，2016，8（10）：38-40.

[46] 荣长仙，周晓.子宫内膜异位症相关性不孕患者腹腔镜术后生殖预后的影响因素分析.重庆医学，2015，44（17）：2386-2388.

[47] Practice Committee of the American Society for Reproductive Medicine. Diagnostic evaluation of the infertile female：a committee opinion.Fertil Steril，2015，103（6）：e44-e50.

[48] 王锦惠，门殿霞，于子芳，等.经阴道子宫输卵管动态三维超声造影评价输卵管通畅性的有效性和安全性.中国超声医学杂志，2015，31（11）：1016-1019.

[49] Practice committee of the American Society for Reprodactive Medicine.Role of tubal surgery in the era of assisted reprodactive technology：a committee opinion.Fertil Steril，2015，103（6）：37-43.

[50] MOL B W J，COLLINS J A，BURROWS E A，et al.Comparison of hysterosalpingography and laparoscopy in predicting fertility outcome.Hum Reprod，1999，14（5）：1237-1242.

[51] 马守霞.宫腔镜腹腔镜联合诊治 90 例女性不孕症分析.河南外科学杂志，2014，20（2）：21-23.

[52] MISHRA V V，NAWAL R，AGGARWAL R S，et al.Salpingoscopy：an adjuvant to laparoscopy in evaluation of infertile women.J Obstet Gynaecol India，2017，67（1）：48-52.

[53] SURREY E S，SURREY M W.Correlation between salpingoscopic and laparoscopic staging in the assessment of the distal fallopian tube.Fertil Steril，1996，65（2）：267-271.

[54] RABBAN J T，VOHRA P，ZALOUDEK C J.Nongynecologic metastases to fallopian tube mucosa a potential mimic of tubal high-grade serous carcinoma and benign tubal mucinous meta-plasia or nonmucinous hyperplasia.Am J Surg Pathol，2015，39（1）：35-51.

[55] DONNEZ J，CASANAS-ROUX F.Prognostic factors of fimbrial microsurgery.Fertil Steril，1986，46（2）：200-204.

[56] MAGE G，POULY J L，DE JOLINIERE J B，et al.A preoperative classification to predict the intrauterine and ectopic pregnancy rates after distal tubal microsurgery.Fertil Steril，1986，46（2）：807-810.

[57] 冯缵冲.非手术性输卵管疏通治疗和宫、腹腔镜联合应用诊疗输卵管性不育症.中国计划生育学杂志，2001，9（2）：125-127.

[58] AUDEBERT A，POULY J L，BONIFACIE B，et al.Laparoscopic surgery for distal tubal occlusions：lessons learned from a historical series of 434 cases.Fertil Steril，2014，102（4）：1203-1208.

[59] AKANDE V A，CAHILL D J，WARDLE P G，et al.The predictive value of the"Hull & Rutherford"classification for tubal damage.BJOG，2004，111（11）：1236-1241.

[60] 来佩琍.妇科疾病诊断标准.北京：科学出版社，2001：280.

[61] DANIILIDIS A，BALAOURAS D，CHITZIOS D，et al. Hydrosalpinx：tubal surgery or in vitro fertilisation? An everlasting dilemma nowadys；a narrative review.J Obstet Gynaecol，2017，37（5）：550-556.

[62] MANDIA L，PERSONENI C，ANTONAZZO P，et al.Ultrasound in infertility setting：optimal strategy to evaluate the assessment of tubal patency.Biomed R es Int，2017，2017：3205895.

[63] 刘何玥,邓乐静,罗玥.腹腔镜开窗取胚术联合益肾化瘀中药对输卵管妊娠患者术后生殖功能的影响.现代中西医结合杂志，2016，25（17）：1910 － 1911.

[64] CHENG R，MA Y，NIE Y，et al.Chromosomal polymorphisms are associated with female infertility and adverse reproductive outcomes after infertility treatment：a 7-year retrospective study. R eprod Biomed Online，2017，35（1）：72 － 80.

[65] GORDTS S. New developments in reproductive surgery. Best Pract Res Clin Obstet Gynaecol，2013，27（3）：431-440.

微创时代的生殖外科手术图谱

[66]　HONORE G M，HOLDEN A E C，SCHENKEN R S.Pathophysiology and management of proximal tubal blockage.Fertil Steril，1999，71（5）：785-795.

[67]　LETTERIE G S，SAKAS E L. Histology of proximal tubal obstruction in cases of unsuccessful tubal canalization. Fertil Steril，1991，56（5）：831-835.

[68]　TRIMBOS-KEMPER T C. Reversal of sterilization in women over 40 years of age：a multicenter survey in the Netherlands. Fertil Steril，1990，53（3）：575-577.

[69]　冯冲，刘素萍.绝育术后的显微外科复通术.实用妇产科杂志，1997，3（6）：290.

[70]　张明扬，李国光，蔡鸿德，等.不孕症及生殖内分泌学.2版.北京：北京大学医学出版社，2005.

[71]　王淑贞.妇产科理论与实践.2版.上海：上海科学技术出版社，1991：60-62.

[72]　AI J，ZHANG P，JIN L，et al. Fertility outcome analysis after modified laparoscopic microsurgical tubal anastomosis.Front Med，2011，5（3）：310-314.

[73]　YOON T K，SUNG H R，KANG H G，et al. Laparoscopic tubal anastomosis：fertility outcome in 202 cases. Fertil Steril，1999，72（6）：1121-1126.

[74]　VAN SEETERS J A H，CHUA S J，MOL B W J，et al. Tubal anastomosis after previous sterilization：a systematic review.Hum Reprod Update，2017，23（3）：358-370

[75]　BERGER G S，THORP J M，WEAVER M A.Effectiveness of bilateral tubotubal anastomosis in alarge out patient population.Hum Reprod，2016，31（5）：1120-1125.

[76]　BOECKXSTAENS A，DEVROEY P，COLLINS J，et al. Getting pregnant after tubal sterilization：surgical reversal or IVF?Hum Reprod，2007，22（10）：2660-2664.

[77]　KOH C H，JANIK G M. Laparoscopic microsurgical tubal anastomosis.Obstet Gynecol Clin North Am，1999，26（1）：189-200.

[78]　American Fertility Society. The American Fertility Society classifications of adnexal adhesions，distal tubal occlusion，tubal occlusion secondary to tubal ligation，tubal pregnancies，Mullerian anomalies and intrauterine adhesions. Fertil Steril，1988，49（6）：944-955.

[79]　孙志敏，温春燕，彭红梅，等.输卵管远端梗阻性不孕患者腹腔镜手术后自然妊娠率的分析.解放军医学院学报，2014，35（7）：701-703.

[80]　黄新林，腊晓琳，艾海权.输卵管远端梗阻患者腹腔镜术后的妊娠结局.社区医学杂志，2014，12（7）：42－44.

[81]　陈小琴，陈茜.输卵管远端阻塞不孕患者腹腔镜术后妊娠情况及影响因素分析.现代医院，2016，16（11）：1575-1577.

[82]　NACKLEY A C，MUASHER S J. The significance of hydrosalpinx in in vitro fertilization.Fertil Steril，1998，69（3）：373-384.

[83]　Practice Committee of American Society for Reproductive Medicine in collaboration with Society of Reproductive Surgeons.Salpingectomy for hydrosalpinx prior to in vitro fertilization. Fertil Steril，2008，90（5 Suppl）：S66-S68.

第一章　输卵管性不孕

[84] JOHNSON N，VAN VOORST S，SOWTER M C，et al. Surgical treatment for tubal disease in women due to undergo in vitro fertilisation.Cochrane Database Syst Rev，2010，10（10）：CD002125.

[85] CAMUS E，PONCELET C，GOFFINET F，et al. Pregnancy rates after in-vitro fertilization in cases of tubal infertility with and without hydrosalpinx：a meta-analysis of published comparative studies. Hum Reprod，1999，14（5）：1243-1249.

[86] KASSABJI M，SIMS J A，BUTLERB L，et al. Reduced pregnancy outcome in patients with unilateral or bilateral hydrosalpinx after in vitro fertilization.Eur J Obstet Gynecol Reprod Biol，1994，56（2）：129-132.

[87] CHEN J，HUANG D，SHI L，et al. Cornual suture at the time of laparoscopic salpingectomy reduces the incidence of interstitial pregnancy following in vitro fertilization.J Minim Invasive Gynecol，2018，25（6）：1080-1087.

[88] D'ARPE S，FRANCESCHETTI S，CACCETTA J，et al. Management of hydrosalpinx before TVF：a literature review.J Obstet Gynaecol，2015，35（6）：547-550.

[89] BARBOSA M W，SOTIRIADS A，PAPATHEODOROU S I，et al.High miscarriage rate in women suamitted to Essure for hydrosalpinx before embryo transfer：a systematic review and meta-analysis. Ultrasound Obstet Gynecol，2016，48（5）：556-565.

第二章　子宫肌瘤与不孕

子宫肌瘤是女性最常见的良性肿瘤，近40年其总发病率为8%～10%。由于激素依赖性的特点，其发病率占育龄女性的20%～50%。在生育年龄，子宫肌瘤发病率随年龄增加呈上升趋势。由于我国女性结婚和生育年龄逐渐后移，子宫肌瘤伴不孕患者不断增加。肌瘤在不孕的原因中占5%～10%，而其中1%～3%不孕女性子宫肌瘤是其不孕的唯一因素。这类排除了内分泌及其他器质性病变的不孕症患者，可以称为子宫肌瘤相关性不孕。子宫肌瘤还可增加孕期并发症发生率（如流产、胎膜早破、早产、肌瘤变性所致的疼痛、胎盘早剥、胎盘残留、胎儿宫内生长受限、胎位异常、分娩梗阻、产后出血和产后感染等），活产率也较无肌瘤者低。合并子宫肌瘤的不孕女性辅助生殖技术的成功率也低于无肌瘤女性。

近年来肌瘤对生育的影响愈来愈受到关注，对于育龄期子宫肌瘤患者选择治疗方案时应考虑对其生殖预后的影响。

第一节　子宫肌瘤与不孕的关系

一、肌瘤影响生育的机制

子宫肌瘤可影响生育，引起不孕、流产和不良妊娠结果。子宫肌瘤可通过以下几种途径导致不孕。

（一）局部解剖结构的改变

局部解剖结构的改变包括子宫腔解剖构造的扭曲和/或输卵管的扭曲或阻塞。黏膜下肌瘤及部分肌壁间肌瘤均可能导致宫颈、宫腔和输卵管口形态改变，甚至堵塞输卵管口，影响精卵结合和受精卵运输。Evers EC 的研究指出合并黏膜下肌瘤患者的妊娠率为43.7%，合并肌壁间肌瘤患者的妊娠率为51.9%（图2-1-1）。

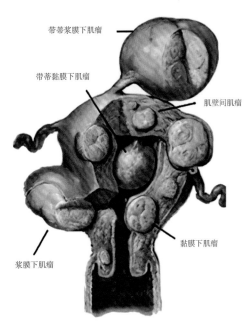

带蒂浆膜下肌瘤
带蒂黏膜下肌瘤
肌壁间肌瘤
黏膜下肌瘤
浆膜下肌瘤

图 2-1-1　多发性子宫肌瘤

（二）影响子宫内膜的容受性

子宫肌瘤可以通过以下几个方面改变子宫内膜容受性影响妊娠。

1. 肌瘤伴随的高雌激素环境，可以使子宫肌瘤旁边的子宫内膜出现过度生长，子宫内膜局部囊性腺体增生、腺体扭曲、内膜血管扩张及内膜息肉样变等，不利于受精卵着床。

2. 子宫肌瘤可能影响子宫内膜由增殖期向分泌期转化，导致腺体与间质发育不良、局部内膜血供障碍；肌瘤溃疡、变性或坏死可引起局部急慢性炎症，从而降低子宫内膜容受性，不利于内膜修复及重建，进而影响女性生殖。

（三）影响子宫的生理性蠕动波，造成子宫异常收缩

子宫肌瘤将导致子宫正常生理蠕动功能障碍。正常子宫的生理蠕动规律在排卵前和月经期明显增强，但蠕动方向相反：在排卵前从宫颈口向宫底方向蠕动；在月经期正好相反，且在种植窗口期子宫生理性蠕动波频率减低，利于胚胎着床。

子宫肌瘤会诱发子宫肌层的异常蠕动，研究发现合并子宫肌瘤的不孕患者中，43%的患者在种植期出现了子宫高频率蠕动波，相比于子宫低频率蠕动波患者，高频率蠕动波患者无人受孕（妊娠率 0 *vs.* 0.34%）。肌壁间肌瘤剔除术可改善不孕女性的异常子宫蠕动，从而升高不孕女性的临床妊娠率。此外，肌瘤还可增加子宫收缩性，不利于维持妊娠。Dittrich 等研究也发现，子宫收缩不仅在分娩中十分重要，在精子、卵子运输和受精卵着床中也发挥重要作用；子宫生理性蠕动不足或极性异常可能导致宫外孕、经血逆流、子宫内膜异位症和不孕等。

（四）免疫因素

近年来，大量资料显示子宫自然杀伤（uterine natural killer，uNK）细胞在子宫内膜血管生成、成熟及重塑，滋养层侵入，母胎免疫耐受等方面起重要作用。

随着子宫内膜血管的建立，大量的淋巴细胞、粒细胞等免疫细胞通过血管迁移至子宫内膜中，并通过释放相应的细胞因子影响子宫内膜增殖与成熟。Kitaya 等对子宫肌瘤患者月经周期中子宫内膜的白细胞密度与组成的研究结果显示，与非肌瘤的子宫内膜相比，子宫肌瘤患者的子宫内膜在增殖期含有大量的中性粒细胞（$P=0.014$），分泌中期则为大量 T 淋巴细胞（$P=0.033$），分泌中晚期自然杀伤细胞下降（$P=0.030$）。通过这种差异可推断，子宫肌瘤可能通过改变子宫内膜中白细胞组成，进而影响其释放相关的细胞因子，影响子宫内膜的增殖与成熟，从而影响受孕。

（五）子宫肌瘤对子宫内膜血供的影响

子宫动脉血流也是评估内膜容受性的生理参数，良好的子宫血流灌注是胚胎植入的前提。子宫动脉血流阻力用搏动指数（pulsatility index，PI）和阻力指数（resistance index，RI）表示。成年女性子宫动脉是高阻低流型血流状态，在整个月经周期血流阻力呈典型周期性变化。一般认为，PI 和 RI 低，说明血管阻力低，卵巢和子宫血流灌注好；反之，则说明血管阻力高，子宫血流灌注差，存在供血障碍，这可能是造成妊娠率低下的原因之一。Gunther 等研究显示，PI < 2 时子宫内膜容受性最好，PI > 3 时，妊娠率将降到最低。Kurjak 等采用二维彩色多普

勒超声对子宫肌瘤患者的血流灌注进行观察，发现肌瘤患者 PI 和 RI 较正常女性显著降低（PI：1.65±0.49 *vs.* 2.52±0.87，$P < 0.05$；RI：0.74±0.09 *vs.* 0.84±0.09，$P < 0.05$）。内膜血供障碍使内膜容受性降低，可能是肌瘤患者不孕的重要原因。

二、子宫肌瘤生长部位对不孕不育的影响

根据子宫肌瘤与子宫肌壁的关系，子宫肌瘤通常被分为 4 类：浆膜下子宫肌瘤、肌壁间肌瘤、黏膜下肌瘤及其他特殊类型的子宫肌瘤（如宫颈肌瘤和阔韧带肌瘤）。更确切的分类是国际妇产科联盟（International Federation of Gynecology and Obstetrics，FIGO）的子宫肌瘤分型，见图 2-1-2。

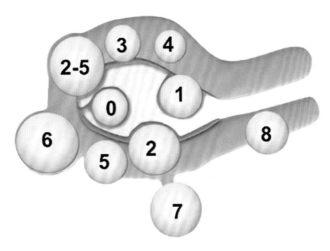

注：0. 带蒂黏膜下肌瘤；1. 黏膜下肌瘤 < 50% 位于肌壁间；2. 黏膜下肌瘤 ≥ 50% 位于肌壁间；3. 完全位于肌壁间但靠近内膜；4. 完全位于肌层内；5. 浆膜下肌瘤 ≥ 50% 位于肌壁间；6. 浆膜下肌瘤 < 50% 位于肌壁间；7. 带蒂浆膜下肌瘤；8. 特殊类型（如宫颈肌瘤、圆韧带或寄生肌瘤）。

图 2-1-2　子宫肌瘤分型

黏膜下肌瘤、肌壁间肌瘤、浆膜下肌瘤对妊娠的负面影响依次降低已被多数研究支持。

目前的研究普遍认为黏膜下肌瘤及改变宫腔形态的肌壁间肌瘤对生育有不利影响，而浆膜下肌瘤的影响不明显。对于进行辅助生殖技术（assisted reproductive technology，ART）的患者，相对于无肌瘤的不孕患者，有黏膜下肌瘤和宫腔形态改变的肌壁间肌瘤患者种植率及临床妊娠率均降低，有前瞻性研究发现黏膜下肌瘤可能降低约 70% 的临床妊娠率和活产率。

（一）黏膜下肌瘤对不孕不育的影响

研究显示，子宫黏膜下肌瘤导致妊娠率、着床率和活产率明显降低，流产率明显增加。由于黏膜下肌瘤易导致异常子宫出血，往往在早期发现。有研究表明在 ≥ 4.0 cm 的子宫黏膜下肌瘤中，有 17% 的患者有不孕的主诉，超过一半的患者在黏膜下肌瘤剔除后受孕；4.08% 的复发性流产患者合并黏膜下子宫肌瘤或影响宫腔形态的子宫肌瘤；既往 3 次以上流产史的复发性流产患者的子宫肌瘤发病率最高，约为 5.91%（图 2-1-3）。

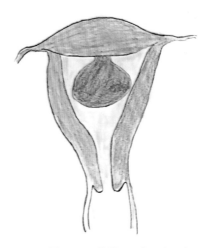

图 2-1-3　黏膜下子宫肌瘤示意

在不孕相关的系列检查中，排除其他不孕原因后，对黏膜下肌瘤的处理应持积极态度，可作为子宫肌瘤剔除术的手术指征。随着宫腔镜技术的不断发展和手术技巧的不断提高，有黏膜下肌瘤的不孕症患者行宫腔镜手术获益更多，风险更小。

（二）肌壁间肌瘤对不孕不育的影响

大部分学者通过研究子宫肌瘤患者体外受精 – 胚胎移植（in vitro fertilization-embryo transfer，IVF-ET）术后妊娠率，认为肌壁间肌瘤对生育可能存在不良影响，降低妊娠率和种植率，肌瘤剔除后流产率显著降低。但也有学者认为其对妊娠无明显影响。Somigliana 等认为直径＜ 5 cm、无症状、未突入宫腔的肌壁间肌瘤，IVF 术后妊娠率和分娩率不受影响。剔除肌壁间肌瘤后对生育率影响的证据并不一致，在缺乏随机临床试验的情况下，没有证据表明肌壁间肌瘤剔除对妊娠有利。Khalaf 等对不改变宫腔形态的肌壁间肌瘤对 ART 妊娠累积妊娠结局的影响进行了前瞻性病例研究，对比 112 例肌壁间肌瘤（直径≤ 5 cm）患者与 322 例无肌瘤患者，发现肌瘤组的妊娠率（23.6% *vs.* 32.9%）、持续妊娠率（18.8% *vs.* 28.0%）及活产率（14.8% *vs.* 24%）均低于无肌瘤组，差异有统计学意义（P 均＜ 0.05）。Sunkara 等的 Meta 分析显示，不影响宫腔形态的肌壁间肌瘤组活产率（P ＜ 0.0001）及妊娠率（P ＜ 0.002）显著低于无肌瘤组，而种植率和流产率与无肌瘤组相比差异无统计学意义（图 2-1-4）。

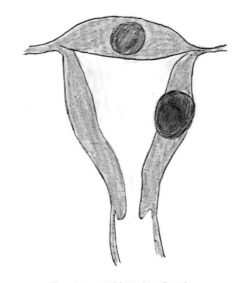

图 2-1-4　肌壁间子宫肌瘤示意

（三）浆膜下肌瘤对不孕不育的影响

有研究认为，浆膜下肌瘤对生育不良结局影响较小，浆膜下肌瘤剔除术不能提高妊娠率、改善妊娠结局。故浆膜下肌瘤若未引起明显的临床症状，不是手术的指征；若有明显的临床症状，如子宫肌瘤压迫引起尿频尿急、由压迫引起的肾盂积水、不排除带蒂肌瘤引起的急腹症等，建议先行肌瘤剔除后再妊娠。另外，若患者有其他的手术指征需行腹腔镜或开腹手术，考虑到浆膜下肌瘤剔除不损伤子宫壁，术后一般不需要额外时间等待子宫肌壁恢复，因此建议手术同时剔除浆膜下肌瘤（图 2-1-5）。

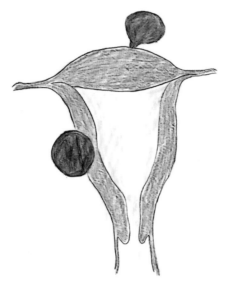

图 2-1-5　浆膜下子宫肌瘤示意

（四）阔韧带肌瘤及宫颈肌瘤对不孕不育的影响

阔韧带肌瘤位于子宫两侧，较大者难以与卵巢占位鉴别，较小者对妊娠没有影响。当阔韧带肌瘤过大时，占据盆腔及腹膜后位置，压迫宫腔及盆腔，可影响受孕。阔韧带肌瘤与不孕症的关系文献报道较少，有文献报道 1 例 31 岁继发不孕患者腹腔镜切除直径 36 cm 阔韧带肌瘤后 6 个月受孕（图 2-1-6）。宫颈肌瘤相对少见，约占子宫肌瘤的 5%。依据其与宫颈的关系，分为颈管内型与颈管外型。宫颈肌瘤可影响精子进入宫腔，还可引起宫腔扭曲，使宫腔增大延长，阻碍输卵管开口或改变宫颈位置，从而不利于精子通过、卵子移植或胚胎移植，并且降低种植率。宫颈肌瘤合并不孕排除其他导致不孕的原因后，应考虑手术治疗。此型肌瘤的治疗要充分评估不育风险及肌瘤治疗带来的风险（图 2-1-7）。

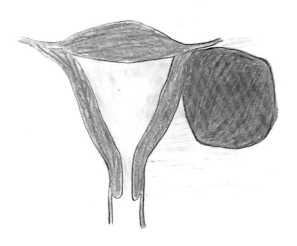

图 2-1-6　阔韧带肌瘤示意

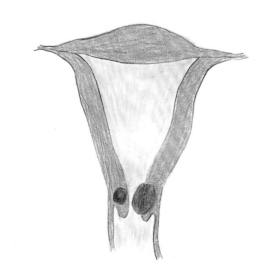

图 2-1-7　宫颈肌瘤示意

三、肌瘤的大小对生育的影响

除肌瘤位置外，肌瘤的大小也是影响生育的关键因素之一。相关回顾性病例对照研究发现肌壁间肌瘤组（直径 ≤ 7 cm）妊娠率和移植成功率低于对照组，肌瘤剔除术可改善肌壁间肌瘤患者的生育力。2007 年 Somigliana 等发现无症状肌壁间肌瘤或 < 5 cm 的浆膜下肌瘤组的活产率与正常对照组相似，因此认为无症状小肌瘤并不影响 ART 的妊娠结局。2004 年有研究发现直径 > 4 cm 的肌壁间肌瘤患者妊娠率低于直径 < 4 cm 的肌壁间肌瘤患者。亦有研究表明，直径 > 3 cm 的子宫肌层肌瘤，即使未导致子宫腔扭曲变形，也会造成妊娠率和活产率明显下降。

子宫肌瘤是否需要进行手术治疗，应结合肌瘤的大小、位置等多方面因素综合判断。

第二节　子宫肌瘤对妊娠结局的影响

子宫肌瘤患者妊娠后，自身激素水平的变化可能使子宫肌瘤体积发生变化或出现变性。大部分研究显示妊娠期肌瘤体积无明显增大。近年来，部分研究发现子宫肌瘤体积妊娠期也有增大。Rosati 等的研究发现，31% 的患者子宫肌瘤在妊娠期体积增长，且肌瘤的增长主要在妊娠期的前 10 周，产后 4 周恢复至孕前水平。而妊娠期子宫肌瘤发生变性的概率约为 5%，伴有严重腹痛的部分患者甚至需入院治疗。妊娠合并子宫肌瘤可导致一些妊娠期并发症，如胎膜早破、胎位异常及胎先露异常等。Jenabi 等首次进行了关于子宫肌瘤与妊娠结局关系的 Meta 分析，研究纳入截至 2016 年 9 月的 1244 篇文献（包括病例对照研究和队列研究），分析发现肌瘤与剖宫产（$OR=2.60$，95% CI：$2.02 \sim 3.18$）、胎位异常（$OR=2.65$，95% CI：$1.60 \sim 3.70$）显著相关。部分相关研究显示妊娠合并子宫肌瘤与早产、羊水过多、胎盘早剥及前置胎盘等因素相关。有资料提示合并较大肌瘤（直径 > 5 cm）的孕妇，早产及产后出血等并发症的发生率比无肌瘤或合并小肌瘤孕妇更高。Ciavattini 等的回顾性队列研究显示多发肌瘤合并妊娠的孕妇早产率（29.4% vs. 5%，$P < 0.001$）、臀先露发生率（11.8% vs. 2.7%，$P=0.04$）和剖宫产率（73.5% vs. 37%，$P < 0.001$）明显高于无肌瘤孕妇；伴有较大肌瘤（直径 > 5 cm）的孕妇胎膜早破发生率（10.4% vs. 0.5%，$P < 0.001$）高于无肌瘤孕妇。从而得出结论多发肌瘤可能增加早产率和剖宫产率，较大肌瘤（直径 > 5 cm）与胎膜早破有关。多发肌瘤或直径 > 5 cm 的子宫肌瘤与自然流产、胎位异常、剖宫产及产后出血的发生率增高有关。伴有胎盘后平滑肌瘤（retroplacental leiomyoma）的孕妇所分娩新生儿的平均出生体质量低于健康孕妇所分娩的新生儿。此外，胎盘后平滑肌瘤直径 > 4 cm 可使分娩小于胎龄儿的风险增加。

第三节　子宫肌瘤剔除术对生育的好处

子宫肌瘤的好发时期通常处于女性生育期，且随着女性保留子宫生理功能及器官完整性的要求日趋受到重视，子宫肌瘤剔除术成为重要的治疗方案。子宫肌瘤的剔除有利于改善孕卵的种植率，合并子宫肌瘤的不孕患者，如果无其他不孕的原因，行子宫肌瘤剔除术后妊娠率达 50% 以上。子宫肌瘤会导致患者妊娠率下降，妊娠不良结局增多，极大地影响了女性的生殖健康。针对子宫肌瘤的治疗，肌瘤剔除是目前临床较为有效的治疗方法。子宫肌瘤剔除术除恢复子宫解剖学结构外，还使重要的着床因子 HOXA-10、HOXA-11 的表现明显增加，从而增加子宫内膜容受性。研究显示，子宫肌瘤剔除后，子宫蠕动频率由平均每 3 分钟 4 次降至 0.5 次，使得子宫的异常收缩频率下降。因此，切除子宫肌瘤特别是子宫黏膜下肌瘤和子宫肌壁间肌瘤，可增加妊娠率。2016 年 Zepiridis 等提出，子宫肌层肌瘤若 ≥ 4 cm，切除后可增加妊娠率，若肌瘤 < 4 cm，切除后对妊娠的影响不明确。

第四节 子宫肌瘤剔除手术途径的比较

子宫肌瘤是女性生殖器官最常见的良性肿瘤，子宫肌瘤剔除术已经成为广大育龄患者的首选。目前保留患者子宫的肌瘤治疗方法包括开腹子宫肌瘤剔除术（transabdominal myomectomy，TAM）、腹腔镜下子宫肌瘤剔除术（laparoscopic myomectomy，LM）、宫腔镜下子宫肌瘤剔除术（hysteroscopic myomectomy，HM）、阴式子宫肌瘤剔除术（transvaginal myomectomy，TVM）、子宫动脉栓塞术（uterine artery embolization，UAE）、MRI 引导下的聚焦超声术（magnetic resonance-guidedfocused ultrasound surgery，MRgFUS），各种手术方法均有利弊。

一、各种手术途径的选择

肌瘤的大小、位置、子宫活动度及患者年龄等均为选择手术途径的重要因素。

1. TAM：多发肌瘤、大体积肌瘤、有多次盆腔手术病史、估计子宫粘连严重的患者推荐TAM。其优点在于手术视野暴露良好、肌瘤剔除相对干净，缝合确切，但存在伤口大、腹腔暴露在空气中、术后恢复慢、易形成盆腔粘连的特点。TAM 术后粘连发生率在 90% 以上，而 LM 粘连发生率为 35.6%。

2. LM：具有微创手术的特点，如术后恢复快、疼痛少、切口美观、住院时间短、术后粘连少、术后恢复快等优势，LM 术中避免了腹腔器官暴露在空气中及异物对组织的损伤，使 LM 术后盆腔粘连发生率较 TAM 低。由于 LM 手术在封闭的腹腔内操作，因此对术者的技术要求高，操作时间长，且无触摸感，肌壁间小肌瘤有无法剔除的可能；但研究显示 LM 与 TAM 患者的术后妊娠率、流产率及妊娠期并发症发生率无明显差异。2014 年，美国食品药品监督管理局（Food and Drug Administration，FDA）提出 LM 具有播散子宫平滑肌肉瘤或寄生瘤的风险，故腹腔镜下肌瘤剔除术必须要有预防肌瘤播散的措施方可进行。Kubinova 等对 170 例行 LM 的患者进行随访，术后 2 年内妊娠率为 63.5%，盆腔粘连发生率为 34%。Bernardi 等的回顾性观察研究显示，LM 术后患者的流产率（24%）显著低于术前（43%）。

子宫破裂是肌瘤剔除术后的严重并发症，甚至危及母子生命安全。有文献报道，TAM 和 LM 后的子宫破裂风险分别为 1.7% 和 4.9%；Koo 等对 LM 术后患者进行随访发现，妊娠率为 76.5%，有 19.1% 的患者经阴道分娩，其中仅有 0.6%（3 例）的孕妇发生子宫破裂，并发现子宫破裂患者肌瘤的特点及术中缝合情况与其他病例相似，由此推测 LM 术后子宫破裂发生率较低，并与肌瘤特点无关。尽管如此，临床仍普遍认为子宫肌瘤剔除术后（尤其是透壁性子宫肌瘤剔除术后）患者在妊娠期应加强监测。Seracchioli 等曾于 1998—2003 年间对 514 名女性进行腹腔镜下子宫肌瘤剔除术，其中 158 例妊娠成功，没有 1 例发生子宫破裂，其在报道中强调，腹腔镜肌瘤剔除过程中如果进入宫腔需加强缝合、缝合子宫肌层关闭无效腔、尽量不使用电器械，都可有效预防术后妊娠子宫破裂的发生。Cobellis 等发现开腹术后子宫肌层厚度与正常子宫肌层相似，而腹腔镜术后子宫瘢痕有张力，边界不清，比正常的子宫肌层薄，并认为这些不同与腹腔镜手术中使用了双极电凝有关：对肌层的热损伤导致了结缔组织的增生，而结缔组织不能在妊娠期间重建。Landi 等观察了 359 例有过腹腔镜下子宫肌瘤剔除术史的患者，在其后的 76 例妊娠中没有发生子宫破裂，研究者将此归功于使用缝合和血管收缩剂止血：多层缝合关闭子宫切口，以防血肿形成，最大程度上保存了子宫壁的力量。李玲等的研究发现，子宫肌瘤或腺肌瘤剔除术是妊娠期子宫破裂的高危因素，与开腹手术相比，腹腔镜下子宫肌瘤或腺肌瘤剔除术后妊娠期子宫破裂的发生率有增高的趋势。腹腔镜手术过程中，应注意术中子宫肌层的切开方法、止血缝合方法等操作。对于技术娴熟的腔镜医师，腹腔镜子宫肌瘤剔除术后子宫破裂的发生率与开腹手术后无明显差异。因此认为，术者的手术技巧可能与患者的术后妊娠率及妊娠结局有关，这与子宫切口方法、止血、缝合、术后盆腔粘连形成等多方面的因素有关。

3. HM：HM 是黏膜下子宫肌瘤的标准术式。子宫肌瘤伴不孕患者采用 HM 具有明显的优势，与经腹切除肌瘤相比，其优点是子宫创伤小，保持了浆膜层的完整，避免了盆腔粘连的发生，有利于妊娠。术中可同时采用 B 超监护，尽可能减少子宫穿孔，并注意对子宫内膜的保护。术后妊娠时机的选择因人而异，需依据肌瘤的大小、数量、部位等决定，一般术后 3 ～ 6 个月可计划妊娠，并且可经阴道分娩。

（1）直径＜ 5 cm 的 0 型和 I 型黏膜下肌瘤直接行 HM：术后可使妊娠率从 3.8% 提高到 63.2%，流产率从 61.6% 降到 26.3%。

（2）直径≥ 5 cm 的 2 型黏膜下子宫肌瘤，可用 GnRH-a 或米非司酮缩小子宫肌瘤后再评估决定是否纳入手术范围。

Shokeir 等的随机对照研究显示患有黏膜下肌瘤的原发性不孕患者 HM 术后的生育结局明显优于对照组。2010 年 Camanni 等的 Meta 分析显示伴有症状的黏膜下子宫肌瘤（＜ 4 cm）患者行 HM 术后的妊娠率明显高于期待治疗（RR=1.9，95% *CI*：1.0 ～ 3.7），4 ～ 6 cm 的肌瘤可以通过二期手术完成。与小肌瘤相比，＞ 6 cm 的肌瘤行 HM 需要更长的恢复时间，有更高的再次手术风险。HM 与不良产科结局无明显关系，术后出现子宫破裂的报道少见，与术中发生子宫穿孔及单极电切损伤肌壁有关。

4. TVM：TVM 近 20 多年来在国内外逐渐兴起，这种术式充分显示了妇科微创手术的优点。与 TAM 相比，经阴道手术具有手术时间短、术中出血少、损伤小、术后恢复快及镇痛率低等优势。由于可以用手直接触摸子宫，缝合子宫肌壁切口比较到位，故术后出现肌瘤残留及子宫破裂的风险低于 LM。

TVM 目前已经成为妇科的常规术式，但选择手术的适应证非常重要，以减少患者手术的风险。如要求阴道比较宽松、肌瘤的位置位于子宫体的中下段、子宫活动度好、子宫体积一般不要超过 16 孕周等，再就是术者必须有熟练的经阴道手术技巧。近年来大部分资料认为 TVM 适用于育龄期、阴道弹性比较好的子宫肌瘤患者。还有资料显示 TVM 感染的风险较高，其中盆腔血肿是常见的诱因。术前、术中阴道及盆腔的冲洗和消毒，术后预防性抗生素的应用，减少术中出血，尽量缝合闭合肌瘤腔，减少子宫肌壁血肿及盆腔血肿等是减少盆腔感染的基础。对于因肌瘤存在而影响生育的妇女，TVM 后将增加生育的机会。

不同手术方式后的妊娠时机选择不同，一般建议无明显并发症的 HM 患者在术后 3 个月后尽快试孕或行胚胎移植。TAM、LM、TVM 患者术后避孕的时间主要根据肌瘤的大小、深入肌壁的深度及有无进入宫腔而定。一般术后需至少避孕半年，多发肌瘤或透壁性肌瘤术后相应的避孕时间可能更长。

二、手术切口的选择

子宫肌层的肌纤维呈内环外纵交错排列，选取肌瘤切口时，尽量行纵形切口，与外层浆肌层肌纤维排列一致，切口的大小以不超过肌瘤的直径为宜。同时也需考虑肌瘤的位置和深度，根据肌瘤的个数，尽量选择可以剥除多个肌瘤的切口，以利于子宫功能的恢复，但也不能过分强求从一个切口剥除所有的肌瘤。肌瘤部位特殊时，如宫角处肌瘤结节，尤其靠近输卵管入口处，要设计好切口的走向、位置和深度，避免输卵管损伤或缝合后使之狭窄阻塞，同时，应尽量保留子宫浆膜层，不宜切除或修剪过多，以防子宫严重变形及缝合困难。

三、关于术前预处理

对于较大径线的子宫肌瘤（直径 ≥ 8 cm），无论是腹腔镜手术还是经阴道手术视野和空间均受到限制，操作难度较大，缝合止血较困难，并发症也随之增加。若肌瘤过大，术前应用 GnRH-a 药物预处理，可使瘤体缩小，一方面可以减少对子宫肌层的损伤，缩小子宫创面；另一方面可以降低手术难度，利于缝合止血，同时也为纠正贫血、改善全身状况争取了时间。但是使用 GnRH-a 后，部分小肌瘤也同时萎缩变小，术中可能遗漏，增加了术后复发或肌瘤持续存在的可能。

第五节　子宫肌瘤剔除术的手术指征

研究表明，不同部位的肌瘤对生育力的影响不同，肌瘤的大小和数量也是必须考虑的因素。何种部位、何种大小的子宫肌瘤需要接受孕前手术？哪种情况适合积极试孕并严密观察？均需要根据患者的情况充分评估。

一、子宫黏膜下肌瘤

子宫黏膜下肌瘤能显著影响种植率、妊娠率和分娩率，切除后妊娠率会显著上升。分析结果认为黏膜下肌瘤和突向宫腔的肌瘤影响生殖预后，可降低 70% 以上的妊娠率。切除子宫黏膜下肌瘤后可明显改善生殖预后和胚胎移植的妊娠率，故若发现必须切除。

二、子宫肌壁间肌瘤

有学者通过研究子宫肌瘤患者 IVF-ET 的妊娠结局，认为肌瘤对生育力有影响。Check 等发现小的壁间肌瘤对 IVF 妊娠结局存在潜在的负面影响。Hart 等研究认为子宫壁间肌瘤使 IVF 术后的持续妊娠率减半，影响妊娠，因此需要种植更多的胚胎以提高妊娠结局。Stovall 等发现子宫壁间肌瘤和浆膜下肌瘤对 IVF 术后的种植率和妊娠率有负面影响。> 3 cm 的子宫肌壁间肌瘤可降低约 30% 的妊娠率，因此，若是多次 ET 失败或多次流产，也可考虑行肌瘤剔除；Oliveira 等报道浆膜下肌瘤和壁间肌瘤 > 4 cm 会影响妊娠结局，肌瘤越大妊娠率越低。较大或距子宫内膜 < 0.5 cm 的肌壁间肌瘤，会影响子宫肌壁局部的血运，影响子宫的生理性收缩，在孕期增大较明显及发生红色变性的概率较高，多数专家认为肌壁间肌瘤 ≥ 4 cm 可以考虑手术。

三、伴有肌瘤的不孕患者

肌瘤患者保守治疗 1 年尚未怀孕者，应考虑行肌瘤剔除术。肌瘤剔除术能够改善保守治疗不孕患者的生殖结局，年龄是肌瘤剔除术后患者生殖结局的最重要决定因素。因此，对于近 40 岁伴有肌瘤的不孕女性，应当考虑尽早手术；伴有肌瘤的继发性不孕患者可先行保守治疗；在备孕前是进行手术治疗还是先尝试怀孕，需根据肌瘤的大小、位置，并结合患者的年龄、卵巢储备功能等因素综合考虑。

第六节 子宫肌瘤剔除术的手术方法

一、宫腔镜下子宫肌瘤剔除术

（一）适应证和禁忌证

1. 宫腔镜下子宫肌瘤剔除术的最佳手术适应证包括：

（1）宫腔或宫颈黏膜下肌瘤引起月经异常。

（2）子宫限于 10 周妊娠大小，宫腔深度限于 12 cm 以内。

（3）Ⅰ型或Ⅱ型黏膜下肌瘤大小限于 5 cm 之内。

（4）子宫无癌变。

（5）Ⅱ型无蒂的深埋于肌层的黏膜下肌瘤有时需做 2 次以上手术方可完成。

（6）脱垂于阴道的黏膜下肌瘤，其大小或蒂的粗细不限。

2. 被列入四级宫腔镜手术的子宫肌瘤类型与手术种类包括：

（1）直径 ≥ 5 cm 的Ⅰ型黏膜下肌瘤剔除术。

（2）Ⅱ型黏膜下肌瘤及Ⅲ型壁间肌瘤剔除术。

（3）多发黏膜下肌瘤剔除术。

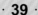

3. 禁忌证：贯穿子宫壁全层的肌瘤是宫腔镜下子宫肌瘤剔除术的绝对禁忌证。

（二）手术技巧

1.0 型子宫黏膜下肌瘤。

对于脱出的子宫黏膜下肌瘤，双钩钳抓住肌瘤向外牵拉；电切镜切断蒂部，应取与子宫壁平行的方向切割，避免向宫壁内的方向切割。或者切开根蒂部表面包膜后，顺时针拧转根蒂，将肌瘤完整拧出。这样取出肌瘤后子宫出血不多，宫腔镜下切除残留包膜、针对性电凝止血。而对于未脱出的子宫黏膜下肌瘤，先用电切镜电切肌瘤的蒂部，变细为 1 cm 以下，再用电切镜削切肌瘤体部，配合肌瘤钳边拧转边取出（图 2-6-1 至图 2-6-3）。

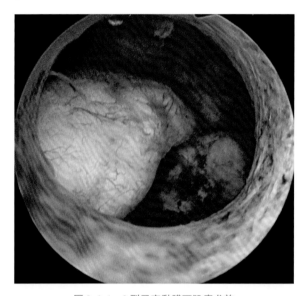

图 2-6-1　0 型子宫黏膜下肌瘤术前

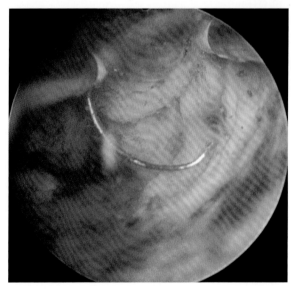

图 2-6-2　电切肌瘤蒂部

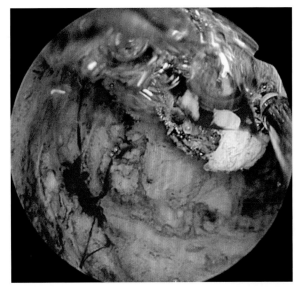

图 2-6-3 术毕

2. I 型子宫黏膜下肌瘤。

明确肌瘤蒂部的位置，以及肌瘤与子宫肌壁的解剖关系；用电切环形电极沿肌瘤蒂部的被膜逐步切开肌瘤和肌层之间的分界，促使肌瘤向子宫腔内突出，再用肌瘤钳拧转、牵拉肌瘤，形成有蒂的肌瘤，继而按有蒂肌瘤的方法切除（图 2-6-4 至图 2-6-6）。

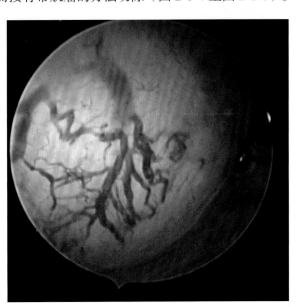

图 2-6-4 I 型子宫黏膜下肌瘤术前

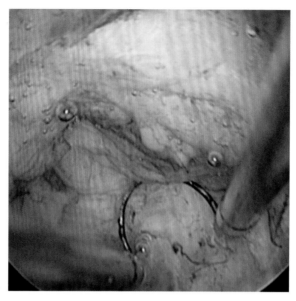

图 2-6-5　逐刀电切肌瘤基底部

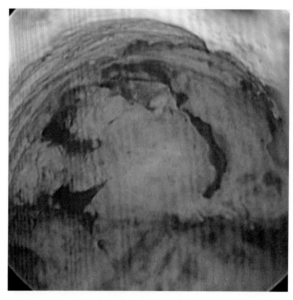

图 2-6-6　术毕

3. Ⅱ型子宫黏膜下肌瘤。

对于Ⅱ型子宫黏膜下肌瘤，可采用逆向切割和顺向切割相结合的刀法，多次重复切割、钳夹、旋拧、牵拉、娩出五步手法。

（1）切割：使用环形电极自肌瘤基底部沿肌瘤的上下或左右两端采用顺行或逆行切割的刀法分次片状切割瘤体，使肌瘤的切面形成相对的"X"形凹陷，适合卵圆钳钳叶夹持。

（2）钳夹：在B超引导下将卵圆钳置入宫腔内钳夹肌瘤，并向下牵拉。

（3）旋拧：顺时针或逆时针方向转动卵圆钳的手柄，以使肌瘤自其基底分离。

（4）牵拉：在旋拧肌瘤数周后，用力向下牵拉。

（5）娩出：在向下牵拉的过程中，肌瘤逐渐下降，自宫颈娩出（图 2-6-7 至图 2-6-9）。

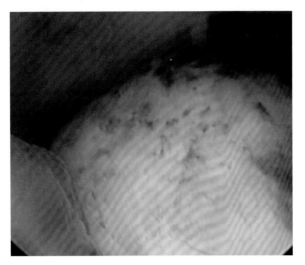

图 2-6-7　Ⅱ型子宫黏膜下子宫肌瘤术前

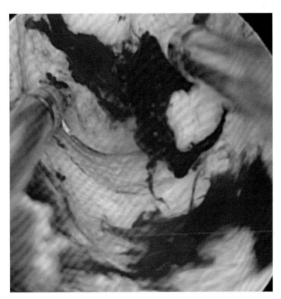

图 2-6-8　逐刀电切肌瘤组织

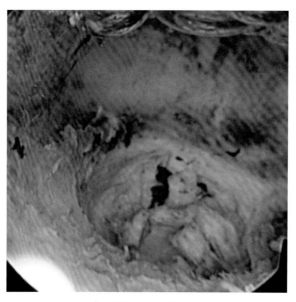

图 2-6-9　术毕

（三）术中注意事项

对于一次手术不能全部切净的肌瘤，不必强求。尤其不能在瘤腔内深入挖切，避免导致大出血和子宫穿孔等严重并发症；术后药物治疗 2 ～ 3 个月，如若肌瘤再次突出于宫腔，可实施二次手术，因而术前需与患者充分沟通。切割前需明确肌瘤与周围肌壁的解剖关系；切开子宫内膜和肌瘤的包膜，辨认肌瘤和肌层的界线。切割电流功率由低上调，当环形电极通过肌瘤组织，感到滑动而无阻力为合适的电流功率。视野清晰时方可启动电流；将环形电极置于瘤体后方，启动电流，退回环形电极，直至切割的组织完全自瘤体上切除；不要把切割环完全退回鞘内，应将环形电极留在鞘外一点，以便清楚观察肌瘤和子宫壁间的关系，避免切除子宫肌壁组织；需顺行切割与逆行切割法相结合，反复"切割、钳夹、旋拧、牵拉、娩出"五步手法。

对于要求生育者，尤其注意尽量不要伤及瘤体周围正常子宫内膜，需用针状电极在宫腔内突出的肌瘤表面切开黏膜及肌瘤的包膜，再用环状电极切割瘤体。严格控制手术时间，时刻记住电切术中有发生体液超负荷即 TURP 综合征的可能。准确记录手术时间，尽量将手术时间控制在 30 分钟以内，不超过 60 分钟，可降低 TURP 综合征的发生概率。

术中监护是手术安全的重要保证。超声可以明确黏膜下肌瘤壁间部分与周围肌壁的界线，有助完整切除；同时超声可明确肌瘤外缘距离子宫浆膜层的距离，该距离 > 1 cm 可以保证电切热量不会损伤邻近脏器；超声监护亦可清晰地监测器械在宫腔内的位置，提示手术者切割的方向及深度，手术者与监护者良好的交流可避免子宫穿孔和邻近脏器热损伤的发生。

（四）并发症的预防

1. 子宫穿孔：常规术前宫颈预处理，用宫颈扩张棒或米索前列醇（软化）增强宫颈扩张效果，可避免置入器械时用力过强。实时超声监护下宫腔镜操作，可预防和发现子宫穿孔。

腹腔镜监护有助于明确诊断，进行透光试验可预防子宫穿孔。一旦穿孔可及时缝合。手术操作时应注意，视野不清时一定不能通电操作。如肌瘤较大，电切环容易伤及肌瘤对侧的肌壁，引起穿孔，术前应予药物预处理，缩小肌瘤体积。

2. 子宫出血：切开宫腔内突出的肌瘤表面黏膜及肌瘤的包膜之前，需要持续静脉使用缩宫素，或联合其他促进子宫收缩的药物，预防子宫出血过多，并促进肌瘤向宫腔内突出，利于手术切除瘤体。切割前用环形电极或滚球电极电凝肌瘤表面的大血管和瘤蒂的血管，减少术中出血。使用滚球电极电凝出血点，止血确切。导尿管球囊压迫可有效止血，减少中转子宫切除的发生率。球囊液体的注入量应少于切除标本量；术中超声测量球囊的大小应该小于术前肌瘤的大小；当球囊注水不能止血，可以追加注水量，并"8"字缝合宫颈外口，提高宫内压力，并向外牵拉球囊，压迫颈管内出血。拔出球囊前，应拆除宫颈外口的缝线。

3. 体液超负荷：术前宫颈和子宫内膜预处理，GnRH-a 可有效缩小肌瘤体积、减少瘤体血液供应、薄化子宫内膜厚度及改善术中宫腔内环境，有助于减少灌流液的回吸收，已经成为避免并发症的关键。术中尽量采取低压灌流，灌流压力应低于平均动脉压水平。对于较大的无蒂黏膜下或内突壁间肌瘤，一期手术仅切割突入宫腔内的肌瘤，与周围子宫肌壁齐平，壁间剩余部分待日后突入宫腔后再行二期手术，避免切除过多的子宫肌层组织。手术时间不超过 1 小时，手术达 30 分钟时需要严密监测灌流液差值，达 1000 ～ 2000 mL 时尽快结束手术，同时监测患者血电解质浓度。麻醉医生应严密术中监护，加强术后护理，及早发现低钠血症的临床表现，及时纠正低钠血症。

4. 气体栓塞：宫腔镜手术过程中气体栓塞包括电刀使组织、膨宫介质气化和将室内空气导入宫腔。若患者呈头低臀高位，使心脏低于子宫水平，以致静脉压降低，如子宫肌壁深层大静脉窦开放，并与外界相通，外界的空气可被吸入静脉循环，同时有压力的膨宫介质泵入子宫，宫腔与中心循环间存在明显的压力差，则更加重了这一过程。宫腔内压超过静脉压时可出现无症状、有症状和致命的空气栓塞。预防气体栓塞关键在于阻止室内的空气进入静脉系统，包括术前排空注水管内的气体；避免头低臀高位，降低宫内压；减少子宫内创面血管的暴露和组织汽化后形成的气体；减少扩张宫颈造成的宫颈裂伤；避免长时间将扩张的宫颈直接暴露于空气中。注入大量生理盐水，促进血液循环。

5. 宫腔粘连：HM 手术中采用针状电极在宫腔内突出的肌瘤表面切开黏膜及肌瘤的包膜，再用环状电极切割瘤核，尽量不要伤及瘤体周围正常子宫内膜是预防术后继发性宫腔粘连的关键。宫内若有较大裸露创面或术前应用 GnRH-a 治疗造成患者体内低雌激素，术后适量应用雌激素可以刺激子宫内膜生长，加速上皮化过程，预防宫腔粘连的发生。亦可术终放置宫内节育器或宫腔球囊预防宫腔粘连，现多选择放置宫腔球囊，除预防创面粘连外，还有压迫止血的作用。对于有生育要求的患者，可在术后 2 至 3 个月再次进行宫腔镜检查，了解子宫解剖学状态；必要时再次电切残余肌瘤或行宫腔粘连分解手术。

6. 感染：文献中有宫腔镜检查或手术后输卵管积水、宫腔积脓、输卵管卵巢脓肿、宫旁及圆韧带脓肿、严重盆腔感染、盆腔脓肿、肝脓肿、腹膜炎、菌血症、中毒性休克的个例报道，发生率为 0.3% ～ 3.0%。术前 30 分钟静脉给予抗生素，预防性使用抗生素可减少治疗性抗生素的使用率，并明显减少术后患者宫腔感染等手术并发症的发生。

二、需要生育的患者腹腔镜下子宫肌瘤剔除术

（一）适应证

1. 直径 ≥ 5 cm 的 Ⅱ 型黏膜下肌瘤。

2. 直径 ≥ 3 cm 的 Ⅲ 型肌壁间肌瘤。

3. 直径 ≥ 5 cm 的 Ⅳ 型肌壁间肌瘤及其他类型浆膜下肌瘤。

4. 其他腹腔镜下肌瘤剔除术的适应证：①单个肌壁间肌瘤直径 ≤ 10 cm；②子宫增大不超过 12 孕周，肌壁间多发碎石型肌瘤患者（肌壁间肌瘤在 3 个以上，最大肌瘤直径 > 3 cm）。

（二）禁忌证

1. 单个肌壁间肌瘤直径 > 10 cm。

2. 子宫增大超过孕 12 周，肌壁间多发碎石型肌瘤患者（肌壁间肌瘤在 3 个以上，最大肌瘤直径 ≤ 3 cm）。

3. 高度怀疑子宫肌瘤恶变者。

4. 全身性疾病不适合腹腔镜手术者。

（三）手术方法及技巧

1. 术前准备。

（1）麻醉剂消毒铺巾同常规腹腔镜手术。

（2）不主张常规放置举宫器。需要生育的患者，举宫器对子宫腔及内膜有干扰；子宫后壁下段肌瘤，举宫器在宫腔会妨碍肌瘤切口的缝合。

（3）按需置入导管鞘（troca）。

1）置镜孔：①常规在脐孔正中或者上缘；②肌瘤 ≥ 6 cm，或子宫 ≥ 12 孕周者，置镜孔可以在脐孔上 2 cm 处，术野会大一点；③曾有腹部手术史者，置镜孔位置应远离腹壁瘢痕至少 2 ～ 3 cm，以预防损伤切口下粘连的肠管。

2）操作鞘孔：根据需要在左下腹及右下腹分别进行第二、第三、必要时第四操作鞘孔（左侧两个，右侧一个）的选定，分别置入操作鞘，放入操作钳等。

2. 肌瘤剔除的手术步骤。

根据肌瘤的位置采用不同的方法进行剔除手术，但大体步骤基本一致。

（1）于肌瘤周围肌壁间注射垂体后叶素生理盐水 10 ～ 20 mL（含垂体后叶素 6 单位）。

（2）切开肌瘤表面浆膜及肌层直达肌瘤实体。

（3）暴露肌瘤实体后用抓钳或肌瘤钻旋进瘤体牵拉肌瘤，另一钳向下剥离肌瘤包膜直至剥除肌瘤。

（4）根据肌瘤腔的深浅决定缝合肌瘤腔的层数，完全封闭肌瘤腔。缝合时瘤腔的两侧

肌层及浆膜层尽量相对缝合，以利于伤口的愈合。不主张将肌瘤的浆膜面卷入肌瘤腔内填塞瘤腔，缝合处光滑面对光滑面，这种缝合方法切口的愈合有待商榷。

3. 术中注意事项。

（1）切口选择：①可采用横切或者纵切，肌壁间肌瘤在肌瘤最突出处切开瘤体表面浆膜及肌层切口深达肌瘤实体；②切口应与肌瘤长径平行；③较大肌瘤可采用梭形切口，长度略小于肌瘤直径；④宫底肌瘤切口应距宫角部 1 cm 以上；⑤多发肌瘤，尽量少作切口，从一个切口尽量多地切除肌瘤。

（2）缝合技巧：①瘤腔较深时组织要分层缝合，尽量对合整齐；②靠近内膜的肌壁间肌瘤，缝合时尽量避免穿透内膜层；③若内膜已经破损，先紧贴内膜层缝合深肌层，使内膜破口对合好，尽量不要穿透内膜层。

（3）取出肌瘤：为避免肌瘤种植或肉瘤扩散，可以采用以下方法取出肌瘤。①在密闭袋中旋切肌瘤，经 15 ～ 18 mm 套管内取出；②扩大脐部切口，经脐部在标本袋中碎解瘤体后取出；③经阴道后穹隆取出肌瘤（图 2-6-10 至图 2-6-13）。

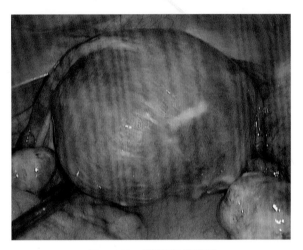

图 2-6-10 肌壁间外突肌瘤

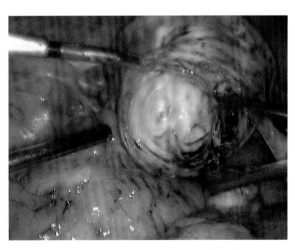

图 2-6-11 切开浆肌层后钝性剥除肌瘤

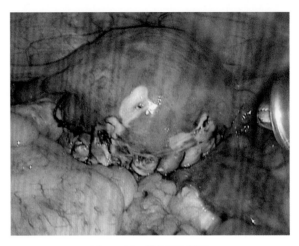

图 2-6-12 缝合子宫创面

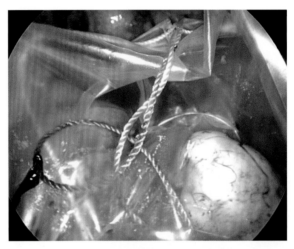

图 2-6-13 肌瘤置于标本袋中旋切取出

4. 并发症的预防。

（1）术中出血：个别较大、较深的肌瘤或位置较低偏向宫旁接近子宫动脉的肌瘤要注意预防术中的大出血。预防措施：①正确分离解剖层次，将瘤体从假包膜内剥除，避免损伤周围的血管；②垂体后叶素或缩宫素的使用，可以暂时减少细小血管的出血；③稳、准、快地缝合肌瘤腔。

（2）术后感染：腹腔镜肌瘤剥除术后感染率较小，若术中进入宫腔则感染机会增加，需用适宜的抗生素预防感染。

（3）肌瘤复发：多发肌瘤患者的复发率较高，术前要向患者交代复发的风险，术中尽可能剥除直径 2 cm 以上的肌瘤。术前或者术中 B 超定位可了解肌瘤个数及具体位置，减少复发的概率。

（4）怀孕期间子宫破裂的预防：①术中少用单极或双极电凝大片组织止血；②分层缝合，闭合瘤腔非常重要。

三、需要生育的患者阴式子宫肌瘤剔除术

（一）适应证

1. 子宫活动，无明显盆腔粘连。

2. 阴道有一定的松弛度。

3. 直径 ≥ 5 cm 的 II 型黏膜下肌瘤。

4. 直径 ≥ 3 cm 的 III 型肌壁间肌瘤，≥ 5 cm 的 IV 型肌壁间肌瘤。

5. 除带蒂的其他类型浆膜下肌瘤。

6. 最大肌瘤直径 ≤ 12 cm。

7. 子宫体积 ≤ 16 孕周。

（二）禁忌证

1. 单个肌壁间肌瘤直径 > 12 cm 者。

2. 子宫增大超过孕 16 周者。

3. 肌壁间多发碎石型肌瘤者（肌壁间肌瘤在 3 个以上，最大肌瘤直径 ≤ 3 cm）。

4. 高度怀疑子宫肌瘤恶变者。

5. 内生殖器急性炎症未控制者。

6. 有全身出血性疾病者。

7. 合并附件肿块者。

（三）手术步骤及手术技巧

1. 术前准备。

（1）阴道分泌物常规检查，排除阴道炎症。

（2）常规阴道擦洗 3 天，必要时阴道上药。

（3）手术时机，月经干净后 3 ～ 10 天。

2. 麻醉方式：腰硬联合麻醉。

3. 手术步骤。

一般仅需切开前穹隆或后穹隆阴道黏膜，除非肌瘤较大，或前后壁均有较大肌瘤时，才需切开前、后穹隆阴道黏膜。若最大肌瘤位于宫体前壁，则切开前穹隆阴道黏膜，将子宫向前翻，反之，则切开后穹隆阴道黏膜，将子宫向后翻。

（1）患者体位：患者取膀胱截石位，两大腿要充分分开、固定，取头低臀高位，臀部尽量突出于手术台边缘以外，臀部超出床沿 3 ～ 5 cm。便于阴道后壁拉钩下拉（图 2-6-14）。

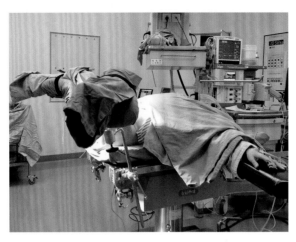

图 2-6-14　阴式子宫肌瘤剔除术体位

（2）水压分离阴道黏膜：阴道前后壁拉钩和侧壁拉钩暴露阴道，宫颈向下牵引，于宫颈上阴道前壁黏膜下及宫颈两侧黏膜下注入 1：2000 的肾上腺素生理盐水 30 ～ 40 mL，合并高血压者用含缩宫素 10 U 的生理盐水溶液 30 ～ 40 mL，以减少术中出血（图 2-6-15）。

（3）切开阴道黏膜：前壁肌瘤于宫颈前方膀胱横沟上 1 ～ 2 cm 处横行切开阴道黏膜全层，深达宫颈筋膜，并向两侧弧形延长切口至"3"点、"9"点处。若为后壁肌瘤，则于宫颈后方距宫颈外口约 2.5cm 处切开阴道黏膜，向两侧延长切口（图 2-6-16、图 2-6-17）。

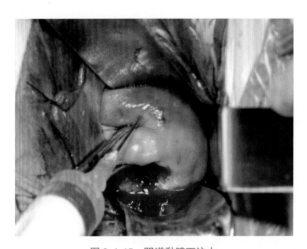

图 2-6-15　阴道黏膜下注水

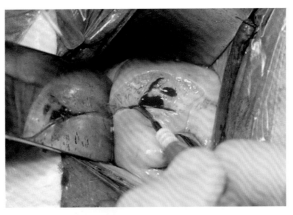

图 2-6-16　切开宫颈上方阴道前壁黏膜

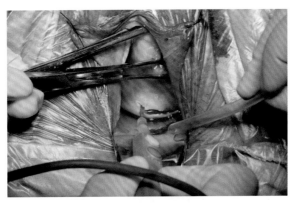

图 2-6-17　切开宫颈上方阴道后壁黏膜

（4）分离子宫膀胱间隙或子宫直肠间隙：若为前壁肌瘤，切开前穹隆阴道黏膜后，提起阴道前壁黏膜切缘，用弯组织剪刀尖端紧贴宫颈筋膜向上推进撑开分离子宫膀胱间隙达子宫膀胱腹膜反折；若为后壁肌瘤，切开阴道后穹隆黏膜后，提起阴道后壁黏膜切缘，用弯组织剪刀尖端紧贴宫颈筋膜向上推进撑开分离子宫直肠间隙达子宫直肠腹膜反折。若子宫较大或前后壁均有较大肌瘤，则可将前、后穹隆阴道黏膜切开，利于子宫外翻及增加安全性；若前壁肌瘤较大，可在阴道前壁黏膜做倒"T"形切口（图 2-6-18 至图 2-6-20）。

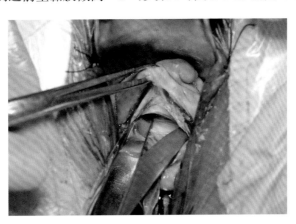

图 2-6-18　分离子宫膀胱间隙

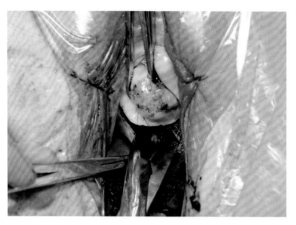
图 2-6-19 分离子宫直肠间隙

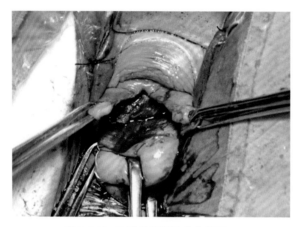
图 2-6-20 阴道前壁做倒 "T" 形切口

（5）剪开子宫膀胱反折腹膜和 / 或子宫直肠反折腹膜：分离出子宫膀胱间隙后，将宫颈向外下方牵引，手指钝性分离扩大子宫膀胱间隙，可感觉到间隙比较宽松，腹膜反折较薄，光滑，触摸时有滑动感，用血管钳提起时有松动感，必须仔细辨认确认为腹膜时才剪开，缝 4 号丝线一针牵引腹膜；分离出子宫直肠间隙后，将宫颈向外上方牵引，手指钝性分离扩大子宫直肠间隙，阴道拉钩暴露，剪开子宫直肠腹膜反折，于腹膜切缘中点缝线作为标志（图 2-6-21、图 2-6-22）。

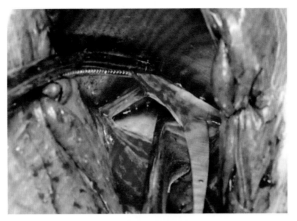

图 2-6-21　剪开子宫膀胱腹膜反折

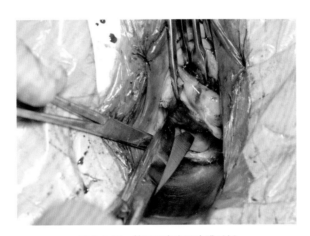

图 2-6-22　剪开子宫直肠腹膜反折

（6）翻出子宫，剥出肌瘤：用阴道拉钩置入子宫后（前）腹膜切口，暴露子宫后（前）壁，用单爪宫体牵拉钳钳夹宫体后（前）壁浆肌层向外牵拉，一边牵引一边将两把钳交替向宫底上移，当肌瘤表面浆肌层部分暴露于术野时，先在子宫肌层内注入垂体后叶素 6 单位或缩宫素 20 单位，然后纵行切开子宫肌壁至瘤体组织，使瘤体与肌壁间界线清楚，用肌瘤剥离器沿四周进行钝性剥离，暴露部分瘤体后，用单爪钳钳住瘤体向外牵拉，并继续剥离至挖出肌瘤。若肌瘤较大，难以完整一次性经阴道剔除，则可一边剥离，一边将肌瘤楔形切除，然后将瘤体分块经阴道取出。也可采用在宫壁上缝 10 号丝线牵拉翻出宫体的方法（图 2-6-23 至图 2-6-27）。

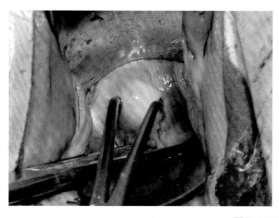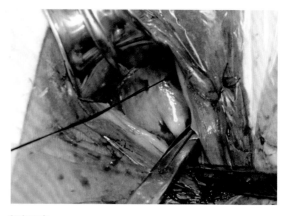

图 2-6-23　翻出子宫

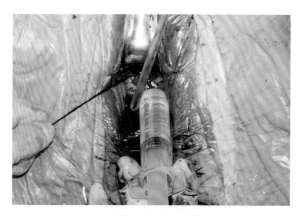

图 2-6-24　子宫肌壁注入垂体后叶素

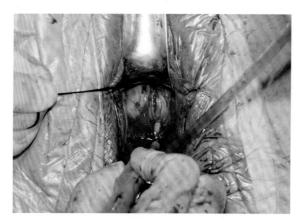

图 2-6-25　切开肌瘤表面浆膜层及肌层组织

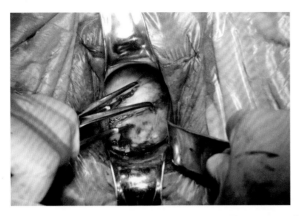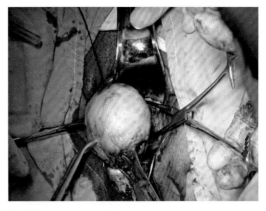

图 2-6-26　逐渐剥出肌瘤

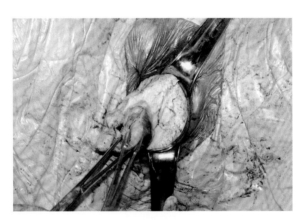

图 2-6-27　将肌瘤楔形切除，剥出肌瘤

（7）用手指触摸检查子宫：较大的肌瘤剔除后宫体可全部翻出至阴道，用手指仔细触摸检查宫体肌层内是否还有小肌瘤，一并剔除。术中发现的肌瘤数目有时多于术前 B 超报告的肌瘤数目（图 2-6-28）。

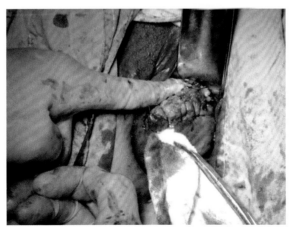

图 2-6-28 用手指触摸检查子宫寻找小肌瘤

（8）关闭瘤腔：如肌瘤残腔太大可适当修剪肌瘤包膜后以 0/1 可吸收缝线自基底部进行

"8"字缝合止血，以闭合瘤腔，再连续缝合子宫浆肌层切口，缝合层次依瘤腔深度而定，一般为 1 ～ 2 层。瘤腔闭合一定要紧密，避免血肿形成（图 2-6-29）。

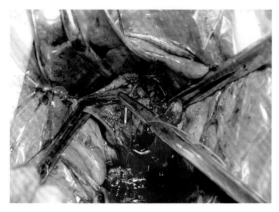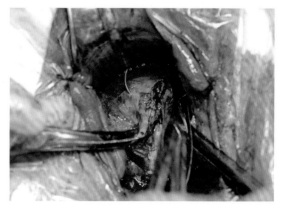

图 2-6-29　关闭瘤腔

（9）冲洗、消毒宫体后送回盆腔：仔细检查宫壁切口和针眼无活动性出血后，用无菌生理盐水冲洗、碘伏消毒术野，并可在宫体切口处涂抹生物蛋白胶等防粘连剂后，将宫体送回盆腔（图 2-6-30）。

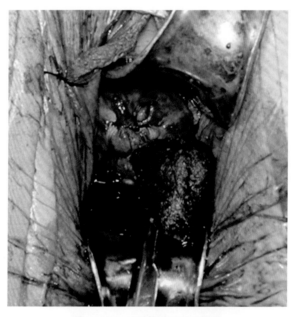

图 2-6-30　冲洗宫体后送回盆腔

（10）缝合宫颈筋膜创面：0/2 可吸收线连续或间断缝合宫颈筋膜创面以利止血，特别注意两角部的缝合（图 2-6-31）。

（11）缝合腹膜及阴道黏膜切口：0/2 可吸收线从阴道黏膜切口两角开始向中间全层连续缝合子宫腹膜及阴道穹隆黏膜切口，并放入引流管，阴道放置碘伏纱卷，留置导尿管 24 小时（图 2-6-32、图 2-6-33）。

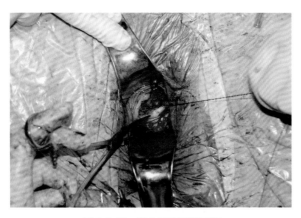

图 2-6-31　缝合宫颈筋膜创面

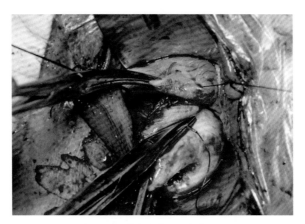

图 2-6-32　缝合腹膜及阴道黏膜切口

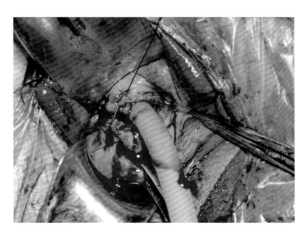

图 2-6-33　放置引流管

（四）术中注意事项

1.子宫壁切口的选择：由于子宫肌的中层最厚，以纵形平滑肌为主，内层（黏膜下层）亦多为纵形平滑肌，故做阴式肌瘤剔除时不论前壁还是后壁肌瘤应以纵切口为主。纵切口还可减少对两宫角处输卵管和子宫两侧血管的影响。因阴道的术野较窄，缝合有一定的难度，除非两肌瘤相邻很近，一般一个肌瘤一个切口，少用潜行切口，以利于切口缝合，不留无效腔。

2. 准确分离子宫膀胱间隙或子宫直肠间隙打开子宫前后腹膜反折：阴道黏膜切口的深浅和高低要把握得当。切得过高过浅，分离时容易损伤膀胱或直肠；切得过低过深易进入宫颈筋膜内，更难以分离进入间隙。阴道前壁黏膜切口在膀胱横沟上方 1 ~ 2cm，距宫颈外口 3.5 ~ 5 cm 处为宜；后壁切口以距宫颈外口约 5.5 cm 为宜。切开阴道黏膜的深度：应切开阴道黏膜全层直达宫颈筋膜，注意不要切开宫颈筋膜，切开层次准确时，可见阴道黏膜自然回缩。分离子宫膀胱间隙或子宫直肠间隙时，助手需向下牵引拉紧宫颈，以使膀胱和 / 或直肠向上缩，同时用弯组织剪紧贴宫颈筋膜向上撑开推进，分离子宫膀胱间隙和 / 或子宫直肠间隙达腹膜反折。

3. 逐渐翻出子宫，找到肌瘤位置：阴式子宫肌瘤剥除术的难点是翻出子宫。术前检查必须确定最大的肌瘤位于子宫前壁还是后壁，若最大肌瘤位于前壁，则从前穹隆翻出子宫较易，若最大肌瘤位于后壁，则应该从后穹隆翻出子宫。术中应用谢氏自行设计的单爪宫体牵拉钳，可有力地协助将宫体向阴道内翻出；在将子宫体外翻过程中，一旦暴露肌瘤包膜，便可逐渐切开，剥离肌瘤至能用单爪钳抓住向外牵拉。若肌瘤较大，可一边剥离一边将肌瘤楔形切除分块取出，缩小肌瘤体积直至全部挖出肌瘤，此时子宫常已完全翻出。

4. 切开肌瘤包膜一定要准确：如果肌瘤定位不准，切开肌壁时，有时找不到肌瘤，增加子宫肌壁的创伤。因此对于直径 ≥ 3 cm 的肌瘤，术前一定要在 B 超或 MRI 下定好位置。术中手指触摸感要确切。但对于肌瘤变形变软时，手术触摸的感觉会出现误差。

5. 瘤腔闭合要紧密，避免血肿形成。

6. 仔细查看和触摸子宫壁，尽量剥除隐藏于肌层深处的小肌瘤，减少肌瘤的复发。

（五）并发症及防治

1. 周围器官损伤：膀胱、直肠的损伤多发生在分离膀胱子宫间隙或分离子宫直肠间隙时。当局部无粘连、切开阴道黏膜的层次正确时，一般不会损伤。若患者有剖宫产史，最大肌瘤在子宫前壁必须打开子宫膀胱间隙时则必须特别小心地紧贴子宫肌层做锐性分离。在剥除宫颈肌瘤或子宫下段侧壁突向阔韧带的肌瘤时，应紧靠宫颈边缘或宫体边缘切开肌瘤包膜，在包膜内进行钝性分离，并注意观察包膜外的组织，避免损伤输尿管。

2. 术中、术后出血。①出血的原因：肌瘤腔边缘断裂血管的出血、子宫伤口的渗血、宫颈筋膜创面的出血、膀胱宫颈韧带断端血管出血及阴道黏膜切口两侧切得过深，可损伤子宫血管引起大量出血。②出血的防治：阴道黏膜两侧不可切得过深；切开阴道黏膜后，可用 7 号丝线于宫颈两侧缝扎子宫动脉上行支，以减少术中出血；切开肌瘤包膜前，常规宫壁注射垂体后叶素或缩宫素；缝合肌瘤残腔时不留无效腔，遇活动出血的小动脉应单独缝扎后再缝合；仔细检查膀胱宫颈韧带和子宫两侧有无断裂的血管，予单独缝扎；缝合宫颈筋膜剥离面；手术结束时盆腔常规放引流管，经阴道切口引出以便观察术后出血量，24 ~ 48 小时后拔出。

3. 感染：阴式子宫肌瘤剥除术的感染发生率高于腹腔镜下子宫肌瘤剥除术。感染发生的诱因有术前阴道准备不够充分；手术较困难；手术时间较长；术中出血较多；止血不充分，

微创时代的生殖外科手术图谱

术后渗血较多；缝合时留有无效腔形成血肿等。

感染的防治：术前常规检查阴道分泌物排除阴道炎症；保证用碘伏擦洗阴道3天，每日2次；根据患者的情况和医师的手术技巧选择合适的患者，降低手术的难度，减少术中术后的出血；缝合肌瘤腔隙不留无效腔对预防感染至关重要。一旦发生感染，则要及时清除盆腔血肿和脓肿，可在B超监测下经阴道穹隆切口进入血肿腔或脓腔置管引流冲洗；围术期应用敏感抗生素。

4. 肌瘤复发：每个肌瘤剔除的患者均有复发的可能。剔除的肌瘤数目越多，复发的风险越高。主要是深埋于子宫肌壁的微小肌瘤逐渐长大所致。阴式子宫肌瘤剔除术可直接用手触摸子宫体，可发现B超未发现的一些小肌瘤，因此术后肌瘤复发的概率小于腹腔镜。

阴式子宫肌瘤剔除术不需开腹，具有腹壁无切口、无瘢痕，对腹腔干扰小，创伤小，手术时间短，患者术后疼痛轻，恢复快，住院时间短的特点。多发肌瘤、内突型壁间肌瘤均可行手术，术中若发现黏膜下肌瘤，也可一并剔除；术中子宫壁创口的缝合较腹腔镜下缝合更可靠，止血彻底，安全性高，尤其对伴有肥胖、糖尿病、冠心病、高血压等内科合并症不能耐受开腹手术者更是一种理想的术式。并且住院费用低，不需昂贵复杂的设备，适宜大部分医院开展。该术式把手术入口由腹部改为人体自然腔道，不存在腹部瘢痕，同时术中可触摸宫体，不易遗漏小肌瘤和深部肌瘤。但要求医生有熟练的阴式手术技巧。

四、开腹子宫肌瘤剔除术

（一）适应证

1. 子宫大于孕16周。

2. 单个肌瘤直径 > 12 cm。

3. 碎石型多发性子宫肌瘤。

4. 阴式手术或腹腔镜手术、宫腔镜手术中出现大出血或盆腔粘连严重等转开腹手术。

5. 任何困难的子宫肌瘤剔除术。

开腹子宫肌瘤剔除术因可全面直接用手探查子宫，不易遗漏肌瘤，并具有缝合可靠的优点，是所有妇产科医生均可熟练掌握的术式，手术难度相对低。但开腹手术后易发生盆腹腔粘连，术后盆腔粘连率约为10%。对术后生育能力可能产生负面影响，从而降低术后生育率。对于较难切除的肌瘤仍需要开腹手术。

（二）禁忌证

1. 怀疑肌瘤恶变。

2. 全身疾病不能耐受手术者。

3. 生殖道或全身感染的急性期。

（三）手术方法及注意事项

1. 术前准备。

麻醉方式、消毒铺敷同常规腹部手术。

2. 肌瘤剔除的主要步骤及注意事项。

根据肌瘤的位置采用不同的方法进行剔除手术，但大体步骤基本一致：

（1）阻断子宫血流。

无高血压患者于肌瘤周围肌壁间注射垂体后叶素生理盐水 10 mL（含垂体后叶素 6 单位）；高血压患者可注射缩宫素生理盐水 10 mL（含缩宫素 10 单位）；肌瘤较多较大患者可先在子宫峡部放置橡胶止血带阻断暂时阻断子宫血运，减少术中出血（图 2-6-34）。

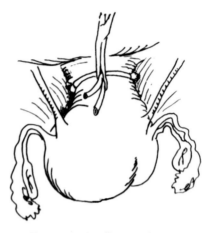

图 2-6-34　止血带阻断子宫血流

（2）切开子宫浆肌层。

切开肌瘤表面浆膜及肌层直达肌瘤实体。切口选择原则：前后壁肌瘤上部者宜选择纵行切口，下部者宜选择横切口，以免影响血运。对于有生育需求的患者，位于上部的肌瘤严禁选择横切口，以避免缝合后影响两侧输卵管开口。肌瘤较大可选择梭形切口，切口大小接近肌瘤直径。多发性肌瘤切口数目不宜很多，能利用原切口到达者，尽量不另外做新切口（图 2-6-35）。

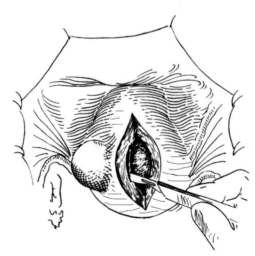

图 2-6-35　在原切口切开剔除邻近肌瘤

（3）剥除肌瘤。

暴露肌瘤实体后用抓钳或肌瘤钻旋进瘤体牵拉肌瘤，用肌瘤剥离器或刀柄或血管钳向下剥离肌瘤包膜直至剥除肌瘤。多发肌瘤需用多个切口者，应缝合一个切口后再开另一个切口，以免创面渗血（图2-6-36）。

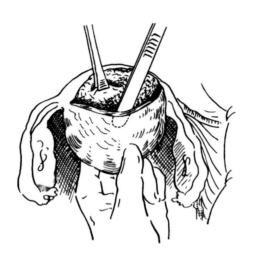

图2-6-36　剥除肌瘤

（4）缝合瘤腔。

根据肌瘤腔的深浅决定缝合肌瘤腔的层数，完全封闭肌瘤腔，多余的包膜尽量切除，缝合时瘤腔的两侧肌层及浆膜层尽量相对缝合，以利于伤口的愈合。如肌瘤通宫腔，应予安尔碘进行消毒，修剪多余内膜，单独缝合内膜层后再分层缝合肌瘤腔（图2-6-37）。

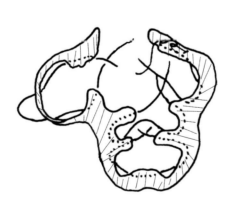

图2-6-37　分层缝合肌瘤腔，不留死腔

第七节　子宫肌瘤剔除术后再妊娠的相关问题

子宫肌瘤剔除术后，子宫需要一定时间恢复，过早妊娠发生子宫破裂的风险增加，因此除浆膜下肌瘤外，多数需要术后避孕一段时间，但此时间并无统一标准，应根据术中及术后恢复情况个体化选择。

1. 经宫腔镜下切除的 0～Ⅰ 型黏膜下肌瘤，术后避孕 3 个月，待子宫内膜修复好即可妊娠。

2. 宫腔镜下切除的直径 ≤ 3 cm 的 Ⅱ 型黏膜下肌瘤，术后避孕 3 个月，待子宫内膜修复好即可妊娠。

3. 宫腔镜下切除的 3 cm ≤ 直径 ≤ 5 cm 的 Ⅱ 型黏膜下肌瘤，术后避孕 3～6 个月。

有研究发现，82% 的子宫黏膜下肌瘤宫腔镜电切后子宫内膜恢复时间为 2～3 个月，因此建议 HM 术后避孕时间为 3 个月。

4. Ⅲ 型及 Ⅳ 型肌壁间肌瘤，无论何种手术方式（阴式、腹腔镜、开腹），若肌瘤直径在 5 cm 以下，术中未穿透子宫腔，术后避孕半年以上；若术中穿透子宫腔或肌瘤直径在 5 cm 以上，则术后避孕 1 年以上。

5. Ⅴ 型及 Ⅵ 型浆膜下肌瘤，无论何种手术方式（阴式、腹腔镜、开腹），若肌瘤直径在 5 cm 以下，术后避孕 3 个月即可；若肌瘤直径在 5～8 cm，术后避孕半年至 1 年；若肌瘤直径在 8 cm 以上，术后则避孕 1 年以上。

6. Ⅶ 型带蒂的浆膜下肌瘤及宫颈肌瘤术后避孕 3 个月即可。

7. 多发子宫肌瘤中，以剔除的最大肌瘤的情况来衡定避孕的时间，若有多个直径 ≥ 5 cm 的肌瘤，则避孕的时间要相应延长。

以上所说的避孕时间，是在手术技巧过硬、瘤腔缝合到位、术后患者无感染征象、伤口愈合好的情况下所定的。子宫肌瘤剔除术后妊娠后应视为高危孕妇，孕期定期监测，临产后严密观察，避免发生子宫破裂。

肌瘤剔除术后阴道分娩的适应证，可参照 2004 年美国妇产科医师学会（American College of Obstetricians and Gynecologists，ACOG）推荐的剖宫产术后阴道分娩（vaginal birth after cesarean，VBAC）的指征。

腹腔镜下肌瘤剔除术后阴道分娩的适应证可以作为肌瘤剔除术后阴道分娩的参考：最多有 2 次 LM 史、胎儿纵产式、子宫没有其他瘢痕、无子宫破裂病史、骨盆正常及医疗机构具有行紧急剖宫产术的条件。

相对禁忌证：妊娠期糖尿病、过期产儿、多胎妊娠、子宫瘢痕状况不明、胎儿臀位、可疑巨大胎儿、医疗机构不具备行急诊剖宫产术的条件及前次子宫切口愈合不良。

预防肌瘤剔除术后经阴道分娩所致子宫破裂，王海波等认为有以下几点。

（1）产妇均应于预产期前 2 周入院，医师应认真复习上次手术病历，了解上次术中、术后情况，结合此次妊娠 B 超检查，对伤口愈合状况进行综合判断，决定分娩方式及时间，从而降低母婴围产期病死率。

（2）评估肌瘤剔除术后伤口愈合情况：妊娠前行磁共振成像评估子宫瘢痕局部情况以指导妊娠。

（3）妊娠晚期应用三维多普勒超声来评估肌瘤剔除术后创口愈合情况：如 B 超发现子宫瘢痕处出现缺陷或厚薄不均、局部失去肌纤维结构，或羊膜囊自菲薄的子宫瘢痕处膨出，应考虑先兆子宫破裂；产前有不规律宫缩伴耻骨联合处疼痛，或产前检查发现子宫局部不平坦且有压痛，结合手术史及术后情况，应高度警惕子宫破裂。

（4）分娩期监测：在产程中严密监测母子状况，行连续胎儿监护，警惕子宫破裂的征象。如胎儿监护出现可疑图形，特别是出现胎儿心动过缓、产妇低血压、出血、腹痛加重、胎先露位置升高等，应及时进行剖宫产以终止妊娠。关于产程中能否使用无痛分娩，有报道称无痛分娩可能掩盖子宫破裂或先兆子宫破裂的临床表现，应慎重使用。

但 2004 年的 ACOG 诊治指南中指出，可以应用无痛分娩，肌瘤剔除术史不是无痛分娩的禁忌证。

有肌瘤剔除史孕妇的晚期妊娠引产问题：近年来，随着婚育年龄的后延及肌瘤剔除术的开展，瘢痕子宫的育龄妇女相应增加，对有肌瘤剔除术史的孕产妇，晚期妊娠引产也是医务工作者关注的问题之一。目前临床上对孕晚期的瘢痕子宫孕妇多鼓励自然临产，如果必须引产，也要避免应用前列腺素制剂。Lydon-Rochelle 等的研究发现，应用前列腺素制剂引产造成子宫破裂的 RR 值为 15.6（95% CI：8.1 ～ 30.0）。ACOG 诊治指南中指出，有剖宫产史的孕妇可以引产，但不推荐使用前列腺素制剂改善宫颈条件和引产。加拿大妇产科学会的诊治指南也提出，引产可以应用缩宫素，前列腺素制剂只有在特殊情况下才可应用。我国 2008 年推出的《妊娠晚期促宫颈成熟与引产指南（草案）》中也规定，对于有剖宫产史者禁用前列腺素制剂改善宫颈条件和引产。

大多数肌瘤剔除患者均能妊娠至足月分娩，研究认为：子宫体部含 60% ～ 70% 平滑肌纤维和 20% 结缔组织，子宫下段则含有 80% 的结缔组织，切口的愈合主要是靠结缔组织增生连接，形成纤维瘢痕修复，同时有少量平滑肌再生参与修复。Dunnihoo 等报道，家兔子宫切口愈合分为纤维瘢痕形成、瘢痕成熟及瘢痕机化 3 个阶段。Dicle 等用 MRI 观察到人类剖宫产切口愈合从术后 3 个月开始至 6 个月完成。那么即使术后半年妊娠，从受孕到孕中期需要 1 ～ 5 个月，此阶段子宫张力较小，瘢痕已趋成熟，进入妊娠晚期后子宫瘢痕完全能承受正常妊娠所需的张力。

（柳晓春、陈永连、肇丽杰、强荣、冯敏清、李庆东、王浩）

参考文献

[1] BULUN S E. Uterine fibroids.N Engl J Med，2013，369（14）：1344-1355.

[2] Practice Committee of the American Society for Reproductive Medicine. Myomas and reproductive function. Fertil Steril，2006，86（5 Suppl 1）：S194-S199.

[3] RACKOW B W，TAYLOR H S.Submucosal uterine leiomyomas have a global effect on molecular determinants of endometrial receptivity.Fertil Steril，2010，93（6）：2027-2034.

[4] SUNKARA S K，KHAIRY M，EL-TOUKHY T，et al. The effect of intramural fibroids without uterine cavity involvement on the outcome of IVF treatment：a systematic review and meta-analysis. Hum Reprod，2010，25（2）：418-429.

[5] MUKHOPADHAYA N，POKUAH ASANTE G，MANYONDA I T. Uterine fibroids：impact on fertility and pregnancy loss. Obstetrics，Gynaecology &Reproductive Medicine，2007，17（11）：311-317.

[6] KHAUND A，LUMSDEN M A. Impact of fibroids on reproductive function. Best Pract Res clin Obstet Gynaecol，2008，22（4）：749-760.

[7] Practice Committee of American Society for Reproductive Medicine in collaboration with Society of Reproductive Surgeons. Myomas and reproductive function. Fertil steril，2008，90（5 Suppl）：125-130.

[8] YOSHINO 0，HAYASHI T，0SUGA Y，et al. Decreased pregnancy rate is linked to abnormal uterine peristalsis caused by intramural fibroids.Hum Reprod，2010，25（10）：2475-2479.

[9] EVERS E C，MCDERMOTT K C，BLOMQUIST J L，et al. Mode of delivery and subsequent fertility. Hum Reprod，2014，29（11）：2569-2574.

[10] BEN-NAGI J，MIELL J，MAVRELOS D，et al. Endometrial implantation factors in women with submucous uterine fibroids.Reprod Biomed Online，2010，21（5）：610-615.

[11] SOMIGLIANA E，VERCELLINI P，DAGNATI R，et al. Fibroids and female reproduction：a critical analysis of the evidence. Hum Reprod Update，2007，13（5）：465-476.

[12] PRITTS E A，PARKER W H，OLIVE D L. Fibroids and infertility：an updated systematic review of the evidence. Fertil Steril，2009，91（4）：1215-1223.

[13] 刘凌宇，段华 . 子宫肌瘤对子宫内膜容受性影响的研究进展 . 中国微创外科杂志，2016，16（1）：84-87.

[14] ZEPIRIDIS L I，GRIMBIZIS G F，TARLATZIS B C. Infertility and uterine fibmids. Best Pract Res Clin Obstet Gynaecol，2016，34：66-73.

[15] 孙瑜，朱依敏 . 子宫肌瘤对子宫内膜容受性的影响 . 生殖与避孕，2014，34（7）：576-579.

[16] YOSHINO O，NISHII O，OSUGA Y，et al. Myomectomy decreases abnormal uterine peristalsis and increases pregnancy rate.J Minim Invasive Gynecol，2012，19（1）：63-67.

[17] DITTRICH R，SINDUWINATHA C，MALTARIS T，et al.The intrauterine to intra - arterial pressure ratio：a new parameter for the study of uterine contractility physiology.Reprod Biomed Online，2010，20（3）：430-436.

[18] 赵静，罗莉，王卉芳，等．种植窗期子宫内膜自然杀伤细胞对内膜血管生成的影响及子宫动脉血流与体外受精胚胎移植结局的相关性．西安交通大学学报（医学版），2014，35（3）：385-389.

[19] HEUVEL M J，XIE X，TAYADE C，et al. A review of trafficking and activation of uterine natural killer cells. Am J Reprod Immunol，2005，54（6）：322-331.

[20] QUENBY S，FARQUHARSON R. Uterine natural killer cells，implantation failure and recurrent miscarriage. Reprod Biomed Online，2006，13（1）：24-28.

[21] 苏琳，孙燕．原因不明复发性流产相关研究进展．实用医学杂志，2012，28（8）：1369-1371.

[22] KITAYA K，YASUO T. Leukocyte density and composition in human cycling endometrium with uterine fibroids.Hum Immunol，2010，71（2）：158-163.

[23] LI T，HU J，HE G H，et al.Up-regulation of NDRG2 through nuclear factor-kappa B is required for Leydig cell apoptosis in both human and murine infertile testes. Biochem Biophys Acta，2012，1822（2）：301-313.

[24] 王丽娜，苏雪松，乔杰，等．子宫内膜内及子宫内膜下血流对胚胎解冻移植周期妊娠结局的影响．中国微创外科杂志，2012，12（3）：245-249.

[25] GUNTHER V，WALDVOGEL D，NOSSWITZ M，et al. Dissection of Drosophila MTF-1 reveals a domain for differential target gene activation upon copper overload *vs.* copper starvation. Int J Biochem Cell Biol，2012，44（2）：404 -411.

[26] KURJAK A，KUPESIC-UREK S，MIRIC D. The assessment of benign uterine tumor vascularization by transvaginal color Doppler. Ultrasound Med Biol，1992，18（6/7）：645-649.

[27] MUNRO M G，CRITCHLEY H O，FRASER I S，et al. The FIGO classification of causes of abnormal uterine bleeding in the reproductive years .Fertil Steril，2011，95（7）：2204-2208，e1-e3.

[28] SHOKEIR T，EL-SHAFEI M，YOUSEF H，et al. Submucous myomas and their implications in the pregnancy rates of patients with otherwise unexplained primary infertility undergoing hysteroscopic myomectomy：a randomized matched control study. Fertil Steril，2010，94（2）：724-729.

[29] ROY K K，SINGLA S，BARUAH J，et al. Reproductive outcome following hysteroscopic myomectomy in patients with infertility and recurrent abortions.Arch Gynecol Obstet，2010，282（5）：553-560.

[30] JAYAKRISHNAN K，MENON V，NAMBIAR D. Submucous fibroids and infertility：effect of hysteroscopic myomectomy and factors influencing outcome.J Hum Reprod Sci，2013，6（1）：35-39.

[31] DESAI P，PATEL P. Fibroids，infertility and laparoscopic myomectomy.J Gynecol Endosc Surg，2011，2（1）：36-42.

[32] METWALLY M，FARQUHAR C M，LI T C. Is another meta-analysis on the effects of intramural fibroids on reproductive outcomes needed？ Reprod Biomed Online，2011，23（1）：2-14.

[33] BAJEKAL N，LI T C. Fibroids，infertility and pregnancy wastage. Hum Reprod Update，2000，6（6）：614-620.

[34] LEVY G，HILL M J，BEALL S，et al. Leiomyoma：genetics，assisted reproduction，pregnancy and

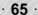

therapeutic advances. J Assist Reprod Genet，2012，29（8）：703-712.

[35]　SUNKARA S K，KHAIRY M，EI-TOUKHY T，et al. The effect of intramural fibroids without uterine cavity involvement on the outcome of IVF treatment：a systematic review and meta-analysis. Hum Reprod，2010，25（2）：418-429.

[36]　GIANAROLI L，GORDTS S，D'ANGELO A，et al. Effect of inner myometrium fibroid on reproductive outcome after IVF. Reprod Biomed Online，2005，10（4）：473-477.

[37]　PETRAGLIA F. Uterine fibroid：from pathogenesis to clinical management. Best Pract Res Clin Obstet Gynaecol，2016，34：1-2.

[38]　KLATSKY P C，TRAN N D，CAUGHEY A B，et al. Fibroids and reproductive outcomes：a systematic literature review from conception to delivery. Am J Obstet Gynecol，2008，198（4）：357-366.

[39]　ZAYED M，FOUDA U M，ZAYED S M，et al. Hysteroscopic myomectomy of large submucous myomas in a 1-step procedure using multiple slicing sessions technique. J Minim Invasive Gynecol，2015，22（7）：1196-1202.

[40]　RUSSO M，SUEN M，BEDAIWY M，et al. prevalence of uterine myomas among women with 2 or more recurrent pregnancy losses：a systematic review.J Minim Invasive Gynecol，2016，23（5）：702-706.

[41]　马宁，夏恩兰 . 宫腹腔镜治疗子宫肌瘤伴不孕 229 例生殖预后分析 . 山东医药，2012，52（12）：31-33.

[42]　SOMIGLIANA E，DE BENEDICTIS S，VERCELLINI P，et al. Fibroids not encroaching the endometrial cavity and IVF success rate：a prospective study. Hum Reprod，2011，26（4）：834-839.

[43]　马彩虹，乔杰 . 子宫肌瘤与不孕症相关性评估 . 中国实用妇科与产科杂志，2012，28（12）：898-901.

[44]　KHALAF Y，ROSS C，EI-TOUKHY T，et al. The effect of small intramural uterine fibmids on the cumulative outcome of assisted conception. Hum Reprod，2006，21（10）：2640-2644.

[45]　杨婧，郝敏 . 子宫肌瘤性不孕患者手术治疗研究进展 . 中国妇幼健康研究，2009，20（2）：206-208.

[46]　BENDIFALLAH S，BRUN J L，FERNANDEZ H，et al. Myomectomy for infertile women：the role of surgery. J Gynecol Obstet Biol Reprod（Paris），2011，40（8）：885-901.

[47]　SONG J Y.Laparoscopic resection of a rare，large broad ligament myoma. J Minim Invasive Gynecol，2015，22（4）：530-531.

[48]　GUVEN S，KART C，UNSAL M A，et al. Intramural leiomyoma without endometrial cavity distortion may negatively affect the ICSI-ET outcome. Reprod Biol Endocrinol，2013，11：102.

[49]　黄伟娥 . 已婚未育妇女患子宫肌瘤 180 例临床分析 . 中国医药指南，2014，12（20）：273-274.

[50]　VANDER VEEN F. Fibroids and IVF：retrospective studies or randomised clinical trials.BJOG，2017，124（4）：622.

[51]　YAN L，DING L，LI C，et al. Effect of fibroids not distorting the endometrial cavity on the outcome of in vitro fertilization treatment：a retrospective cohort study.Fertil steril，2014，101（3）：716-721.

[52]　ROSATI P，EXACOUSTOS C，MANCUSO S. Longitudinal evaluation of uterine myoma growth during

微
创
时
代
的
生
殖
外
科
手
术
图
谱

pregnancy. A sonographie study.J Ultrasound Med，1992，11（10）：511-515.

[53] JANABI E，KHAZAEI S. The effect of uterine leiomyoma on the risk of malpresentation and cesarean：a meta-analysis.J Matem Fetal Neonatal Med，2018，31（1）：87-92.

[54] PARAZZINI F，TOZZI L，BIANCHI S. Pregnancy outcome and uterine fibroids. Best Pract Res Clin Obstet Gynaecol，2016，34：74-84.

[55] CIAVATTINI A，CLEMENTE N，DELLI CARPINI G，et al. Number and size of uterine fibroids and obstetric outcomes. J Matern Fetal Neonatal Med，2015，28（4）：484-488.

[56] KNIGHT J C，ELLIOTT J O，AMBURGEY O L. Effect of maternal retroplacental leiomyomas on fetal growth. J Obstet Gynaecol Can，2016，38（12）：1100-1104.

[57] 田玉翠，代荫梅，卢丹，等．合并子宫肌瘤的不孕女性行肌瘤剔除术后妊娠相关情况分析．中国全科医学，2014，17（13）：1502-1505.

[58] 李孟慧，冷金花，史精华，等．腹腔镜与开腹子宫肌瘤剔除术后肌瘤残留、复发及妊娠结局的比较．中华妇产科杂志，2011，46（9）：669-673.

[59] 杨海燕．子宫肌瘤与女性生育．国际生殖健康 / 计划生育杂志，2017，36（3）：219-225.

[60] 曾忠仪，吴琳娜．成年女性子宫肌瘤患病率的多因素分析．华西医学，2017，32（2）：223-225.

[61] UNLU C，CELIK O，CELIK N，et al. Expression of endometrial receptlvity genes increase after myomectomy of intramural leiomyomas not distorting the endometrial cavity. Reprod Sci，2016，23（1）：31-41.

[62] SHOKEIR T A.Hysteroscopic management in submucous fibroids to improve fertility. Arch Gynecol Obstet，2005，273（1）：50-54.

[63] BOSTEELS J，KASIUS J，WEYERS S，et al. Hysteroscopy for treating subfertility associated with suspected major uterine cavity abnormalities. Cochrane Database Syst Rev，2015（2）：CD009461.

[64] BABASHOV V，PALIMAKA S，BLACKHOUSE G，et al. Magnetic resonance-guided high-intensity focused ultrasound（MRgHIFU）for treatment ot symptomatic uterine fibroids：an economic analysis.Ont Health Technol Assess Ser，2015，15（5）：1-61.

[65] CZUCZWAR P，STPNIAK A，WRONA W，et al. The influence of uterine artery embolisation on ovarian reserve，fertility，and pregnancy outcomes -a review of literature. Prz Menopauzalny，2016，15（4）：205-209.

[66] 赵桂君，陈蓉．合并子宫肌瘤的不孕症之手术策略．国际生殖健康计划生育杂志，2016，35（3）：233-236，255，

[67] 冷金花，李雷．腹腔镜子宫肌瘤剔除术相关临床问题．中国实用妇科与产科杂志，2012，28（12）：895-898.

[68] 冯洋，杜永洪．不同方式治疗子宫肌瘤对术后妊娠影响的研究进展，重庆医学，2014，43（20）：2669-2671.

[69] TIAN Y C，LONG T F，DAI Y M. Pregnancy outcomes following different surgical approaches of

myomectomy. J Obstet Gynaecol Res, 2015, 41（3）：350-357.

[70] THUBERT T, FOULOT H, VINCHANT M, et al. Surgical treatment：myomectomy and hysterectomy；Endoscopy：a major advancement. Best Pract Res Clin Obstet Gynaecol, 2016, 34：104-121

[71] KUBINOVA K, MARA M, HORAK P, et al. Reproduction after myomectomy：comparison of patients with and without second-look laparoseopy. Minim Invasive Ther Allied Technol, 2012, 21（2）：118-124.

[72] BERNARDI T S, RADOSA M P, WEISHEIT A, et al. Laparoscopic myomectomy：a 6-year follow-up single-center cohort analysis of fertility and obstetric outcome measures. Arch Gynecol Obstet, 2014, 290（1）：87-91.

[73] SISAY WOLDEYES W, AMENU D, SEGNI H. Uterine rupture in pregnancy following fall from a motorcycle：a horrid accident in pregnancy-a case report and review of the literature. Case Rep Obstet Gynecol, 2015, 2015：715180.

[74] KOO Y J, LEE J K, LEE Y K, et al. Pregnancy outcomes and risk factors for uterine rupture after laparoseopic myomectomy：a single-center experience and literature review. J Minim Invasive Gynecol, 2015, 22（6）：1022-1028.

[75] SERACCHIOLI R, MANUZZI L, VIANELLO F, et al. Obstetric and delivery outcome of pregnancies achieved after laparoscopic myomectomy. Fertil Steril, 2006, 86（1）：159-165.

[76] COBELLIS L, PECORI E, COBELLIS G. Comparison of intramural myomectomy scar after laparotomy or laparoscopy.Int J Gynaecol Obstet, 2004, 84（1）：87-88.

[77] LANDI S, FIACCAVENTO A, ZACCOLETTI R, et al. Pregnancy outcomes and deliveries after laparoscopic myomectomy.J Am Assoc Gynecol Laparosc, 2003, 10（2）：177-181.

[78] 李玲，于昕，郎景和，等 . 子宫肌瘤 / 腺肌瘤剔除术后妊娠子宫破裂的临床研究 . 生殖医学杂志，2015, 24（3）：195-199.

[79] HART R, KHALAF Y, YEONG C T, et al. A prospective controlled study 0f the effect of intramural uterine fibroids on the outcome of assisted conception. Hum Reprod, 2001, 16（11）：2411-2417.

[80] SHOKEIR T A. Hysteroscopic management in submucous fibroids to improve fertility. Arch Gynecol Obstet, 2005, 273（1）：50-54.

[81] CAMANNI M, BONINO L, DELPIANO E M, et al. Hysteroscopic management of large symptomatic submucous uterine myomas.J Minim Invasive Gynecol, 2010, 17（1）：59-65.

[82] MENG L, LI W. The curative effect analysis and nursing measures of the transvaginal myomectomy and transabdominal myomectomy. Pak J Pharm Sei, 2016, 29（6 Suppl）：2281-2285.

[83] ROVIO P H, HEINONEN P K. Pregnancy outcomes after transvaginal myomectomy by colpotomy. Ear J Obstet Gynecol Reprod Biol, 2012, 161（2）：130-133.

[84] ROVIO P H, HEINONEN P K. Transvaginal myomectomy with screw traction by eolpotomy. Arch Gynecol Obstet, 2006, 273（4）：211-215.

[85] VILOS G A, ALLAIRE C, LABERGE P Y, et al. The management of uterine leiomyomas.J Obstet Gynaecol Can, 2015, 37（2）：157-181.

微创时代的生殖外科手术图谱

[86] EZZATI M，NORIAN J M，SEGARS J H. Management of uterine fibroids in the patient pursuing assisted reproductive technologies. Womens Health（Lond），2009，5（4）：413-421.

[87] CHEEK J H，CHOE J K，LEE G，et al. The effect on IVF outcome of small intramural fibroids not compressing the uterine cavity as determined by a prospective matched control study. Hum Reprod，2002，17（5）：1244-1248.

[88] HART R，KHALAF Y，YEONG C T，et al. A prospective controlled study of the effect of intramural uterine fibroids on the outcome of assisted conception. Hum Reprod，2001，16（11）：2411-2417.

[89] STOVALL D W.PARRISH S B，VAN VOORHIS B J，et al. Uterine leiomyomasreduce the efficacy of assisted reproduction cycles：results of a matched follow-up study. Hum Repred，1998，13（1）：192-197.

[90] OLIVDRA F G，ABDEIMASSIH V G，DIAMOND M P，et al. Impact of subserosal and intrarnural uterine fibroids that do not distort the endometrial cavity on the outcome of in vitro fertilization-intracytoplasmic sperm injection. Fertii Steril，2004，81（3）：582-587.

[91] KRESOWIK J D，SYROP C H，VAN VOORHIS B J，et al.Ultrasound is the optimal choice for guidance in difficult hysteroscopy. Ultrasound Obstet Gynecol，2012，39（6）：715-718.

[92] MAVRELOS D，BEN-NAGI J，DAVIES A，et al. The value of pre-operative treatment with GnRH analogues in women with submucous fibroids：a double-blind，placebo-controlled randomized trial.Hum Reprod，2010，25（9）：2264-2269.

[93] GAMBADAURO P，GUDMUNDSSON J，TORREJÓN R. Intrauterine adhesions following conservative treatment of uterine fibroids.Obstet Gynecol Int，2012，2012：853269.

[94] YANG J H，CHEN M J，CHEN C D，et al. Optimal waiting period for subsequent fertility treatment after various hysteroscopic surgeries. Fertil Steril，2013，99（7）：2092-2096.

[95] ACOG Practice Bulletin #54：vaginal birth after previous cesarean. Obstet Gynecol，2004，104（1）：203-204.

[96] 王海波，周艾琳，张爱群，等. 妊娠晚期瘢痕子宫不全破裂 9 例临床分析. 中国实用妇科与产科杂志，2002，18（6）：364.

[97] CHANG W C，CHANG D Y，HUANG S C，et al. Use of three-dimensional ultrasonography in the evaluation of uterine perfusion and healing after laparoscopic myomectomy. Fertil Steril，2009，92（3）：1110-1115.

[98] 杨太珠，李维芝. 超声波诊断妊娠子宫瘢痕缺陷. 中华妇产科杂志，1994，29（8）：458-460.

[99] 白骏，徐望明，杨菁，等. 剖宫产术后子宫切口愈合情况的 B 超与临床监测. 中华妇产科杂志，1997，32（4）：195-197.

[100] ROWBOTTOM S L，CRITCHLEY L A，GIN T. Uterine rupture and epidural analgesia during trial of labour.Anaesthesia，1997，52（5）：486-488.

[101] 曲克力，周卫卫，郜红艳，等. 低浓度罗哌卡因用于分娩镇痛 110 例分析. 中国实用妇科与产科杂志，

2002，18（7）：425-426.

[102] 时春艳，杨慧霞. 剖宫产术后阴道分娩与子宫破裂的发生. 中华妇产科杂志，2009，44（1）：68-70.

[103] LYDON-ROCHELLE M，HOLT V L，EASTERLING T R，et al. Risk of uterine rupture during labor among women with a prior cesarean delivery. N Engl J Med，2001，345（1）：3-8.

[104] Society of Obstetricians and Gynaecologists of Canada. SOGC clinical practice guidelines. Guidelines for vaginal birth after previous caesarean birth. Number 155（Replace guideline Number 147），Feburary 2005. Int J Gynecol Obstet，2005，89（3）：319-331.

[105] 中华医学会妇产科学分会产科学组，赵三存，董悦. 妊娠晚期促宫颈成熟与引产指南（草案）. 中华妇产科杂志，2008，43（1）：75-76.

[106] DUNNIHOO D R，OTTERSON W N，MAILHES J B. An evaluation of uterine scar integrity after cesarean section in rabbits. Obstet Gynecol，1989，73（3 Pt 1）：390-394.

[107] DICLE O，KIIQTLKLER C，PIRNAR T，et al. Magnetic resonance imaging evaluation of incision healing after cesarean sections. Eur Radial，1997，7（1）：31-34.

微创时代的生殖外科手术图谱

第三章　盆腔子宫内膜异位症与不孕

子宫内膜异位症（endometriosis，EMT），是指具有生长功能的子宫内膜组织及腺体出现在子宫腔以外，病变最常见的部位是盆腔，也可累及肠道、输尿管、胸膜腔等。根据病理学及病变发生部位盆腔子宫内膜异位症病变可分为浅表腹膜型、卵巢型和深部浸润型。该病可导致痛经、性交痛、慢性盆腔疼痛和不孕。

子宫内膜异位症是育龄期妇女的常见疾病之一，虽然是良性疾病，但其生物学行为和临床表现又有某些恶性疾病的特征，如容易复发、生长快、可累及周围组织、具有侵袭性、可向远处转移等。在绝经后或切除双侧卵巢后，绝大部分异位的内膜可逐渐萎缩，妊娠状态或使用促性腺激素释放激素激动剂抑制卵巢功能也能阻止疾病的发展，因此子宫内膜异位症也是一种激素依赖性疾病。

子宫内膜异位症可能以各种形式存在，从盆腔腹膜上的少量病灶到广泛的粘连和器官深部浸润，甚至盆腔外的病变。子宫内膜异位症的分类主要由美国生殖医学学会（American Society for Reproductive Medicine，ASRM）在 1996 年 7 月修订，该系统基于病灶大小及粘连程度。病变严重程度分为四类：轻度、轻度、中度和重度子宫内膜异位症。由于该评分系统不考虑子宫内膜异位病变的深度，只考虑病灶外观，故该分类系统无法预测女性的生育潜力（表 3-1）。

表 3-1 子宫内膜异位症 ASRM 分期评分表

类别	异位病灶 位置	大小（cm） < 1	大小（cm） 1 ~ 3	大小（cm） > 3	粘连 程度	范围 < 1/3 包裹	范围 1/3 ~ 2/3 包裹	范围 > 2/3 包裹	直肠子宫陷凹封闭的程度 部分	直肠子宫陷凹封闭的程度 完全
腹膜	表浅	1	2	3	－	－	－	－	－	－
腹膜	深层	2	4	6	－	－	－	－	－	－
卵巢	右侧，表浅	1	2	4	右侧，轻	1	2	4	－	－
卵巢	右侧，深层	4	16	20	右侧，重	4	8	16	－	－
卵巢	左侧，表浅	1	2	4	左侧，轻	1	2	4	－	－
卵巢	左侧，深层	4	16	20	左侧，重	4	8	16	－	－
输卵管	－	－	－	－	右侧，轻	1	2	4	－	－
输卵管	－	－	－	－	右侧，重	4	8	16	－	－
输卵管	－	－	－	－	左侧，轻	1	2	4	－	－
输卵管	－	－	－	－	左侧，重	4	8	16	－	－
直肠子宫陷凹封闭	－	－	－	－	－	－	－	－	4	40

注：如果输卵管伞端完全粘连，评 16 分；如果患者只残留 1 侧附件，其卵巢及输卵管的评分应乘以 2。

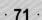

盆腔子宫内膜异位症的另一个分类系统是子宫内膜异位症生育指数（endometriosis fertility index，EFI）。该分类系统基于 ASRM 系统的分数，并结合患者的病史和术后信息综合评估得出生育指数分数。EFI 给出的分数为 0 ～ 10，并且该分数可以很好地预测后续非 IVF 治疗的结果。3 年后，得分为 0 ～ 3 分的人只有 10% 的怀孕概率，而得分最高为 9 ～ 10 分的人的怀孕成功率约为 75%（表 3-2）。

表 3-2 子宫内膜异位症生育指数分类系统

病史因素	评分	手术因素	评分
年龄 ≤ 35 岁	2	LF 评分 7 ～ 8 分	3
年龄 36 ～ 39 岁	1	LF 评分 4 ～ 6 分	2
年龄 ≥ 40 岁	0	LF 评分 0 ～ 3 分	0
不孕年限 ≤ 3 年	2	ASRM 评分（异位病灶评分之和）< 16 分	1
不孕年限 > 3 年	0	ASRM 评分（异位病灶评分之和）≥ 16 分	0
原发性不孕	0	ASRM 总分 < 71 分	1
继发性不孕	1	ASRM 总分 ≥ 71 分	0

注：LF：最低功能评分（least function），指单侧（左侧或右侧）输卵管、输卵管伞端、卵巢 3 个部位各自进行评分，两侧均取单侧评分最低者，两者相加即为 LF 评分，以此纳入最后的统计。根据 3 个部位的情况，将评分分成 0 ～ 4 分。4 分：功能正常；3 分：轻度功能障碍；2 分：中度功能障碍；1 分：重度功能障碍；0 分：无功能或缺失。LF 评分标准：①输卵管：轻度功能障碍：输卵管浆膜层轻微受损；中度功能障碍：输卵管浆膜层或肌层中度受损，活动度中度受限；重度功能障碍：输卵管纤维化或轻中度峡部结节性输卵管炎，活动度重度受限；无功能：输卵管完全阻塞，广泛纤维化或峡部结节性输卵管炎。②输卵管伞端：轻度功能障碍：伞端轻微损伤伴有轻微的瘢痕；中度功能障碍：伞端中度损伤伴有中度的瘢痕，伞端正常结构中度缺失伴轻度伞内纤维化；重度功能障碍：伞端重度损伤伴有重度的瘢痕，伞端正常结构大量缺失伴中度伞内纤维化；无功能：伞端重度损伤伴有广泛的瘢痕，伞端正常结构完全缺失伴输卵管完全性梗阻或积水。③卵巢：轻度功能障碍：卵巢体积正常或大致正常，卵巢浆膜层极小或轻度受损；中度功能障碍：卵巢体积减小 1/3 ～ 2/3，卵巢表面中度受损；重度功能障碍：卵巢体积减小 2/3 或更多，卵巢表面重度受损；无功能：卵巢缺失或完全被粘连包裹。

第一节　盆腔子宫内膜异位症与不孕的关系、治疗方法和手术技巧

一、盆腔子宫内膜异位症与不孕的关系

根据文献报道，子宫内膜异位症的发病率为 10% ～ 15%，近年来，发病年龄逐渐年轻化，发病的高峰年龄为 25 ～ 45 岁。子宫内膜异位症与女性不孕关系密切。Buyalos 等在 2000 年首次提出子宫内膜异位症相关不孕的概念，并认为子宫内膜异位症可能影响妊娠的各个环节，从而导致不孕或流产。在不孕妇女中，子宫内膜异位症的发生率为 25% ～ 35%，在不明原因不孕女性中，发病率高达 70% ～ 80%，子宫内膜异位症是引起女性不孕的主要原因之一。

临床研究表明，在一些已确诊子宫内膜异位症的女性中，该疾病呈进行性加重，并带来疼痛进行性增加和不孕。在患有轻度子宫内膜异位症的女性中，大约50%的人无须治疗能自然受孕，而在患有中度子宫内膜异位症的女性中，只有25%的人会自然受孕，重度子宫内膜异位症自然受孕率更低。事实上，在患有轻度子宫内膜异位症的女性和不明原因不孕的女性中，自然妊娠的发生率相当，这表明轻度子宫内膜异位症可能对生育能力只有有限的影响。尽管如此，浅表性腹膜病变与不孕症的关系比卵巢子宫内膜异位囊肿、深浸润子宫内膜异位症更密切相关。

二、盆腔子宫内膜异位症引起不孕可能的机制

　　子宫内膜异位症引起不孕的机制可能包括盆腔粘连、慢性腹膜炎、卵泡成熟障碍、未破裂的卵泡黄素化、黄体功能不足、对精子的影响及抗子宫内膜抗体增加、宫腔不协调运动等多个方面。

（一）子宫内膜异位症影响输卵管功能

　　子宫内膜异位症引起不孕的原因及机制尚不完全清楚，可能造成输卵管功能障碍。

　　腹膜型子宫内膜异位症临床表现为腹膜组织局部缺损、腹膜局部炎症反应、局部出血形成蓝色病灶，进一步发展为腹膜纤维增生、瘢痕化，从而影响输卵管拾卵功能。深部浸润型子宫内膜异位症（deep infiltrating endometriosis，DIE）常侵犯骶韧带，子宫直肠陷凹，严重者可侵犯阴道穹隆、乙状结肠及直肠，使韧带挛缩，子宫直肠陷凹封闭（图3-1-1）。

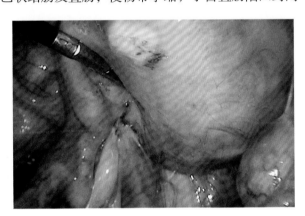

图 3-1-1　子宫直肠陷凹封闭

　　子宫内膜异位症可引起输卵管外在解剖改变、输卵管浆膜粘连，导致输卵管扭曲、僵硬、蠕动异常；也可影响输卵管近端结构，表现为输卵管近端阻塞。根据文献报道，子宫内膜异位症患者行子宫输卵管造影阻塞率明显高于非子宫内膜异位症患者。子宫内膜异位症也可引起输卵管远端结构的改变，包括输卵管远端阻塞，从而导致输卵管积水、输卵管伞端粘连，或输卵管伞端周围的结缔组织增生，包裹输卵管伞端开口，伞端缩小，形成伞端包茎；输卵管还可发生卷曲，或形成输卵管系膜囊肿，使输卵管扭曲或管腔改变（图3-1-2、图3-1-3）。

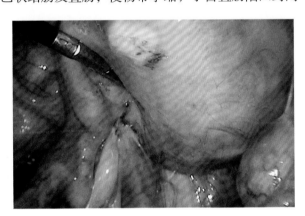

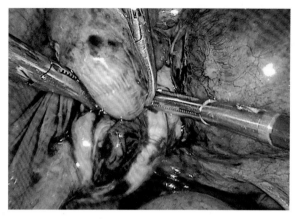

图 3-1-2 输卵管伞端包裹

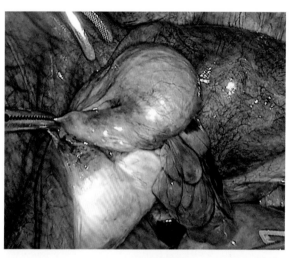

图 3-1-3 输卵管积液

有研究在子宫内膜异位症患者切除子宫输卵管的病理标本中发现输卵管纤毛摆动频率比非子宫内膜异位症患者降低，提示子宫内膜异位症患者盆腔环境可影响输卵管纤毛活动功能，从而影响受精卵的运输功能。Suginami 等在动物研究中发现子宫内膜异位症腹腔液中存在一种拾卵抑制因子（ovum capture inhibitor，OCI），可抑制输卵管伞的拾卵功能，而去除拾卵抑制因子后输卵管伞端的拾卵功能可恢复。子宫内膜异位症还可影响精子与输卵管上皮的黏附性，子宫内膜异位症患者输卵管壶腹部每单位黏附精子增多，可活动精子数量减少，从而导致不孕。

（二）盆腔子宫内膜异位症引起腹腔微环境变化

盆腔子宫内膜异位症引起的慢性腹膜炎症是该病的一个重要特征。如细胞因子、前列腺素和金属蛋白酶，从而有助于疾病的发展和进展。研究较多的有白细胞介素（interleukin，IL）-1β、IL-6、肿瘤坏死因子、单核细胞趋化蛋白 1 和 RANTES 等。子宫内膜异位症的慢性炎症可能通过多种途径损害生育能力。子宫内膜异位瘤附近卵泡中的 IL-1β、IL-8、IL-10 和肿瘤坏死因子 -α 浓度升高与卵巢反应降低有关。子宫内膜异位症女性腹膜液中 IL-6 水平升高，可能抑制精子活力，腹膜液的炎症介质也可能导致精子 DNA 损伤，此外，氧化应激、前列腺素和细胞因子可能会干扰卵母细胞与精子相互作用，损害胚胎发育并阻碍植入。

（三）盆腔子宫内膜异位症对子宫内膜的影响

大量关于子宫内膜异位症的研究发现子宫内膜容受性受到影响。Ghazal 等证实 H19 在子宫内膜异位症患者的在位子宫内膜中充当分子海绵并减弱 let-7 的生物活性；与非子宫内膜异位症患者相比，子宫内膜异位症患者子宫内膜中 H19 的表达显著下调。Sigurgeirsson 等发现女性正常月经周期的增殖期和分泌期（排卵后 7～9 天）子宫内膜中 3297 个 mRNA、516 个 lncRNA 和 102 个非编码小 RNA 的表达存在显著差异，他们推测 lncRNA 和 mRNA 表达水平的变化可能是子宫内膜容受性受损的原因。

三、盆腔子宫内膜异位症相关不孕的治疗

盆腔子宫内膜异位症的治疗包括药物治疗和手术治疗。常用药物包括复方口服避孕药、高效孕激素、GnRH-a 类似物、达那唑等，药物治疗能够起到缓解疼痛、抑制卵巢功能、阻止内异症的发展、减少内异症病灶的活性、减少粘连的形成等作用，但对不孕女性而言，单纯药物治疗不能改变患者的生育结局。

对于盆腔子宫内膜异位症合并不孕的患者，于内异症首先应按照不孕症的诊疗路径进行不孕症病因全面筛查。经腹腔镜手术是首选的手术治疗方式。手术过程中需要评估内异症的类型、分期及 EFI 评分，以判断内异症病变的严重程度，从而评估预后，还可根据 EFI 评分给予患者生育指导。对于 Ⅰ～Ⅱ 期子宫内膜内异症、EFI 评分 ≥ 5 分者，如无明显男方因素，术后可期待自然妊娠 6 个月，并给予生育指导如监测排卵；如年龄 > 30 岁，不孕年限 > 3 年，合并轻中度男方因素者，可选择宫腔内人工授精或促排卵治疗。对于 Ⅲ～Ⅳ 期重度子宫内膜异位症患者或 DIE 患者，建议首选体外受精 - 胚胎移植术；EFI 评分 ≤ 4 分，35 岁以上患者，或合并严重男方因素者，或复发型子宫内膜异位症患者、卵巢储备功能减退患者，亦建议行体外受精 - 胚胎移植术。助孕前应使用促性腺激素释放激素激动剂（gonadotropin-releasing hormone-agonist，GnRH-a）3～6 个月预处理。

子宫内膜异位症合并不孕治疗路径见图 3-1-4。

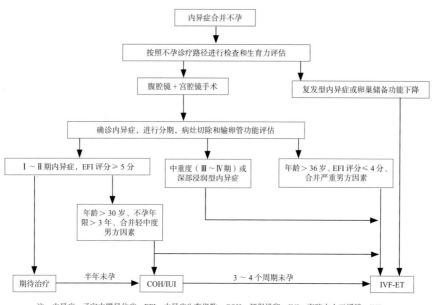

```
                        ┌──────────────────┐
                        │   内异症合并不孕   │
                        └──────────────────┘
                                 │
              ┌────────────────────────────────────────┐
              │      按照不孕诊疗路径进行检查和生育力评估      │
              └────────────────────────────────────────┘
                    │                           │
         ┌──────────────────┐        ┌────────────────────────────┐
         │  腹腔镜 + 宫腔镜手术  │        │ 复发型内异症或卵巢储备功能下降 │
         └──────────────────┘        └────────────────────────────┘
                    │
      ┌──────────────────────────────────────┐
      │ 确诊内异症，进行分期，病灶切除和输卵管功能评估 │
      └──────────────────────────────────────┘
```

注：内异症：子宫内膜异位症；EFI：内异症生育指数；COH：超促排卵；IUI：宫腔内人工授精；IVF-ET：体外受精 - 胚胎移植

图 3-1-4　子宫内膜异位症合并不孕治疗路径

四、盆腔子宫内膜异位症的手术技巧

盆腔子宫内膜异位症手术方式首选腹腔镜手术。该术式视野更好，可以很好地观察骨盆深处的病变，并且术后并发症发生率较低，对腹壁和正常的腹膜创伤最小。

（一）腹膜型子宫内膜异位症病灶切除术

腹膜型子宫内膜异位症是最常见的盆腔子宫内膜异位症，在盆、腹膜广泛分布，但主要在接近附件的盆腔腹膜，子宫直肠陷凹腹膜、子宫骶韧带，肉眼可见病变为紫蓝色、白色、红色等，腹膜缺损也是腹膜型子宫内膜异位症的特殊表现（图 3-1-5、图 3-1-6）。

就自然受孕率的影响而言，对不孕妇女的浅表子宫内膜病变建议进行切除而不是仅用单极电凝（图 3-1-7）。对于患有内异症分期Ⅰ/Ⅱ期的不孕妇女，临床医生应进行腹腔镜手术（切除或消融子宫内膜异位症病变），包括盆腔粘连松解术（图 3-1-8），而不是仅进行诊断性腹腔镜检查，以提高持续妊娠率。育龄妇女也不建议手术治疗无症状的浅表腹膜内异症，特别是在靠近重要器官（如输尿管、直肠和乙状结肠及未产妇的卵巢）的情况下。对于不孕症妇女，应考虑仅对轻微的输卵管 - 卵巢粘连进行粘连松解术，以提高怀孕机会。鉴于并发症的高风险，不建议进行复杂的粘连松解术。

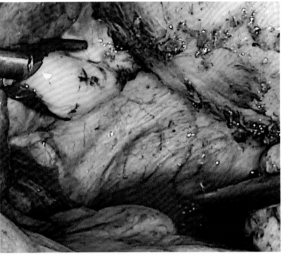

图 3-1-5　盆壁紫蓝色子宫内膜异位病灶

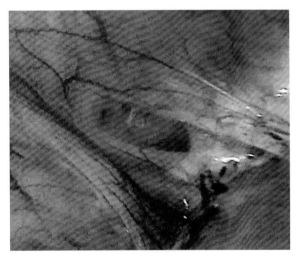

图 3-1-6　腹膜缺损

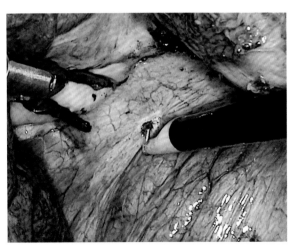

图 3-1-7　切除子宫内膜异位病灶

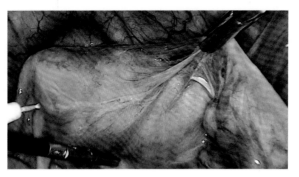

图 3-1-8　盆腔粘连松解

（二）深部浸润型子宫内膜异位症的治疗及手术技巧

1. 治疗目标。

①明确诊断，明确病灶侵及范围和程度；②缓解和治疗疼痛；③切除或缩小病灶，减轻对脏器功能的损伤。④预防复发或延缓复发；⑤促进生育。

2. DIE 的手术总原则。

对有疼痛症状或不孕的 DIE 患者，首选手术治疗。手术方式主要选择保守性病灶切除术，保留子宫及双侧附件，保留生育功能。术后给予药物治疗减少疾病复发。对于膀胱、输尿管及结直肠受累的患者应该尽量手术切除。由于 DIE 累及重要器官，手术风险较大，故术者需要具备娴熟的手术技术及丰富的经验。首次手术对患者终身预后都很重要，术前需全面评估 DIE 病灶侵及范围。

3. 手术前准备及评估。

（1）疑似 DIE 患者的术前评估旨在确定诊断、评估疾病程度并确定最佳手术方法，包括全面的病史、临床检查和影像学检查。在评估病史和症状时，重点应放在可能表明特定器官 / 位置存在 DIE 病变的症状上，这些包括但不限于周期性血尿和周期性直肠出血等。记录合并症并在决定手术时将其考虑在内非常重要。

（2）术前充分告知患者病情，并取得知情同意。告知内容必须涵盖可能进行的手术范围及其潜在的并发症，必须提出替代方案的利弊，还应解释手术的近期和远期风险。

（3）累及肠道的 DIE 患者术前充分做好肠道准备。

（4）建议在以下情况进行输尿管支架的术前放置：计划进行膀胱子宫内膜异位症的手术；术前怀疑输尿管子宫内膜异位症；存在肾盂积水；既往有输尿管手术史。

（5）术中根据情况可请多学科如泌尿外科或胃肠外科协助会诊共同完成手术。

（6）若病灶范围大，术前可考虑使用促性腺激素释放激素激动剂预处理 3 ～ 6 个月，以缩小病灶，降低手术风险。

（7）子宫内膜异位组织浸润腹部和盆腔顶腹膜可导致腹膜后结构受累，具体取决于子宫内膜异位结节的位置和深度。DIE 通常与纤维化改变有关。因此，在术前、术中计划和评估最佳手术方法时，应该考虑深部组织浸润的问题。

（8）术中正确识别深部子宫内膜异位病变，原则包括：①识别所有重要的解剖结构（输尿管，结肠，小肠，主要血管，附件，子宫，膀胱，神经）；②识别病变；③识别深部子宫内膜异位症的迹象，例如：a.纤维化、伴或不伴特征性黑斑，b.（致密）粘连，c.解剖结构变形、浸润，d.组织弹性降低，e.出血性囊性结构；④首先进行简单的手术操作，再进行复杂的手术操作；⑤除彻底切除子宫内膜异位症外，分割粘连并恢复盆腔解剖结构；⑥剥离子宫内膜异位病灶；⑦在无病区域开始解剖；⑧如有必要，使用操作器和附加器械使视野充分暴露；⑨在尽可能的情况下，争取完全切除。

4. 手术步骤。

（1）患者取膀胱截石位。

（2）放置举宫器，特别是在由于肌瘤和/或严重子宫腺肌病导致子宫增大的情况下。根据术中情况还可以将纱条放置在阴道的后穹隆中。有条件者可在术中使用直肠探头活动直肠，并评估组织的弹性和狭窄程度，注意避免直肠撕裂。

（3）术中操作：

①行卵巢粘连松解或卵巢囊肿剥除术。由于卵巢固定在盆侧壁影响手术视野，如果合并卵巢子宫内膜异位囊肿应该首先剥除囊肿。

②用缝合线暂时悬吊卵巢可以最大限度地暴露骨盆手术视野，特别是直肠旁间隙和盆侧壁。

③建议在手术开始时确定输尿管位置。输尿管应向下跟踪到主韧带和与子宫血管的交叉。当覆盖有子宫内膜异位病变时，有必要解剖输尿管以防止输尿管损伤。

④将乙状结肠从其粘连在腹壁和骨盆侧壁上的部位分离，使盆腔更好暴露。

⑤行肠道粘连松解术。由于直肠和其他结构之间存在致密粘连可能会遮挡 DIE，因此必须完全解剖这些粘连。

⑥DIE 如果累及直肠肌肉层，无阴道浸润，在这种情况下，可用冷刀将 DIE 结节与直肠的腹侧部分分开，目的是通过冷刀或低热能量源（如 CO_2 激光）将肠壁与腹壁分离，直到直肠游离（首先是外侧，然后是中央夹层，直到最终释放结节的远端边缘）。切除肠壁的 DIE 病灶后，一定要检查肠壁的完整性。

⑦涉及子宫骶韧带、基底韧带和盆腔侧壁的手术；涉及子宫骶韧带病变的手术治疗取决于疾病的程度和组织的反应性改变。这些病变应用剪刀或低热仪器可完全切除，因为仅单极电凝可能深度不够，手术不彻底。在切除之前，建议确定盆腔壁上的标志，即输尿管、肠道、神经和盆腔血管。输尿管通常与子宫骶韧带的外侧紧密相连，并且可以紧密地黏附在上面。在内侧，直肠乙状结肠的分离将提供更多操作的空间。

第二节　卵巢子宫内膜异位囊肿与不孕的关系、治疗方法和手术技巧

卵巢子宫内膜异位囊肿是指子宫内膜腺体和间质异位在卵巢生长、浸润、反复出血形成单个或多个囊肿，是子宫内膜异位症的最常见类型，因其含有褐色的浓稠柏油样液体，又称为卵巢巧克力囊肿。子宫内膜异位囊肿通常致密附着于周围组织，如腹膜、输卵管和肠道。

一、卵巢子宫内膜异位囊肿的诊断

超声检查是诊断卵巢子宫内膜异位囊肿最常用的检查手段。卵巢子宫内膜异位囊肿典型的超声表现有：①盆腔内大小不等的圆形或椭圆形无回声区；②囊内伴细小密集回声或呈"云雾状""毛玻璃样"改变；③囊壁毛糙、增厚；④探头推挤囊肿与子宫，显示二者粘连不易分开；⑤囊肿大小随月经周期而变化。按超声表现可分为3型：Ⅰ型（单纯均匀囊肿型），单一囊性病灶，边界清晰，囊内呈无回声或密集点状回声；Ⅱ型（多囊分隔型），病灶由多个互不相通的无回声区或"云雾状"回声区组成，有粗细不等的间隔或皱褶；Ⅲ型（混合回声型），病灶内部回声杂乱，部分可见随体位移动的密集回声团块。确诊需要组织病理学检查。在子宫内膜异位症无创诊断方面，越来越多的研究致力于寻找子宫内膜异位症特异性血清标志物，如糖蛋白、肽、生长因子等，但仍未找到子宫内膜异位症特异性的血清学标志物，目前糖类抗原 CA-125、CA-199 是最常用的诊断血清学标志物。研究表明高水平的 CA-125 与子宫内膜异位症的阶段及其临床类型之间存在相关性。在有子宫内膜异位症的女性中，CA-125 升高的患者应早诊断、早治疗（图 3-2-1、图 3-2-2）。

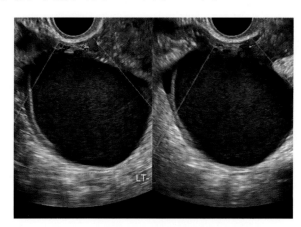

图 3-2-1　卵巢子宫内膜异位症典型超声表现

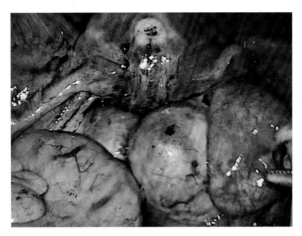
图 3-2-2　卵巢子宫内膜异位症

二、卵巢子宫内膜异位囊肿与不孕的关系

增大的卵巢子宫内膜异位囊肿可能会机械地损害卵巢组织，包括卵泡；也可能阻碍卵巢的血液循环，或通过压迫周围卵巢皮层来扰乱组织的血管形成。与子宫内膜异位症相关的炎症反应可能在损害卵巢组织和卵泡中发挥作用。由于原始卵泡缺乏自身的血管网络，这些卵泡周围的基质细胞是营养供应和分子信号传导的重要介质。因此，健康皮质特异性基质的存在对于早期卵泡的发育至关重要。盆腔子宫内膜异位囊肿液包括高浓度的有毒物质，如活性氧、炎症分子、蛋白水解酶和游离铁。子宫内膜异位症通过改变细胞因子、脂质和蛋白质表达，降低睾酮和抗米勒管激素（AMH）水平对邻近卵巢卵泡产生不利影响。卵巢子宫内膜异位囊肿还会减少卵巢储备，影响卵巢功能。

在患有子宫内膜异位症的不孕患者中，无论是否有卵巢手术史，与患有 MF 的女性相比，卵巢储备标志物更差（AMH 较低、FSH 较高），并且通过 AMH 测量的卵巢储备下降的比例更高。

已有诸多循证医学证据证实子宫内膜异位症与不孕症之间存在因果关系。一项针对 35 岁以下女性的大型队列研究显示，子宫内膜异位症女性患不孕症的可能性是无子宫内膜异位症女性的 2 倍。据报道，子宫内膜异位症女性的月生育率为 2% ～ 10%，低于健康女性报告的15% ～ 20%，且疾病严重程度越大，生育力越低。在没有干预的情况下，大约 50% 的轻度子宫内膜异位症女性可以怀孕；在中度子宫内膜异位症患者中，只有 25% 可以受孕；只有少数重度疾病患者能受孕。

三、卵巢子宫内膜异位囊肿的治疗及手术技巧

根据我国《子宫内膜异位症诊治指南（第三版）》，治疗的目的是减灭和消除病灶，减轻和消除疼痛，改善和促进生育，减少和避免复发。治疗原则包括以下方面。

（1）应长期管理，坚持以临床问题为导向，以患者为中心，分年龄阶段处理，综合治疗。

（2）基于临床诊断尽早开始经验性药物治疗。

（3）规范手术时机，注意保护卵巢功能和生育力，使患者的手术获益最大化。

（4）保守性手术后进行药物长期管理，综合治疗，预防复发。

（5）内异症患者应定期复查，对有恶变高危因素的患者应警惕恶变。

四、卵巢子宫内膜异位囊肿的手术治疗

1. 手术适应证。

①卵巢子宫内膜异位囊肿直径≥ 4 cm；②合并不孕症；③使用止痛药物治疗无效。

2. 术前准备及生育力评估。

卵巢子宫内膜异位囊肿剔除术后，患者卵巢功能可能受损，造成卵巢储备功能降低甚至卵巢功能衰竭。因此对于有生育要求及不孕患者，手术前应全面评估卵巢储备功能，尤其是对于高龄（年龄＞ 35 岁）、双侧卵巢子宫内膜异位囊肿的患者术前评估卵巢功能至关重要。卵巢功能评估可选择超声下窦卵泡计数，联合抗米勒管激素、基础状态下性激素水平测定进行。如已合并卵巢功能低下者，可与生殖医学中心医师会诊共同决定手术方案。对于复发性囊肿，不建议多次手术。术前告知包括告知患者手术风险及选择替代方案。由于子宫内膜异位囊肿呈侵袭性生长及存在囊壁纤维化，囊肿本身可引起不孕，加之囊肿剥除手术的同时可剥走健康的卵巢皮质，使卵泡池缩小。年轻、卵巢储备功能良好的患者因其卵泡池大，囊肿剥除术对卵巢功能影响并不大；而高龄女性因卵泡池缩小，手术可能引起卵巢储备功能急剧下降。

3. 术前预处理。

通常不需要术前药物治疗。术前使用 GnRH-a 可降低手术时 rAFS 分期，但不能提高术后妊娠率。但对粘连较重、合并子宫腺肌病或子宫肌瘤子宫较大或合并 DIE 估计手术困难者，术前可短期使用 GnRH-a 3 个月，以减少盆腔充血并缩小病灶，降低手术难度，提高手术的安全性。

4. 术前主刀医师应该充分了解盆腔解剖。

子宫内膜异位囊肿通常与周围组织紧密粘连，如同侧骨盆侧壁、输卵管、后外侧子宫和肠道。术前应考虑输尿管积水和无症状性肾积水的可能性。输尿管穿过髂血管进入骨盆，然后向前走行于卵巢正下方的骨盆侧壁腹膜中。患有子宫内膜异位囊肿的卵巢通常附着在卵巢窝上，输尿管也可能发生浸润，甚至可见输尿管梗阻。

卵巢的血供来源于：卵巢动脉，起源于肾动脉下方的腹主动脉，并通过卵巢悬韧带（盆腔漏斗韧带）横向进入卵巢；卵巢动脉与子宫动脉 / 输卵管动脉升支在卵巢韧带内吻合。因此，较大的卵巢内血管位于卵巢的前外侧。特别是对于涉及该区域的子宫内膜异位症，必须具备避免大量出血的手术技术，如果发生大量出血，很有可能通过烧灼和破坏卵巢血液供应而导致健康卵巢组织被破坏。

5. 手术方式。

随着微创手术技术的发展，手术以腹腔镜手术为首选，推荐囊肿剔除术。将囊壁完全剥除，减少复发机会，而且可以获得足够的组织标本进行病理学诊断。仅行囊液抽吸是无效的。循证医学证据表明，与囊肿穿刺术及囊内壁电凝术比较，囊肿剔除术术后复发率更低，妊娠率更高。剔除术最大的缺点是可能造成正常卵巢皮质的丢失，因此，手术技巧对于保护卵巢功能至关重要。

6. 卵巢囊肿剥除术中保护卵巢功能的措施。

卵巢子宫内膜异位囊肿剥除的手术顺序为：分离卵巢与周围的粘连，吸尽囊内巧克力样液体，正确分离囊肿与卵巢皮质，并将囊内壁冲洗干净后剥除囊壁，合理彻底止血，术后预防粘连。

（1）分离卵巢与周围的粘连：充分暴露手术视野，将卵巢与盆侧壁及子宫直肠陷凹分离，卵巢子宫内膜异位囊肿还可与子宫骶韧带粘连。卵巢囊肿分离时大概率会发生破裂，造成囊液外露污染盆腔，故对于较大的囊肿应该先穿刺抽吸囊液，彻底冲洗囊腔后继续扩大切口，继而分离卵巢与周围组织。分离粘连过程中接近卵巢固有韧带处注意防止暴力撕裂造成血管损伤出血；一边分离一边冲洗，避免将皮质残留在周围组织上；分离以钝性分离为主，远离输尿管及肠管，以保证手术安全（图3-2-3）。

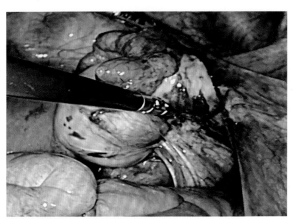

图3-2-3　分离卵巢与周围粘连

（2）卵巢囊肿剥除：正确选择剥离层次，如果剥离层次正确，剥除的囊壁光滑，表面呈灰白色，卵巢组织出血较少；如果囊壁表面粗糙呈粉红色，说明剥离层次不正确。剥离囊肿时从阻力小、视野清晰的方向入手。子宫内膜异位囊肿通常部分与卵巢组织紧密粘连，存在剥离困难，此时不可强行剥离，避免卵巢门血管撕裂出血，可使用双极电凝烧灼破坏囊壁，也可在囊壁与卵巢组织间水压分离，或使用稀释后的垂体后叶素水压分离，增加囊壁与卵巢组织的间隙。对于多房的囊肿，尽可能减少卵巢表面切口数量（图3-2-4、图3-2-5）。

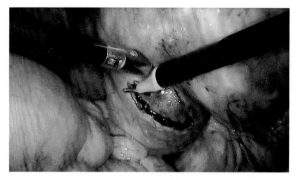

图 3-2-4　先切开囊肿表面卵巢皮质

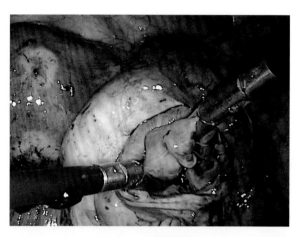

图 3-2-5　分离卵巢囊肿

（3）合理彻底止血：卵巢囊肿剥除过程中，尽可能不损伤髓质部血管，以免造成止血困难；囊腔底部易出血，应该接近底部边剥离边止血，避免囊肿完全剥除后视野不清晰影响止血；囊肿剥除后如果创面有活动性出血，可使用 3-0 号可吸收线缝合止血（图 3-2-6）。缝合时注意皮质对皮质，缝合松紧合适，避免缝合过紧造成卵巢缺血坏死。也可使用双极电凝点凝止血。使用生理盐水反复冲洗创面，找到出血点后精准电凝，电凝后立即冲洗创面起到降温、减少电热损伤的作用。避免大面积片状电凝，减少电热损伤，保护卵巢功能。尤其是避免破坏卵巢骨盆漏斗韧带的血液供应。止血应该彻底，避免血液引起术后粘连。使用双极电凝系统地凝固囊肿内壁。建议从较低的功率开始设置，并根据所达到的止血效果进行调整。关键是要用非常短的电凝时间来最大限度地减少卵巢组织损伤。

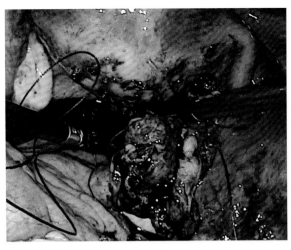
图 3-2-6 缝合止血

（4）预防粘连：卵巢囊肿剥除术后发生粘连的主要机制包括创面渗血、腹膜完整性损伤等，因此术中彻底止血非常重要。腹腔镜手术体位为头低脚高位，术后冲洗盆腹腔时注意上腹腔积血冲洗彻底。手术结束后，创面可放置防粘连医学材料，如氧化纤维素膜、透明质酸钠等减少术后盆腔粘连的发生。

（5）术后管理：卵巢子宫内膜异位囊肿保守性手术后复发率高，无论中国指南或欧洲指南均建议药物治疗并长期管理。患者术后使用 GnRH-a、地诺孕素等药物，可显著降低复发率。对于近期有生育计划，且术中病灶切除彻底的患者，建议积极试孕，术后 6 ～ 12 个月是妊娠的最佳受孕时期。有痛经者，试孕期间可口服地屈孕酮。合并黄体功能不足者可在月经后半期使用黄体酮或地屈孕酮补充治疗。

第三节　子宫腺肌病与不孕的关系、治疗方法和手术技巧

子宫腺肌病（adenomysis，AM）指子宫内膜的腺体及间质侵入子宫肌层（子宫肌肉组织）并导致周围子宫肌层肥大，是女性常见病和多发疾病。子宫腺肌病患者主要表现为子宫增大、异常子宫出血（abnormal uterine bleeding，AUB）及经期疼痛。其主要发生在 30 ～ 50 岁女性，并在绝经后症状可减轻或消失，具有一定的激素依赖性。

由于各项研究的混杂因素太多，如子宫腺肌病确诊需行子宫切除术、子宫腺肌病通常与子宫内膜异位症合并存在等，所以子宫腺肌病是否与不孕相关，目前尚存在一定争议。但是，有动物实验发现，在排除合并的子宫内膜异位症后，子宫腺肌病仍与不孕强烈相关。一项 Meta 分析纳入了在接受体外受精的女性中合并子宫腺肌病的研究，表明子宫腺肌病可影响生育力，以及应用促性腺激素释放激素激动剂（GnRH-a）进行预治疗可能有益。据报道，与对照组相比，子宫腺肌病与早产、先兆子痫和妊娠中期流产的发生率增加有关。研究发现子宫腺肌病影响辅助生殖技术成功率。在 Vercellini 等最近进行的一项荟萃分析中，发现子

宫腺肌病与接受 IVF/ICSI 自体卵母细胞的不孕妇女临床妊娠率降低可能相关，子宫腺肌病患者流产的概率更高，与卵母细胞或胚胎质量无关。Thalluri 和 Tremellen 等研究还表明，在接受 IVF 治疗的患者中，子宫腺肌病与成功植入优质胚胎的概率显著降低有关（临床妊娠率为 23.6%，而未患有子宫腺肌病的患者为 44.6%，$P=0.017$）。Puente 等在辅助受孕治疗之前对 1015 名患者进行了横断面研究，他们发现，≥ 40 岁女性的子宫腺肌病患病率为 24.4%，≤ 40 岁的女性为 22%。与未复发的患者（分别为 22.3% 和 24.4%）相比，复发性流产（38.2%）和既往 ART 失败（34.7%）患者的子宫腺肌病患病率更高。

一、子宫腺肌病与不孕的相关机制

（一）子宫结合带与不孕

子宫结合带是子宫肌层内 1/3 层构成的特殊区域，在 MRI T2 加权像上表现为弥漫性增厚的低信号强度区，正常厚度为 2 ~ 8 mm，其在雌孕激素周期性变化中使子宫收缩与月经周期有着同步的方向、节律和强度，对精子的游动及受精卵的转运与着床起重要作用。子宫腺肌病患者的结合带明显增厚，厚度 ≥ 12 mm。研究发现子宫腺肌病子宫结合带异常节律的收缩及蠕动，使精子运输、受精卵着床发生障碍，这也是辅助生殖技术助孕失败的原因（图 3-3-1）。

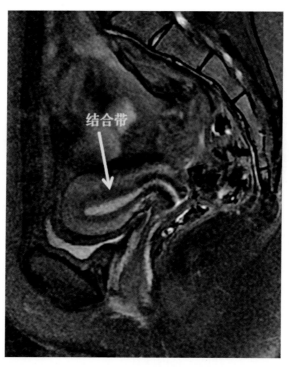

图 3-3-1　子宫结合带 MRI 表现

（二）子宫内膜改变

子宫腺肌病子宫内膜改变包括：①子宫内膜代谢异常。由于在子宫腺肌病中 IL-6 过度表达，这可能导致雌激素受体表达增加，实际上，雌激素受体 α（ER-α）、β（ER-β）和孕激素受体不同亚型的表达与对照组相比，A（PR-A）和 B（PR-B）在子宫腺肌病患者中受到不同程度的调节。此外，在患有子宫腺肌病的受试者的子宫内膜中，细胞色素 P450 过度表达，这种现象增加了局部雌激素的产生。②异常炎症反应及氧化应激环境。有严重 ADS 妇女的在位内膜及异位内膜中有更多炎症免疫细胞，其产生的炎症因子表达增加，导致氧自由基氧化物、氧化亚氮等异常增多，吞噬和杀灭精子、破坏受精卵、影响胚胎发育。③子宫内膜容受性降低。子宫内膜容受性降低直接影响胚胎着床。研究发现在子宫腺肌病女性患者子宫内膜晚分泌阶段，磷酸化的核因子 - κB 和 IL-6 表达下调，白血病抑制因子（leukaemia inhibitory factor，LIF）下调，干扰母体对胎儿的免疫耐受。子宫腺肌病患者子宫内膜基质金属蛋白酶和血管内皮生长因子表达升高，可能参与病灶的侵袭及扩散，影响胚胎植入。

（三）子宫腺肌病内分泌免疫学改变

子宫腺肌病患者全身或子宫局部的内分泌免疫学发生相关变化，包括生殖内分泌相关分子、免疫因子、免疫细胞失常等，可引起异常的免疫应答，导致妊娠失败或流产。

子宫腺肌病是一种激素依赖性疾病。子宫腺肌病雌激素受体 α 表达增加，使子宫内膜雌激素效应增强，加上子宫腺肌病病灶自身可分泌雌激素，使局部雌激素含量升高，可引起子宫内膜过度生长。子宫腺肌病患者在位和异位的子宫内膜孕激素受体 B 表达较正常子宫内膜组下降，不足以抑制子宫内膜上皮细胞增生。子宫腺肌病患者高表达人类白细胞抗原，刺激巨噬细胞产生 T 淋巴细胞，分泌相关炎性分子，激活 B 淋巴细胞，从而产生多种自身抗体，如抗精子抗体、抗子宫内膜抗体、抗卵巢抗体、抗心磷脂抗体等，引起受精卵发育不良、胚胎着床失败及流产，影响生育功能。

二、子宫腺肌病的治疗

（一）子宫腺肌病相关不孕的诊断

组织病理学检查仍然是子宫腺肌病诊断的金标准，尽管确切的组织学标准尚未得到普遍认可。一个公认的标准是子宫内膜组织的存在超过子宫内膜交界处以下 2.5 mm 或结合带厚度超过 12 mm。需要根据患者不孕的病史、子宫腺肌病临床表现及影像学检查、实验室检查等做出诊断及鉴别诊断。

（1）病史：应该仔细询问子宫腺肌病患者的生育史、月经史，还需了解有无子宫腺肌病家族史。人工流产史、诊断性刮宫史等宫腔操作与子宫腺肌病的发生高度相关。月经经期长、痛经程度重也可能与子宫腺肌病相关。

（2）临床表现：患者多有继发或原发不孕病史；痛经是子宫腺肌病重要临床表现之一，并且疼痛呈进行性加重，严重者伴有恶心、呕吐，难以忍受，严重影响患者的正常工作和生活。子宫腺肌病合并盆腔子宫内膜异位症时，异位病灶随着月经来潮出血，可引起周期性肛门坠胀、疼痛，性交痛。

（3）体征：子宫腺肌病患者妇科检查时可扪及子宫球形增大，子宫常为后位，活动度差。

子宫质地较硬，并伴有压痛。如果合并子宫腺肌瘤或子宫肌瘤可扪及子宫局部突起，呈不规则增大。

（4）辅助检查：

①超声检查。超声可较清晰地显示与子宫腺肌病的声像图特征，方便、价廉、易重复，为诊断子宫腺肌病首选的检查方式。超声下可见子宫腺肌病子宫增大，形态饱满，或呈球形增大；子宫后壁肌层及宫底可明显增厚，子宫内膜线前移呈弧形；子宫肌层可见结节状或不规则高回声斑块，可见"积血湖"。病灶内可见稀疏血流信号。根据病灶特点和累及范围，超声分型可分为弥漫性与局灶性子宫腺肌病，局灶性子宫腺肌病包括子宫腺肌瘤、子宫囊性腺肌病。经阴道超声检查在诊断弥漫性子宫腺肌病方面的敏感性为80%～86%，特异性为50%～96%，总体准确率为68%～86%（图3-3-2）。

②MRI 检查。MRI 对子宫腺肌病的诊断特异性及敏感性均高于超声检查。弥漫性子宫腺肌病 MRI 典型表现：子宫弥漫增大，在 T2 加权像病灶显示较清晰，结合带增厚≥12 mm。T1 加权像显示肌层内的病灶为多发点状高信号，组织病理学上对应为增生的异位内膜，而周围的低信号区域对应于子宫平滑肌增生（图3-3-3）。

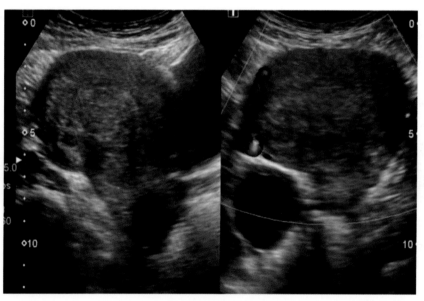

图 3-3-2　子宫腺肌病超声表现

③实验室检查：子宫腺肌病无特异性血清学标志物，最主要的是糖类抗原 CA-125 升高，可协助诊断子宫腺肌病，也可作为判断疾病治疗效果及复发的一项指标。

（二）子宫腺肌病的治疗

子宫腺肌病主要表现是痛经、月经过多和不孕，治疗的目标是缓解疼痛、减少出血和促进生育。治疗决策应该根据患者疼痛程度、年龄、有无生育需求等共同决定。子宫腺肌病的治疗包括药物治疗、根治性手术治疗、保守性手术病灶切除术与非手术治疗等。药物治疗可暂时控制症状，治疗药物包括非甾体类抗炎药、口服避孕药、口服孕激素类药物、促性腺激

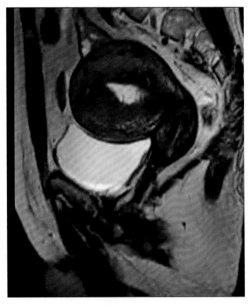

图 3-3-3　子宫腺肌病 MRI 表现

素释放激素激动剂及中药治疗等。非手术病灶切除治疗主要包括子宫动脉栓塞术、高强度超声聚焦消融术、射频消融术等。由于根治性手术需切除子宫，使患者丧失生育功能，故本章节主要讨论子宫腺肌病的非根治性手术。

子宫腺肌病通过手术治疗保留生育功能尚存在一定争议。从缓解症状和促进生育保留子宫考虑，应首选药物治疗。但是对于无法耐受长期药物治疗或药物治疗无效的生育年龄患者，可以选择保留生育功能的手术。由于子宫腺肌病病灶弥漫，缺少明确的界线，手术很难将病灶完全切除。术中尽可能切除病灶，会使子宫形态及肌层结构受到不同程度的破坏，术后并发症如术后盆腔粘连、宫腔粘连、宫腔容积缩小等均不利于生育。手术方式可选择腹腔镜下手术或开腹手术，这由手术医师的经验及技巧决定。

手术适应证：①有药物治疗的禁忌证或痛经、月经过多症状严重，药物治疗无效；②非手术治疗无效或不愿意选择非手术治疗；③不孕患者行辅助生殖技术前子宫体积过大且病灶局限；④子宫腺肌病合并不孕患者行辅助生殖技术反复失败；⑤子宫腺肌病患者在辅助生殖技术前使用 GnRH-a 预处理 3 个周期后子宫体积不缩小；⑥合并盆腔其他部位的子宫内膜异位症。

三、局灶性子宫腺肌病病灶切除术

术前应该充分向患者告知手术相关风险及术后可能出现的并发症：①子宫腺肌病病灶界限不清，手术无法完全切除病灶；②切除病灶可能深达子宫内膜，穿透宫腔，术后有宫腔粘连风险；③切除过多正常肌层，子宫体积缩小，子宫形态异常；④形成子宫瘢痕，妊娠后可能出现子宫切口瘢痕妊娠或子宫破裂。

术前评估与手术途径：术前根据患者的病史、体征、超声或 MRI 结果进行评估，选择合适的手术途径。局灶性子宫腺肌病（子宫腺肌瘤与囊性子宫腺肌病）首选腹腔镜下病灶切除术（图 3-3-4 至图 3-3-8）。手术要点如下。

（1）手术时充分暴露宫体，正确寻找病灶。

（2）切开子宫浆膜层病灶前，在病灶外注射稀释后的垂体后叶素或缩宫素可减少出血。

（3）子宫腺肌病无清晰的边界，手术时尽可能切除病灶外 1 ~ 2 cm，以确保子宫腺肌病病灶切除干净；病灶切除干净的标准：子宫大小基本正常；切缘创面组织弹性好，肉眼不可见明显病灶。

（4）手术时应该保护子宫内膜，避免穿透宫腔，尽量不要破坏其完整性。

（5）缝合仔细、止血彻底。缝合时按照解剖层次由里到外逐层缝合，不留无效腔。以免造成创面积血、感染，影响愈合。

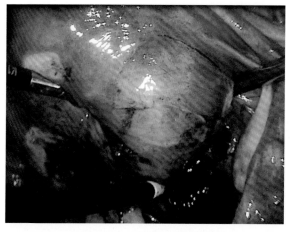

图 3-3-4　子宫腺肌病病灶

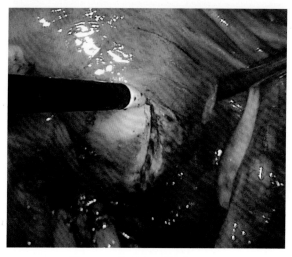

图 3-3-5　切开腺肌瘤最突出表面

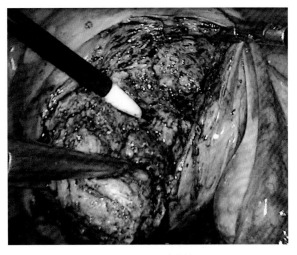

图 3-3-6　切除病灶

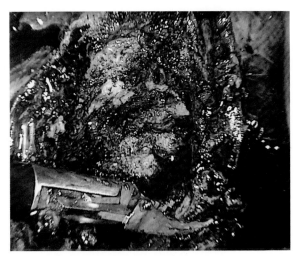

图 3-3-7　切除病灶后瘤腔

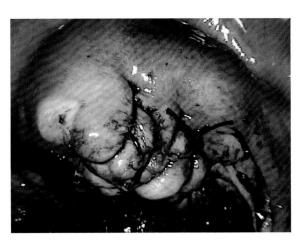

图 3-3-8　缝合后子宫

四、弥漫性子宫腺肌病病灶切除术

1. Gao Y 等报道对弥漫性子宫腺肌病采用"H"形切口进行病灶切除术。手术路径选择开腹手术。手术操作步骤如下（图 3-3-9）。

（1）子宫壁内注射稀释后的垂体后叶素 6 U。

（2）从宫底 2 个子宫角的中部垂直切开子宫壁至宫腔，切口向前后壁延伸至宫颈。

（3）左手食指在子宫内引导操作空腔，包括前、后、左、右 4 个区域。

（4）采用"H"形切口的子宫肌瘤切除术可用于切除子宫腺肌病灶，向内至黏膜下层 0.5 cm，向外至浆膜下层约 0.5 cm。子宫壁的剩余组织较软。同时刮取子宫内膜并收集。

（5）使用 3-0 可吸收线缝合子宫内膜以闭合子宫内膜。

（6）1-0 可吸收线缝合用于对前后壁的浆肌层进行折叠以形成子宫形状。

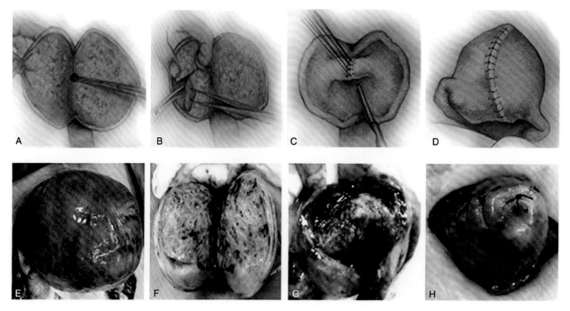

图 3-3-9 "H"形切口子宫腺肌病病灶切除术

2. 日本学者 Osada 使用三瓣法对 104 例重度子宫腺肌病患者实施子宫腺肌病组织切除术，重建子宫。手术路径选择开腹手术。手术步骤如下（图 3-3-10、图 3-3-11）。

（1）开腹进入腹腔后，充分暴露子宫。将大约 6 mm 宽的橡胶管止血带置于子宫下段，捆扎子宫下段以减少术中出血。

（2）用手术刀从宫底浆膜层表面沿中线矢状平面一分为二，一直向下穿过子宫腺肌病灶，直达子宫腔（图 3-3-11A）。

（3）宫腔充分打开至允许引入示指，从而在切除子宫腺肌组织期间提供保护和帮助引导。

（4）用无损伤钳夹住子宫腺肌组织并从周围的子宫肌层中切除，暴露浆膜下 1 cm 和内膜下 1 cm 的子宫肌层厚度。注意避免损伤输卵管（图 3-3-11B 和图 3-3-11C）。

（5）用 3-0 Vicryl 缝线间断缝合子宫内膜（图 3-3-11D）。

（6）重建子宫：在被一分为二的子宫的一侧，子宫肌层和浆膜层分别对合，使用1-0 Vicryl缝线间断缝合（图3-3-11E），然后将子宫壁的对侧（也由浆膜和子宫肌层组成的第三瓣）以覆盖浆肌缝合线的方式覆盖重建的第一侧（图3-3-11F）。注意缝线不得重叠；只有肌层组织瓣重叠。为此，必须首先剥离下皮瓣的子宫肌层的浆膜面。

（7）子宫重建完成后，解开子宫颈周围的橡胶管止血带。

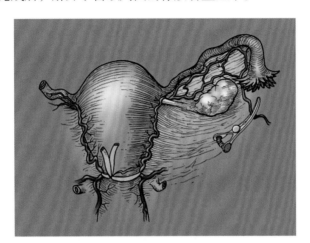

图 3-3-10　止血带捆绑子宫下段减少术中出血

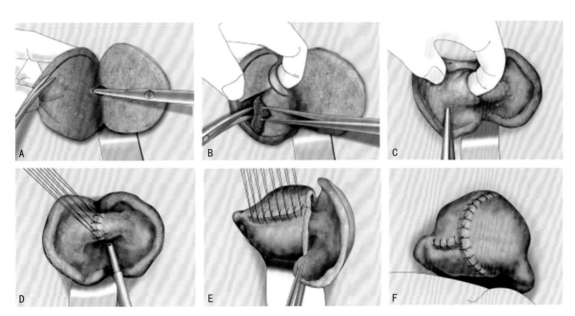

图 3-3-11　"三瓣法"子宫腺肌病病灶切除术

根据文献统计该缝合方法术后妊娠情况：61.5%（16/26）的患者随后受孕。其中，4名女性自然受孕，12名女性通过IVF/ET受孕。2名接受IVF/ET的女性经历了自然流产（分别在5周和16周时）；余14人到了足月，全部通过剖宫产分娩。怀孕期间没有发生子宫并发症的病例。

五、子宫腺肌瘤、子宫腺肌病治疗术后妊娠相关问题

有研究回顾了当前的文献并描述了三种主要类型的保留子宫的手术治疗，分别为子宫腺肌瘤切除术、弥漫性病灶部分切除术和非切除技术，其中非切除技术包括子宫动脉结扎，子宫肌层电凝、切除和消融。该评价得出了保留子宫治疗子宫腺肌病是可行和有效的结论。腺肌瘤完全切除后痛经减少率、月经过多控制率和妊娠率分别为 82.0%、68.8% 和 60.5%。部分病灶切除后，痛经减少率与完全切除相似，为 81.8%，但月经过多控制率和妊娠率分别降低至 50.0% 和 46.9%。

术后妊娠间隔时间可参考子宫肌瘤术后管理。行子宫病灶部分切除或腺肌瘤切除术的患者，可在 GnRH-a 辅助治疗 6 个月后尝试受孕，若术中切口穿透子宫到达内膜，应至少避孕 1 年。受孕后需在早孕期行 B 超检查，明确孕囊的种植部位，若为子宫切口瘢痕妊娠，需尽早终止妊娠。具有子宫腺肌病手术史的孕妇产程中应严密检查子宫收缩和胎儿情况，必要时可适当放宽剖宫产手术指征。产程中慎用宫缩剂促进宫缩，时刻警惕子宫破裂。

（郭雪箐、胡琴琴）

参考文献

[1]　VERCELLINI P，VIGANÒ P，SOMIGLIANA E，et al.Endometriosis：pathogenesis and treatment. Nat Rev Endocrinol，2014，10（5）：261-275.

[2]　KITAWAKI J，ISHIHARA H，KIYOMIZU M，et al. Maintenance therapy involving a tapering dose of danazol or mid/low doses of oral contraceptive after gonadotropin - releasing hormone agonist treatment for endometriosis associated pelvic pain. Fertil Steril，2008，89（6）：1831-1835.

[3]　American Society for Reproductive Medicine. Revised American Society for Reproductive Medicine revised classification of endometriosis 1996. Fertil Steril，1997，67（5）：817– 821.

[4]　ADAMSON G D，PASTA D J. Endometriosis fertility index：the new，validated endometriosis staging system. Fertil Steril，2010，94（5）：1609–1615.

[5]　BUYALOS R P，AGARWAL S K. Endometriosis-associated infertility. Curr Opin Obstet Gynecol，2000，12（5）：377-381.

[6]　TANBO T，FEDORCSAK P. Endometriosis-associated infertility：aspects of pathophysiological mechanisms and treatment options. Acta Obstet Gynecol Scand，2017，96（6）：659-667.

[7]　OLIVE D L，STOHS G F，METZGER D A，et al. Expectant management and hydrotubations in the treatment of endometriosis-associated infertility. Fertil Steril，1985，44（1）：35-41.

[8]　SANTULLI P，LAMAU M C，MARCELLIN L，et al. Endometriosis-related infertility：ovarian endometrioma per se is not associated with presentation for infertility. Hum Reprod,2016,31(8) 1765-1775.

[9]　ABD EL-KADER A I，GONIED A S，LOTFY MOHAMED M，et al. Impact of endometriosis-related

微创时代的生殖外科手术图谱

adhesions on quality of life among infertile women. Int J Fertil Steril, 2019, 13 (1): 72-76.

[10] APPROBATO F C, APPROBATO M S, REZENDE D F, et al. Endometriosis III and IV as a risk factor for tubal obstruction in infertile women. JBRA Assist Reprod, 2019, 23 (4): 333-335.

[11] SUGINAMI H, YANO K. An ovum capture inhibitor (OCI) in endometriosis peritoneal fluid: an OCI-related membrane responsible for fimbrial failure of ovum capture. Fertil Steril, 1988, 50 (4): 648-653.

[12] NOTHNICK W, ALALI Z.Recent advances in the understanding of endometriosis: the role of inflammatory mediators in disease pathogenesis and treatment. F1000Res, 2016, 5: F1000 Faculty Rev-186.

[13] SANTULLI P, BORGHESE B, CHOUZENOUX S, et al.Interleukin-19 and interleukin-22 serum levels are decreased in patients with ovarian endometrioma. Fertil Steril, 2013, 99 (1): 219–226, e2.

[14] GHAZAL S, MCKINNON B, ZHOU J, et al. H19 lncRNA alters stromal cell growth via IGF signaling in the endometrium of women with endometriosis. EMBO Mol Med, 2015, 7 (8): 996–1003.

[15] WANG M, HAO C, HUANG X, et al. Aberrant expression of lncRNA (HOXA11-AS1) and homeobox A (HOXA9, HOXA10, HOXA11, and HOXA13) genes in infertile women with endometriosis.Reprod Sci, 2018, 25 (5): 654–661.

[16] SIGURGEIRSSON B, AMARK H, JEMT A, et al.Comprehensive RNA sequencing of healthy human endometrium at two time points of the menstrual cycle. Biol Reprod, 2017, 96 (1): 24–33.

[17] JOHNSON N P, HUMMELSHOJ L, ADAMSON G D, et al.World endometdosis society consensus on the classification of endometriosis.Hum Repmd, 2017, 32 (2): 315-324.

[18] 中国医师协会妇产科医师分会, 中华医学会妇产科学分会子宫内膜异位症协作组 . 子宫内膜异位症诊治指南 .3 版 . 中华妇产科杂志, 2021, 56 (12): 812-824.

[19] DUNSELMAN G A, VERMEULEN N, BECKER C, et al.ESHRE guideline: management of women with endometriosis.Hum Reprod, 2014, 29 (3): 400-412.

[20] OUAZANA M, KERBAGE Y, CHAUVET P, et al.Prophylactic procedures associated with gynecological surgery for the management of superficial endometriosis and adhesions. Clinical practice guidelines from the French College of Gynecologists and Obstetricians (CNGOF). J Gynecol Obstet Hum Reprod, 2021, 50 (10): 102206.

[21] Working group of ESGE, ESHRE, and WES, Keckstein J, Becker CM, et al. Recommendations for the surgical treatment of endometriosis. Part 2: deep endometriosis. Hum Reprod Open, 2020, 2020 (1): hoaa002.

[22] 国家放射与治疗临床医学研究中心, 中华医学会超声分会超声介入学组, 中国医师协会介入医师分会超声介入委员会, 等 . 卵巢子宫内膜异位囊肿超声引导穿刺硬化治疗专家共识 . 中华超声影像学杂志, 2020, 29 (12): 1013-1024

[23] KIMBER-TROJNAR, PILSZYK A, NIEBRZYDOWSKA M, et al. The potential of non-invasive biomarkers for early diagnosis of asymptomatic patients with endometriosis. J Clin Med, 2021, 10 (13): 2762.

[24] PIOVANO E，CAVALLERO C，FUSO L，et al. Diagnostic accuracy and cost - effectiveness of different strategies to triage women with adnexal masses：a prospective study. Ultrasound in Obstetrics & Gynecology，2017，50（3）：395-403.

[25] TAYLOR R N，LEBOVIC D I.Endometriosis//STRAUSS J F，BARBIERI R，eds. Yen and Jaff e's reproductive endocrinology：physiology and clinical management.6th ed. New York：Elsevier，2009：577-595

[26] BROEKMANS F J，SOULES M R，FAUSER B C. Ovarian aging：mechanisms and clinical consequences. Endocr Rev，2009，30（5）：465-493

[27] DONNEZ J，BINDA M M，DONNEZ O，et al. Oxidative stress in the pelvic cavity and its role in the pathogenesis of endometriosis. Fertil Steril，2016，106（5）：1011-1017.

[28] JAYAPRAKASAN K，BECKER C，MITTAL M.The effect of surgery for endometriomas on fertility：scientific impact paper no. 55.BJOG，2018，125（6）：e19-e28.

[29] ROMANSKI P A，BRADY P C，FARLAND L V，et al. The effect of endometriosis on the antimüllerian hormone level in the infertile population. J Assist Reprod Genet，2019，36（6）：1179-1184.

[30] SHAFRIR A L，FARLAND L V，SHAH D K，et al. Risk for and consequences of endometriosis：a critical epidemiologic review. Best Pract Res Clin Obstet Gynaecol，2018，51：1-15.

[31] Working group of ESGE，ESHRE and WES，Saridogan E，Becker C M，et al. Recommendations for the Surgical Treatment of Endometriosis. Part 1：Ovarian Endometrioma. Hum Reprod Open，2017，2017（4）：hox016.

[32] 孙莹璞. 子宫内膜异位症与不孕. 北京：人民卫生出版社，2020.

[33] DUNSELMAN G A，VERMEULEN N，BECKER C，et al.ESHRE guideline：management of women with endometriosis.Hum Reprod，2014，29（3）：400-412.

[34] 杨慧霞，狄文，朱兰，妇产科学. 北京：人民卫生出版社，2021.

[35] MAHESHWARI A，GURUNATH S，FATIMA F，et al.Adenomyosis and subfertility：a systematic review of prevalence，diagnosis，treatment and fertility outcomes.Hum Reprod Update，2012，18（4）：374-392.

[36] BARRIER B F，MALINOWSKI M J，DICK E J Jr，et al.Adenomyosis in the baboon is associated with primary infertility.Fertil Steril，2004，82 Suppl 3：1091-1094.

[37] BENAGIANO G，BROSENS I，HABIBA M.Structural and molecular features of the endomyometrium in endometriosis and adenomyosis.Human Reproduction Update，2014，20（3）：386–402.

[38] HASHIMOTO A，IRIYAMA T，SAYAMA S.Adenomyosis and adverse perinatal outcomes：increased risk of second trimester miscarriage，preeclampsia，and placental malposition.J Matern Fetal Neonatal Med，2017，23（1/6）：18.

[39] VERCELLINI P，CONSONNI D，DRIDI D，et al. Uterine adenomyosis and in vitro fertilization outcome：a systematic review and meta-analysis. Human Reproduction，2014，29（5）：964-977.

微创时代的生殖外科手术图谱

[40] THALLURI V，TREMELLEN K P. Ultrasound diagnosed adenomyosis has a negative impact on successful implantation following GnRH antagonist IVF treatment. Human Reproduction，2012，27（12）：3487-3492.

[41] PUENTE J M，FABRIS A，PATEL J，et al. Adenomyosis in infertile women：prevalence and the role of 3D ultrasound as a marker of severity of the disease.Reprod Biol Endocrinol，2016，14（1）：60.

[42] XIE T，XU X，YANG Y，et al. The role of abnormal uterine junction zone in the occurrence and development of adenomyosis. Reprod Sci，2021.

[43] LEYENDECKER G，KUNZ G，HERBERTZ M，et al. Uterine peristaltic activity and the development of endometriosis. Ann N Y Acad Sci，2004，1034：338-355.

[44] YANG J H，WU M Y，CHANG D Y，et al.Increased interleukin-6 messenger RNA expression in macrophage-cocultured endometrial stromal cells in adenomyosis. Am J Reprod Immunol，2006，55（3）：181-187.

[45] JUHASZ-BOSS I，FISCHER C，LATTRICH C，et al.Endometrial expression of estrogen receptor beta and its splice variants in patients with and without endometriosis.Arch Gynecol Obstet，2011，284（4）：885-891.

[46] HAN S J，HAWKINS S M，BEGUM K，et al. A new isoform of steroid receptor coactivator-1 is crucial for pathogenic progression of endometriosis.Nat Med，2012，18（7）：1102–1111.

[47] TREMELLEN K P，RUSSELL P. The distribution of immune cells and macrophages in the endometrium of women with recurrent reproductive failure. II：adenomyosis and macrophages. J Reprod Immunol，2012，93（1）：58-63.

[48] BENAGIANO G，BROSENS I，HABIBA M. Structural and molecular features of the endomyometrium in endometriosis and adenomyosis. Human Reproduction Update，2014，20（3）：386-402.

[49] REINHOLD C，ATRI M，MEHIO A，et al. Diffuse uterine adenomyosis：morphologic criteria and diagnostic accuracy of endovaginal sonography. Radiology，1995，197（3）：609-614.

[50] 中国医师协会妇产科医师分会子宫内膜异位症专业委员会 . 子宫腺肌病诊治中国专家共识 . 中华妇产科杂志，2020，55（6）：376-383.

[51] GRIMBIZIS G F，MIKOS T，TARLATZIS B.Uterus-sparing operative treatment for adenomyosis. Fertil Steril，2014，101（2）：472–487.

[52] GAO Y，SHAN S，ZHAO X，et al. Clinical efficacy of adenomyomectomy using "H" type incision combined with Mirena in the treatment of adenomyosis. Medicine（Baltimore），2019，98（11）：e14579.

[53] OSADA H，SILBER S，KAKINUMA T，et al.Surgical procedure to conserve the uterus for future pregnancy in patients suffering from massive adenomyosis. Reprod Biomed Online，2011，22（1）：94-99.

第三章 盆腔子宫内膜异位症与不孕

第四章　剖宫产术后子宫瘢痕憩室的诊治

　　在过去的 10 多年里，由于种种原因剖宫产率维持在一个比较高的水平。越来越多的剖宫产远期并发症在二胎开放以后引起了人们极大的关注。剖宫产子宫切口瘢痕憩室（previous cesarean delivery scar defect，PCSD）就是其中之一。PCSD 是由于子宫下段剖宫产术后的子宫切口愈合缺陷，出现在切口处与宫腔相通的一个凹陷。文献报道称之为假腔或憩室。西班牙学者于 1995 年首次报道 PCSD。近几年，随着生育政策的改变，PCSD 的病例及研究也逐渐增多，PCSD 对女性身心健康的影响正逐步显现出来。据报道，PCSD 在世界范围内的发病率为 24% ~ 84%，其临床表现多样，虽然一些妇女没有任何症状，但更多的妇女表现为月经间期点滴状出血、月经期延长、月经淋漓不尽、慢性盆腔痛、痛经、腹壁子宫内膜异位症、精神性性交困难和继发性不孕等。PCSD 特殊的解剖结构也增加了妇科宫腔操作的手术难度，导致宫腔镜检查、上避孕环、人工流产术失败率增加等。PCSD 患者若再次妊娠，并发症发生风险将明显增高，如前置胎盘、瘢痕妊娠，严重者甚至会发生瘢痕憩室破裂及大出血而危及生命，严重影响了女性的生活质量和身心健康。因此近 10 多年来 PCSD 开始越来越受到关注，探讨该疾病发生的相关高危因素，减少该病的发生率，找出经济有效、创伤小、风险低的治疗方法是当下研究的热点。但目前在剖宫产切口瘢痕憩室诊断标准和处理方式上缺乏统一的诊疗指南，各方意见存在较大的分歧，为更好地解决瘢痕憩室患者的病症，获得一个良好的治疗效果，编者总结了目前国内外相关资料，并结合多年的临床实践经验，对剖宫产切口瘢痕憩室及其相关问题达成以下共识，希望能对广大妇科医师在处理子宫瘢痕憩室的过程中起到一定的指导作用。

第一节　子宫瘢痕憩室的发生机制及影响因素

　　目前，子宫切口瘢痕憩室的病因尚未明确，PCSD 的发生率因地域及检查方法的不同而有所差异。在有剖宫产史的患者中，60% 存在 PCSD，以囊状多见，部分呈细线状缺损。

一、发病机制

　　PCSD 与剖宫产关系密切，但其发生机制尚不明确。可能存在的机制如下。

　　1. 子宫下段切口两侧的肌肉收缩强度不同。切口过高达解剖学内口时，切口上缘厚且短，下缘长且薄；切口过低接近或达子宫颈时，切口下缘肌肉组织少，血液供应少，若切口缝合过多、过密则易导致缺血、坏死而形成憩室。

　　2. 子宫内膜异位于剖宫产子宫切口处，伴随周期性的剥脱、出血，压力增高向子宫腔内破裂导致憩室形成。Morris 的研究中发现 28% 的患者在瘢痕部位有局限性子宫内膜异位病灶印证了这一观点。

3.妊娠过程中因出现前置胎盘、胎盘早剥、妊娠期高血压等而行剖宫产的孕妇，可因抵抗力相对低下发生感染，切口愈合不良形成憩室。

4.剖宫产术后，子宫内膜及子宫肌层连续性中断或缺损，宫腔内容物排出受阻停滞于此处，宫腔内压力升高，切口愈合不良处逐渐向外膨出，形成憩室。

5.剖宫产手术时，子宫下段横切口两端子宫动脉向下斜行的分支被切断，局部血供不足，导致切口愈合不良形成憩室。

二、影响因素

1.缝合技巧：PCSD形成与否在一定程度上取决于术者缝合子宫肌层的技巧，但目前关于子宫切口缝合方式与子宫瘢痕憩室之间的相关性仍没有明确定论。Hayakawa等认为与单层缝合相比，双层间断缝合或蜕膜层连续缝合、肌层间断缝合的子宫瘢痕憩室发生率低，两者 OR 值分别为 0.280 和 0.077，提示子宫缝合方式与子宫瘢痕憩室形成是有关的，且双层缝合优于单层缝合；而王燕燕等研究认为单层缝合更能降低子宫瘢痕憩室的发生率；Yazicioglu等的随机前瞻性研究则发现，全层缝合（包括子宫内膜层）较单层缝合（不包括子宫内膜层）能显著降低剖宫产术后子宫切口愈合不良的发生率。另外，Glavind等对 1 次剖宫产后的149 名妇女进行回顾性研究，发现双层缝合的残余肌层更厚、子宫瘢痕憩室长度缩短，但宽度和深度与单层缝合是没有差异的。然而，Osser等发现虽然单层缝合子宫瘢痕憩室发生率是双层缝合的 2 倍，但两者差异没有统计学意义。

无论缝合的层次怎样，只要缝合时各层对合满意，不要将子宫内膜翻转卷至肌层内，憩室发生的概率就会降低；同时，缝合时针距及牵拉松紧度要恰当，不要过密、过紧影响伤口局部血运，也不要太宽、太松导致局部出血。缝合技巧对于伤口的愈合程度是有影响的。

2.剖宫产的次数：瘢痕组织的血液供应较正常组织少，故对瘢痕组织的再次创伤会影响其正常修复过程，同时这种影响会随着剖宫产次数的增加不断累积。因此有多次剖宫产史的妇女瘢痕憩室的发生率更高，且憩室更大，症状更严重。理论上多次剖宫产及后位子宫是PCSD 的高危因素，多次手术致瘢痕形成更多的纤维组织，其血供差，术后恢复效果不佳，影响再次修补的有效率。

3.子宫的位置：后位子宫发生 PCSD 的概率是前位子宫的 2 倍多，且形成憩室的深度、宽度明显大于前位子宫。后倾子宫的弯曲处恰好位于宫颈内口，子宫后倾后屈使子宫前壁过度伸展，其下段张力增大，过大的张力减少了血流灌注，也减少了修复组织的氧分压，从而使生成胶原蛋白的速度减慢，受损组织愈合延缓；同时后位子宫经血需抗重力方向流出，易导致排出不畅而引发感染。缺血、感染使子宫下段切口愈合不良，加之宫腔压力增高，使愈合不良处逐渐向外膨出而形成憩室（图 4-1-1）。

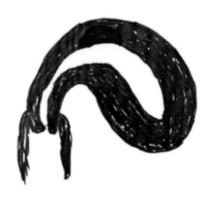

图 4-1-1　后位子宫子宫瘢痕憩室形成

4.剖宫产术前试产进度：临产后宫颈水肿，局部血供减少，且由于子宫缩复作用，肌层重新分布，子宫下段处肌层减少。试产时间越长、宫口扩张越大，行剖宫产术导致 PCSD 的概率可能越大。

5.切口缝线残留：可能是个人体质原因致缝线不被吸收，或使用不可吸收缝线所致。若缝合线穿透内膜常会刺激切口处内膜增生、出血，致使切口愈合不良（图 4-1-2）。

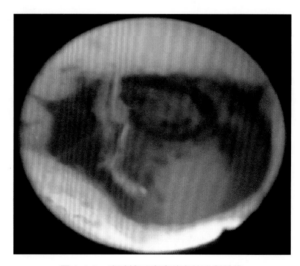

图 4-1-2　宫腔镜下瘢痕憩室处残留丝线

6.术后切口感染：术后机体抵抗力下降或合并慢性病的孕妇易出现感染致切口愈合不良，尤其是合并营养不良、贫血、低蛋白血症、水肿等不良因素者，严重影响切口的愈合而形成憩室，如前置胎盘、胎膜早破、产程异常、妊娠高血压疾病。

第二节　子宫瘢痕憩室的临床表现及存在的隐患

一、子宫瘢痕憩室的临床表现

PCSD 的临床表现多样，因人而异，主要表现为剖宫产术后异常子宫出血、痛经、不孕等。

（一）异常子宫出血

剖宫产后子宫瘢痕憩室患者异常子宫出血可以有以下几种表现形式。可同时存在，也可独立出现。

1. 经期延长：最常见，月经后期少量褐色经血淋漓不尽数天，流血时间及量的多少与憩室深浅呈正相关。子宫瘢痕缺损越大，憩室局部肌层分离越宽，子宫肌层越薄、憩室越深，导致腔内经血引流不畅，临床症状越明显、越重。Fabres 等对超声检查为剖宫产子宫切口憩室的妇女进行研究，发现其中 76% 有经净后点滴出血，16% 有月经中期少量出血，8% 两者同时存在。典型的患者月经淋漓不尽持续 10 ～ 20 日。其他研究也发现 63.8% 的憩室患者有经后点滴出血症状，有症状的相比于没有症状的 PCSD 患者，其憩室在超声上表现为面积更深、更宽。UPPAL 等的 Logistic 分析也显示 PCSD 明显增加了月经间期点滴出血的风险。

2. 性交后阴道褐色血流或褐色白带：有的患者虽无明显主诉月经延长，但通过详细询问病史，常有性交后阴道褐色血流或血性白带出现。

3. 月经间期较长时间褐色白带：有的患者表现为月经后长时间褐色白带，甚至延续至下次月经前。

经期延长、淋漓不尽、褐色白带等症状并不一定是在剖宫产术后月经复潮时立即出现，而是在月经 3 ～ 4 个周期后越来越明显，这可能与子宫内膜逐渐长入憩室而剥脱不完全有关。还有部分患者异常子宫出血与剖宫产术后再次进行人流手术或引产清宫术有明显的关系，推测与再次宫腔手术使子宫下段瘢痕再次受损或扩大了原有瘢痕局部缺损有关。

（二）痛经

部分患者瘢痕部位可见子宫内膜异位，这可能是导致痛经的原因；憩室腔也可能作为经血的被动储存室，在间歇性排出积血时诱发疼痛并形成月经间期出血；此外，这些憩室可能会继发感染而导致局部疼痛不适。

（三）不孕：憩室腔形成后持续的异常子宫出血可影响妊娠

1. 影响宫颈的黏液质量：阻碍精子在宫颈管的运输，增加局部炎症反应，具有杀精作用。

2. 影响子宫内膜的生长：憩室腔内经血倒流回宫腔，长期使子宫内膜处于炎症状态，影响子宫内膜的生长。子宫瘢痕憩室患者，胚胎种植期间薄型子宫内膜患者比例较高。子宫内膜薄阻碍胚胎在宫腔中的植入，或影响胚胎的生长，引起不孕。Surapaneni 等报道，剖宫产术后因不孕等因素而行 HSG 的患者中，60%（89/148）发现有切口部分的缺陷。患者经血排出不畅明显影响胚胎的移植，其导致的继发性不孕症即使行人工辅助妊娠，也极易失败。聂玲等对 7 例未行手术治疗的子宫切口憩室患者行 IVF-ET 治疗，仅 1 例患者妊娠，其胚胎着床率仅为 2.9%，且该患者孕早期胚胎即停止发育。Naji 等研究发现剖宫产切口瘢痕不仅影响胚胎种植部位，还可使早期妊娠阴道流血发生率增加（图 4-2-1）。

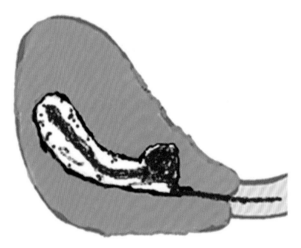

图 4-2-1　瘢痕憩室内积血与宫腔相通

（四）慢性盆腔痛、性交痛

Morris 的病理解剖报告中发现，在瘢痕憩室患者中，65% 出现淋巴浸润，75% 有子宫下段切口的变形。剖宫产术后粘连、淋巴浸润、切口变形均可能导致盆腔痛及性交痛的发生。

二、子宫瘢痕憩室存在的隐患

PCSD 除引起上述临床症状外，还是许多高风险疾病的潜在诱因。

1. 瘢痕妊娠：受精卵种植于剖宫产术后子宫下段瘢痕处即为瘢痕妊娠，其发生率随着剖宫产率的升高而升高。虽然目前子宫瘢痕妊娠患者的发病机制还不明确，但有报道指出，子宫瘢痕愈合不良引起的憩室是导致瘢痕妊娠的直接诱因。

2. 子宫破裂：再次妊娠时，孕囊在宫腔内着床并逐渐长大，随着妊娠的进展，子宫瘢痕处的肌层会逐渐拉伸，变得更加菲薄，严重时可导致子宫破裂甚至危及母婴生命。有子宫瘢痕憩室的患者，局部均有肌层的缺陷，子宫破裂的发生率会更高。有研究认为超声测量憩室残留肌层厚度若在 2.2 ～ 3.0 mm，再次妊娠发生子宫破裂的风险就会升高。而中度以上瘢痕憩室的患者，局部肌层的缺陷常常会小于 3 mm，因此，妊娠晚期子宫破裂的风险增加。

3. 凶险性前置胎盘，产后大出血：凶险性前置胎盘是指既往有剖宫产史，再次妊娠时胎盘附着于子宫瘢痕处，瘢痕部位血供较少，局部子宫内膜发育不良甚至缺如，胎盘为摄取足够营养，向子宫下段延伸，同时出现胎盘绒毛侵入子宫壁肌层甚至穿透子宫肌层形成胎盘植入，称为凶险性前置胎盘，可造成难治性产后出血，甚至危及母婴生命。因此，对中重度子宫瘢痕憩室进行手术修补治疗，将减少子宫瘢痕妊娠的发生，从而减少凶险性前置胎盘的发生。

4. 子宫穿孔：有瘢痕憩室的患者，在进行宫腔操作如人工流产、取环、放环、诊刮时易发生子宫穿孔。

第三节 子宫瘢痕憩室的诊断、鉴别诊断及分度

一、子宫瘢痕憩室的诊断

PCSD 可通过多种方法进行诊断，但目前缺乏统一的诊断标准，通常需要将临床表现和影像学检查结合在一起方能确诊。诊断依据如下。

1. 病史：既往有子宫下段剖宫产手术史及不孕病史。

2. 症状：异常子宫出血、下腹不适、痛经。

3. 辅助检查。

（1）经阴道超声：PCSD 多表现为子宫下段前壁切口处肌层不连续，肌层变薄，呈断裂现象，子宫下段瘢痕肌壁内可见液性暗区，长宽不等，形状各异，一端嵌入肌层内，一端与宫腔相通。经阴道超声直接贴近宫颈，排除了肠积气及腹壁脂肪层的干扰，能清晰地显示子宫切口及其周围情况，具有准确、无创、简便、经济、快捷、可重复的特性，使其成为诊断 PCSD 的首选方法。有研究发现 B 超的检出率达 100%。笔者认为，当月经淋漓不尽时在月经的第 8 ～ 12 天进行阴道 B 超检查是发现憩室和测量憩室腔大小的最佳时机，与 Osser 等的观点一致。Fabres 认为随着憩室内月经的排净，部分患者的憩室也随之消失（图 4-3-1）。

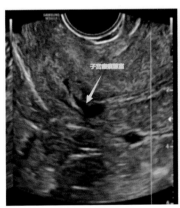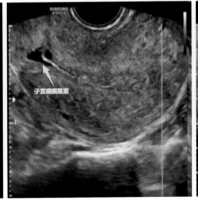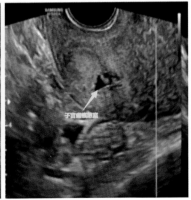

图 4-3-1　超声下子宫瘢痕憩室

（2）子宫输卵管造影：经子宫输卵管造影发现 PCSD 的概率可达 89%，通常表现为子宫前壁下段向外突出的憩室样改变。子宫输卵管造影可以提高诊断的阳性率，更好地评估憩室的大小。但它不能同时测量憩室上方子宫肌层的厚度，同时还可能损伤子宫内膜，引发炎症，导致下腹坠痛等。现在一般不再使用这种方法诊断子宫瘢痕憩室。

（3）宫腔镜：宫腔镜是诊断 PCSD 的金标准。镜下可见子宫壁切口处呈拱形穹隆样缺损，可以直观地观察子宫壁切口瘢痕憩室的位置、大小、深度等具体情况，可见局部陈旧血积聚、增粗的血管及增厚不平的内膜、息肉等。根据宫腔镜检查，可以判定子宫瘢痕憩室的严重程度，为治疗方法提供依据（图 4-3-2）。

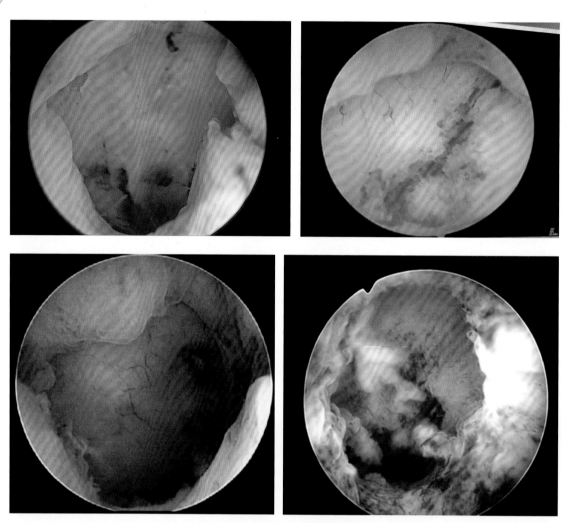

图 4-3-2　宫腔镜下子宫瘢痕憩室

（4）MRI：MRI 具有多方位成像、软组织分辨率高等特点，可多角度、多方位、任意层面扫描，有利于准确定位。在评价憩室本身的同时，可对子宫腔内、外情况进行评价。然而因其价格高昂，在临床上作为常规辅助检查受到一定程度的限制（图 4-3-3）。

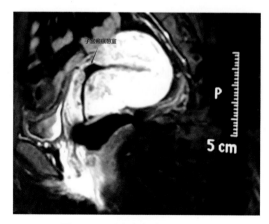

图 4-3-3　子宫瘢痕憩室 MRI 表现

二、子宫瘢痕憩室的鉴别诊断

1. 与引起异常子宫出血的相关疾病鉴别，如子宫内膜息肉、子宫肌瘤、功能失调性子宫出血等。

2. 与引起不孕的宫腔疾病鉴别，如宫腔粘连、子宫纵隔等。对于中重度的子宫瘢痕憩室导致不孕不育已经有定论，但需要排除其他引起不孕的原因，特别要与引起不孕不育的宫腔疾病相鉴别。

三、子宫瘢痕憩室的分度

关于 PCSD 的分度目前尚无统一标准，但迄今国内外大多数学者均将 B 超下测定子宫瘢痕憩室腔局部剩余肌层厚度作为分度的重要指标。Ofili-Yebovi 等报道，如果剩余肌层厚度小于邻近完整肌层厚度的 50%，可以定义为大型憩室。有报道指出憩室处残余肌层厚度在经阴道超声下 ≤ 2 mm 或盐水灌注宫腔声学造影下 ≤ 2.5 mm 称为较大缺损。国外最新的研究结合憩室的临床症状和憩室大小进行评分量化，将憩室分为轻、中、重度。

局部肌层缺陷越多，说明憩室腔越大，引起的症状及危害越明显。因此，进行憩室腔大小的量化分度，有利于评估病情的严重程度及选择治疗方式。经阴道超声检查可从不同的矢状面观察子宫肌层的完整性，有无薄弱、缺失，且简单易行，无创伤，可在治疗前后、不同时间多次复查，是子宫憩室筛查、评估病变程度、评估疗效的首选方法。

笔者认为，根据阴道超声测量憩室腔的大小，了解子宫瘢痕憩室局部肌层剩余厚度与局部正常肌层的比例，再结合病史进行评分，可以较客观地评判憩室的严重程度，为指导临床选择治疗方式及术前评估提供可靠的依据。在进行分度前，要注意的事项如下。

1. 阴道 B 超检查的时机：所有参与分度的患者都在月经周期的大致相同天数（月经第 8 ～ 12 天）进行测量。

2. 阴道 B 超检查的指标。

（1）憩室腔的深度：多年的实践发现，临床症状的严重程度主要与憩室腔的深度有关。当憩室腔深度 < 3 mm 时，患者基本无临床症状；当憩室腔深度在 3 ～ 7 mm 时，发生异常子宫出血的比例约为 60%；当憩室腔深度 ≥ 7 mm 时几乎 100% 有异常子宫出血及其他症状存在。因此，可将月经第 8 ～ 12 天阴道超声测得的憩室腔深度作为评估瘢痕缺损程度的指标之一。有研究认为憩室腔的容积对于评估憩室腔局部的缺损情况会更准确。但憩室腔容积的测定需要采用三维超声测量憩室腔的长、宽、深三条径线，不利于基层医院推广应用。有条件的医院可以采用，以更加准确地进行评估分度（图 4-3-4）。

（2）憩室腔顶部剩余肌层至浆膜层的厚度。

（3）憩室腔周围正常肌层的厚度：憩室腔越深，局部肌层缺损越多。但由于子宫峡部周围肌层的厚度存在个体差异，因此，以患者自身子宫峡部周围正常肌层厚度作为参照，憩室腔局部残存肌层的厚度与峡部周围正常肌层厚度比例作为一个评分标准使分度对个体而言更准确（图 4-3-5、图 4-3-6）。

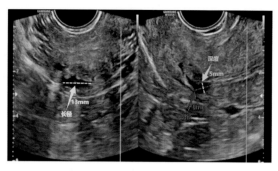

图 4-3-4 超声下憩室腔各径线测量

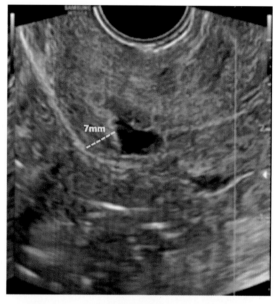

图 4-3-5 超声下憩室腔周围正常肌层厚度测量

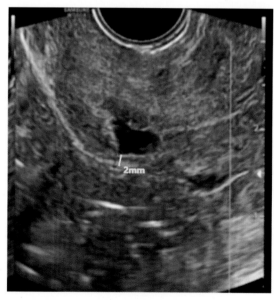

图 4-3-6 超声下憩室腔残存肌层厚度测量

根据以上几个指标，制定出以下子宫瘢痕憩室的分度标准（表4-3-1）。

表 4-3-1 子宫瘢痕憩室的分度标准

评分项目	评分标准	分值
阴道超声下憩室腔的深度	< 3 mm	1分
	3 ~ 7 mm	2分
	≥ 7 mm	3分
憩室腔局部残存子宫肌层与周围正常肌层的百分比	> 50%	1分
	30% ~ 50%	2分
	< 30%	3分
异常子宫出血情况	无	0分
	月经延长至8 ~ 11 天	2分
	月经 > 11 天或有月经间期性交后出血	3分

注：得分2 ~ 3分为轻度，4 ~ 6分为中度，7 ~ 9分为重度。

（4）憩室腔下缘距宫颈外口的距离：为了更好地进行手术方法的选择，需要再测量憩室腔下缘距宫颈外口的距离，若憩室腔下缘距宫颈外口的距离在4 cm以内，说明憩室腔位置较低，经阴道手术比较容易；若憩室腔下缘距宫颈外口的距离在4 ~ 6 cm，则憩室腔可能位于宫体下段，位置较高，同时需警惕子宫体有粘连，经阴道手术有一定难度，手术时需要小心把握憩室腔切除范围，以免切除过多正常宫体组织；若憩室腔下缘距宫颈外口的距离在6 cm以上，则需根据双合诊等排除子宫与前腹壁粘连，需要辅助腹腔镜分离子宫粘连后再进行腹腔镜下憩室修补或腹腔镜辅助的经阴道憩室修补（图4-3-7）。

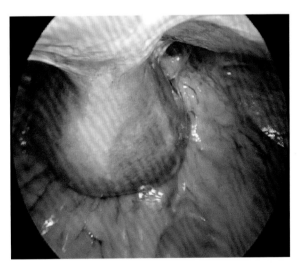

图 4-3-7　子宫与前腹壁粘连

第四节　子宫瘢痕憩室治疗方法的选择

PCSD 的治疗目前并没有统一的具体标准与方案。无症状者一般不需治疗，而对于有症状，或已引发瘢痕妊娠等不良预后的患者，应该采取合适的方法进行治疗。大体可分为保守治疗和手术治疗。

一、保守治疗

此方法不能根除子宫憩室的组织学病变，容易复发，不能降低憩室部位妊娠、破裂出血等严重并发症的发生率，也不能改善疾病的远期预后。保守治疗分为几种。

（一）药物治疗

主要用于异常子宫出血者。适合无妊娠需求或近绝经的女性患者，多采用雌孕激素或复方避孕药口服。使用口服避孕药可以在用药期间缓解月经淋漓不净的症状，机制主要为抑制FSH 和 LH 的分泌，进而抑制卵泡的生长和排卵，使内源性的雌激素保持在卵泡早期的状态，有利于异位子宫内膜的萎缩和吸收，使经量减少。但药物疗效不够理想，尤其对于中重度的瘢痕憩室患者效果较差，且停药后复发率较高。因此，口服激素药物治疗的有效性仍有待研究，同时因需长期服药，不良反应大，患者依从性差。

（二）放置宫内节育器

左炔诺孕酮宫内节育系统通过向宫腔内稳定而持续地释放低剂量左炔诺孕酮（20 μg/d）作用于子宫内膜，迅速而明显地减少月经量。与口服激素药物相比，左炔诺孕酮宫内节育系统更有效，且更易被患者接受。但对于中重度的瘢痕憩室患者放环过程中子宫穿孔风险较大，同时也存在节育器嵌顿、节育器下移等风险。

（三）宫腔镜下憩室整复术

1. 适应证：①轻度子宫瘢痕憩室及部分中度瘢痕憩室；②异常子宫出血。
2. 禁忌证：①重度子宫瘢痕憩室；②需要生育的中度子宫瘢痕憩室。

宫腔镜下切除憩室上下两侧及底部纤维变性组织，切除憩室内息肉，电凝底部扩张的毛细血管床及异位的子宫内膜，重塑憩室周围结构，使憩室变平坦，经血无法积蓄，同时破坏了具有分泌功能的内膜及异常血管，减少憩室内分泌物形成，促进经血及憩室积聚物流出，改善月经淋漓不尽、腹痛等临床症状。通过宫腔镜整复缺陷、改善症状的有效率为59.6% ～ 100%。但由于膨宫压力较大，且瘢痕憩室处子宫肌层薄，宫腔镜电切或电灼可能导致膀胱或腹腔内其他粘连脏器的热损伤和子宫穿孔等，特别是憩室顶端距子宫下段浆膜层距离小于 2 mm 的重度瘢痕憩室患者在行宫腔镜时发生子宫破裂的风险较高。Luo 等研究表明，宫腔镜电切阴道出血时间改善不明显，再次妊娠时，发生子宫破裂的风险增加。因此，对于中重度子宫瘢痕憩室及需要再生育者，不适合行宫腔镜下整复术。

二、瘢痕憩室病灶切除加子宫修补术

子宫瘢痕憩室切除术是目前最为常用的治疗方式，手术直接切除子宫憩室病灶，并重新缝合肌层，从组织学的基础上治疗了子宫憩室，是治疗剖宫产术后子宫瘢痕憩室反复出血的较好方法，与药物治疗相比，能显著改善患者的症状及减少术后复发率。

1. 手术时间：在月经来潮的第9～11天进行（无论月经有无停止），因为许多患者月经延长多达半月，等月经停止再做手术，子宫内膜已经成熟较厚，术中容易将成熟子宫内膜带入肌层，影响伤口的愈合，同时易引起子宫内膜异位。

2. 手术的途径：经腹、经腹腔镜、经阴道。

3. 手术指征：①大多数有症状的中度子宫瘢痕憩室；②所有重度子宫瘢痕憩室；③经保守治疗失败的子宫瘢痕憩室。

国外学者认为剖宫产术后子宫切口憩室深度≥80%，子宫肌壁厚度或憩室上方子宫肌壁厚度≤2.5 mm为手术指征；而国内学者则认为憩室大小不是手术的唯一指征，有症状的子宫切口憩室均趋向于手术治疗。

第五节　子宫瘢痕憩室经阴道手术技巧

经阴道子宫下段瘢痕憩室修补术（tranvaginal repair of cesarean section scar diverticula，TRCED）是近年兴起的一种新的微创术式，优势包括手术入路短，分离子宫膀胱间隙较容易、对周围组织损伤小、病灶周围术野显露良好、术中能准确定位憩室范围、切除病灶较完整，治疗彻底，缝合子宫切口对合准确。笔者团队近5年进行了300多例经阴道瘢痕憩室修补术，术后95%患者恢复良好。Chen Y等研究说明经阴道子宫憩室修补术是子宫憩室非急诊情况治疗的首选方法。Luo L等对42例患者行阴式手术，均一次性成功，手术总有效率为92.9%。王马列等进行的53例手术的有效率也达89.8%。均认为阴式切除修补术有治疗彻底、损伤小、住院时间短、无须高精器械、住院费用低、术中术后并发症少、术后恢复快等优点，是治疗PCSD可行且有效的方法。适合基层医院开展，值得推广。但需要术者掌握一定的经阴道手术技巧及积累瘢痕憩室修补的经验（图4-5-1至图4-5-3）。

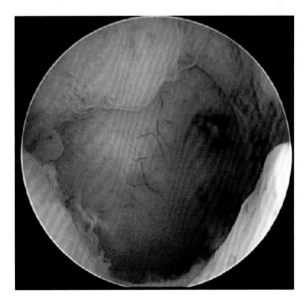

图 4-5-1　宫腔镜下子宫瘢痕憩室术前

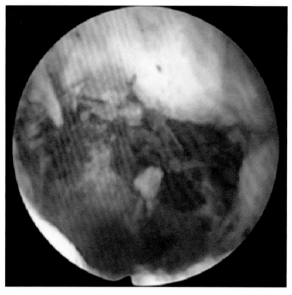

图 4-5-2　宫腔镜下子宫瘢痕憩室阴式修补术后

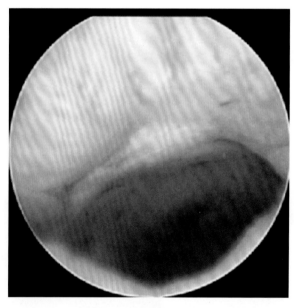

图 4-5-3　宫腔镜下子宫瘢痕憩室阴式修补术后 3 个月

一、经阴道子宫瘢痕憩室切除术

（一）适应证

1. 明确子宫瘢痕憩室的诊断。

2. 月经期延长经保守治疗不能改善，排除其他疾病所致。

3. 不孕史，排除其他原因。

4. 习惯性流产史，排除其他原因。

5.子宫活动度好，排除子宫前壁严重粘连。

（二）手术步骤与操作技巧

1.术前准备：术前所有患者均应完善血尿常规、凝血功能、肝肾功能、胸片及心电图检查，排除手术禁忌证，并予阴道准备和肠道准备。

2.手术方法：

（1）采用腰硬联合麻醉。

（2）患者取膀胱截石位，常规消毒铺巾，金属导尿管排空膀胱。

（3）先行宫腔镜检查，再次明确憩室的大小、范围、位置、距离宫颈外口的距离。

（4）阴道拉钩置入阴道，暴露宫颈，宫颈钳钳夹宫颈上唇并向下牵拉暴露出阴道前穹隆阴道黏膜（图4-5-4）。

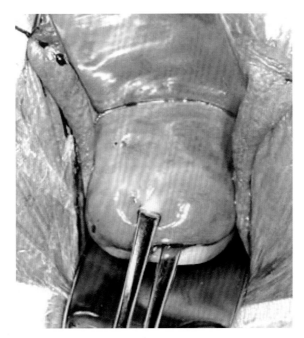

图4-5-4　宫颈钳钳夹宫颈向下牵拉

（5）于阴道前穹隆阴道黏膜下及宫颈膀胱间隙注射1∶2000肾上腺素生理盐水20～30 mL，扩大阴道黏膜下间隙及水压分离膀胱宫颈间隙（图4-5-5）。

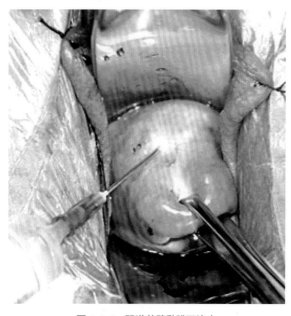

图 4-5-5　阴道前壁黏膜下注水

（6）横弧形切开膀胱横沟上 2.5 ～ 3.0 cm 处阴道黏膜达宫旁（图 4-5-6）。

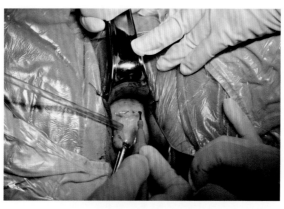

图 4-5-6　横弧形切开宫颈上阴道前壁黏膜

（7）提起阴道前壁黏膜切缘上缘，暴露膀胱附着宫颈的最低点，锐性加钝性推开子宫膀胱间隙至膀胱腹膜反折，尽量剪开腹膜反折（图 4-5-7）。

（8）置入阴道拉钩，暴露子宫瘢痕憩室处病灶，可通过几种方法确定瘢痕憩室的范围。①视诊：可见宫体与宫颈交界处的横行凹陷；②触诊：用手触摸憩室的范围，中重度瘢痕憩室可明显感觉到憩室处组织的薄弱，与上方宫体及下方宫颈的厚度形成明显差别。为进一步确定切除范围，可自宫颈置入 4 ～ 5 号扩宫条，达子宫憩室处，并顶起瘢痕憩室处子宫壁，触诊感觉薄弱处更加明显，进一步明确憩室的范围（图 4-5-8、图 4-5-9）。

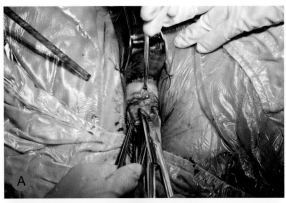

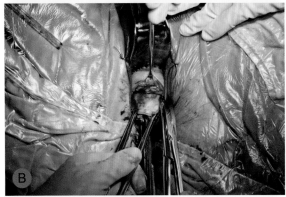

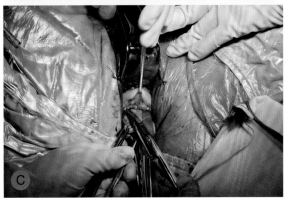

图 4-5-7　分离膀胱宫颈间隙

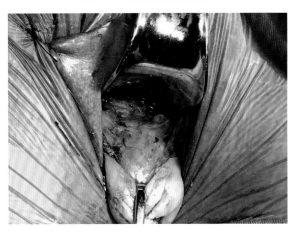

图 4-5-8　暴露子宫瘢痕处病灶

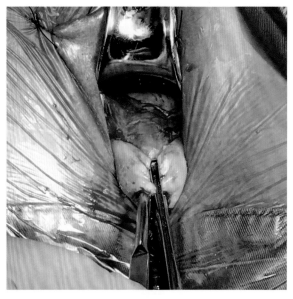

图 4-5-9　宫颈置入扩宫条，用手触摸病灶范围

宫颈两侧注射垂体后叶素 6 U，在扩条引导下用尖刀切开瘢痕憩室病灶下缘处肌壁，并用剪刀紧贴憩室上缘肌壁剪除憩室，修剪局部肌壁至平整（图 4-5-10、图 4-5-11）。

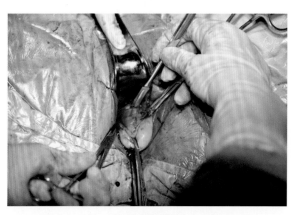

图 4-5-10　尖刀切开瘢痕憩室病灶下缘处肌壁

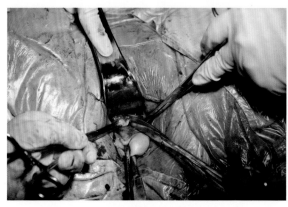

图 4-5-11　剪刀紧贴憩室上缘肌壁剪除憩室

（9）冲洗并消毒子宫峡部肌壁切口，经宫颈向宫腔放入硅胶双腔通液管作指引（图4-5-12）。

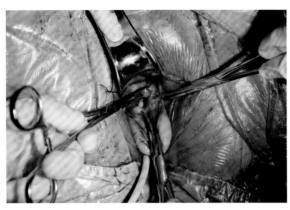

图 4-5-12　宫腔放入硅胶双腔通液管作指引

（10）用2-0号可吸收线全层间断缝合子宫肌壁切口，所有缝线留线，最后一起打结。使每一针的缝合都能穿过肌壁切口上下切缘全层（图4-5-13、图4-5-14）。

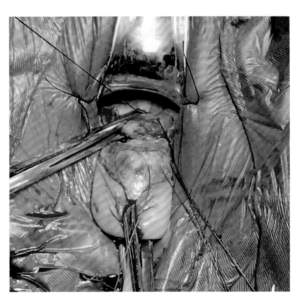

图 4-5-13　全层间断缝合子宫肌壁切口，缝线留线

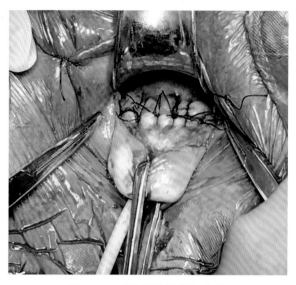

图 4-5-14　所有缝线最后统一打结

（11）缝合好肌壁切口后再行宫腔镜检查，局部修复满意后再继续下面步骤，个别患者局部修复不满意可以再进行修剪缝合。

（12）全层连续缝合阴道黏膜切缘和腹膜。从两角开始向中间缝合，于中间留孔向子宫膀胱间隙放入引流管（图 4-5-15）。

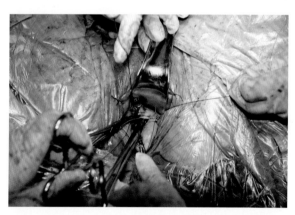

图 4-5-15　全层连续缝合阴道黏膜切缘和腹膜

（13）留置尿管。阴道放置碘伏纱条 1 ~ 2 条压迫止血（24 小时取出）。切除组织送病理检查。

二、经腹腔镜子宫瘢痕憩室切除加子宫修补术

手术适应证：①子宫活动差，粘连于前腹壁者；②对阴式手术技巧不熟练者。

腹腔镜手术治疗子宫憩室也有创伤小、恢复快等优点，近年来临床尝试较多，取得了一定的疗效。有研究指出，腹腔镜能更充分地暴露手术视野，更完整地清除病灶，达到满意的治疗效果。但由于剖宫产子宫瘢痕憩室的位置常常在子宫膀胱腹膜反折之下，病灶部位较低，

需要分离推开膀胱到子宫峡部以下，周围空间不大，腹腔镜又不能直接触摸病灶的范围，导致对病灶的定位不准确，难以完整切除病灶，故手术效果通常较经阴道手术差，且对手术医生的腔镜下操作技术要求较高，难以广泛开展。但当发现子宫可能粘连于前腹壁时，腹腔镜与经阴道联合手术是最好的选择。

三、经腹子宫瘢痕憩室切除加子宫修补术

经腹子宫憩室修补术是目前开展时间最长的治疗方法。虽然经腹手术没有微创手术创伤小、恢复快等优点，但近年来仍被临床使用。有临床研究表明，经腹手术术前准备时间短，可在直视下进行，可直接用手指触摸、寻找组织薄弱处，手术操作简单可靠，可以做到避开内膜的肌层缝合，有利于术后恢复。但随着微创观念的发展及技术的进步，经腹 PCSD 切除术因其损伤大、恢复慢，不符合现代的微创理念，已逐渐被其他更好的手术方式所取代。

第六节 术后恢复指标及再次妊娠的相关问题

一、疗效评判标准

1.治愈：经期 ≤ 7 天；无经间期异常子宫出血；阴道 B 超提示憩室消失，局部肌层增厚。宫腔镜检查子宫峡部病灶处变平整。

2.好转：经期较前缩短 ≥ 2 天，但仍 > 7 天；无经间期异常子宫出血；阴道 B 超提示憩室缩小，局部肌层增厚。宫腔镜检查子宫峡部憩室病灶从手术前的中度或者重度变为轻度。

3.无效：经期较前无明显变化或经期缩短 < 2 天；或仍有经间期异常子宫出血；B 超及宫腔镜提示憩室腔大小无明显改变。

4.复发：术后 3 个月症状治愈或好转，但 6 个月症状恢复同前；憩室初检查缩小，后再次出现。

已经治愈和好转判为有效，术后症状改善不明显，但药物治疗后症状明显改善者亦判断为有效；复发判为无效。若患者瘢痕憩室已经治愈或好转，由于再次宫腔操作（人流、上环等）导致局部再次受损形成憩室的，不能判为复发。

二、疗效判定方法

1.根据症状判定。

2.阴道彩超：于术后 1 个月、2 个月月经第 8 ～ 12 天用阴道 B 超进行复查，并与患者术前 B 超影像对比。

3.宫腔镜检查：术后 3 ～ 6 个月，可行宫腔镜检查，精确评估子宫瘢痕憩室修复的情况。

三、术后再次妊娠的时间

正常子宫肌层由大量平滑肌组织及少量弹力纤维、胶原纤维组成。子宫峡部肌壁结构与宫体部相似，妊娠晚期子宫峡部伸展形成子宫下段，子宫下段剖宫产切口即在此处。尽管术后由于子宫的缩复、瘢痕的愈合，切口缩小；但有研究证实，依据组织解剖学结果，与正常子宫峡部相比，剖宫产术后 95% 瘢痕局部变薄、弹性较差。据文献报道，剖宫产子宫切口瘢痕修复成熟和机化需要 2 ～ 3 年，但子宫肌层的瘢痕缺损及内膜缺陷仍持续存在较长时间。而非孕期子宫瘢痕憩室周围正常肌层没有妊娠期解剖学的改变和受激素影响生理上的改变，此时进行的子宫瘢痕憩室病灶切除，只要能完整切除瘢痕憩室缺损处薄弱的组织，将上下正常肌层对合良好，愈合应该优于剖宫产伤口，术后妊娠时间应该可以提前于剖宫产后再次妊娠时间。

随着生育政策的改变，90% 行憩室病灶切除的患者均有再生育的需求。笔者团队近 5 年经阴道修复子宫瘢痕憩室 300 多例，观察术后妊娠患者 100 多例，受孕时间 90% 在术后半年至 1 年，其余 10% 的患者在术后 3 个月左右无计划意外妊娠，因胎儿珍贵不愿流产，密切观察下继续妊娠。所有怀孕到孕晚期的患者，B 超监测子宫瘢痕憩室修补处，均无先兆子宫破裂迹象，没有一例发生晚孕期子宫破裂。因此，术后监测若瘢痕憩室修复成功，再次怀孕时间建议定为术后 6 个月开始计划自然妊娠或行 IVF 治疗。

（柳晓春、郑玉华、陈向东、伍丽霞、杨超）

参考文献

[1] 朱琳.剖宫产后子宫切口憩室 7 例分析.中国现代医生，2008，46（3）：76，14.

[2] 陈玉清，常亚杰，姚书忠.阴式手术在子宫切口瘢痕憩室治疗中的应用.中华妇产科杂志，2012，47（8）：626-628.

[3] KEYMER E. Dehiscence of old hysterectomy scar, 1931-1955.Bol Soc Chil Obstet Ginecol, 1955, 20（4）：87-90.

[4] MASUDA H, UCHIDA H, MARUYAMA T, et al.Successful treatment of atypical cesarean scar defect using endoscopic surgery.BMC Pregnancy Childbirth, 2015, 22（15）：342-346.

[5] PEREZ-MEDINA T, SANCHO-SAUCO J, RIOS M, et al.Hysteroscopy in pregnancy-related conditions：descriptive analysis in 273 patients.J Minim Invasive Gynecol, 2014, 21（3）：417-425.

[6] SURAPANENI K, SILBERZWEIG J E.Cesarean section scar diverticulum：appearance on hysterosalpingography. AJR Am J Roentgenol, 2008, 190（4）：870-874.

[7] MORRIS H. Surgical pathology of the lower uterine segment caesarean section scar：is the scar a source of clinical symptoms?Int J Gynecol Pathol, 1995, 14（1）：16-20.

[8] HAYAKAWA H, ITAKURA A, MITSUI T, et al. Methods for myometrium closure and other factors

impacting effects on cesarean section scars of the uterine segment detected by the ultrasonography. Acta obstet Gynecol Scand，2006，85（4）：429-334.

[9] 王燕燕、陈俊虎，张秀果.两种缝合技术对形成剖宫产子宫切口瘢痕憩室的比较.昆明医科大学学报，2017，38（2）：62-65.

[10] YAZICIOGLU F，GOKDOGAN A，KELEKCI S，et al. Incomplete healing of the uterine incision after caesarean section：is it preventable?Eur J Obstet Gynecol Reprod Biol，2006，124（1）：32-36.

[11] GLAVIND J，MADSENL D，ULDBJERG N，et al. Ultrasound evaluation of Cesarean scar after single- and double- layer uterotomy closure：a cohort study.Ultrasound Obstet Gynecol，2013，42（2）：207-212.

[12] OSSERO V，JOKUBKIENE L，VALENTIN L. High prevalence of defects in Cesarean section scars at transvaginal ultrasound examination.Ultrasound Obstet Gynecol，2009，34（1）：90-97.

[13] OFILI-YEBOVI D，BEN-NAGI J，SAWYER E，et al. Deficient lowersegment Cesarean section scars：prevalence and risk factors. Ultrasound Obstet Gynecol，2008，31（1）：72 -77.

[14] WANG C B，CHIU W W，LEE C Y，et al. Cesarean scar defect：correlation between Cesarean section number，defect size，clinical symptoms and uterine position. Ultrasound Obstet Gynecol，2009，34（1）：85-89.

[15] FABRES C，AVILES G，DE LA JARA C，et al. The cesarean delivery scar pouch：clinical implications and diagnostic correlation between transvaginal sonography and hysteroscopy.J Ultrasound Med，2003，22（7）：695-700，701-702.

[16] UPPAL T，LANZARONE V，MONGELLI M.Sonographically detected caesarean section scar defects and menstrual irregularity.J Obstet Gynaecol，2011，31（5）：413-416.

[17] 斯科吉.威廉姆斯妇科学.陈春玲，主译.北京：科学出版社，2011：208.

[18] 聂玲，伍琼芳，陈晶晶，等.7例剖宫产后子宫憩室 IVF-ET 治疗临床分析.现代妇产科进展，2010，19（12）：953-954.

[19] NAJI 0，WYNANTS L，SMITH A，et al.Does the presence of a Caesarean section scar affect implantation site and early pregnancy outcome in women attending an early pregnancy assessment unit?Hum Reprot，2013，28（6）：1489-1496.

[20] 曹耀萍，李强.剖宫产术后子宫瘢痕妊娠的临床治疗及护理.护士进修杂志，2013（22）：2060-2061.

[21] 周应芳，杨慧霞.重视剖宫产术后子宫瘢痕妊娠的预防和处置.中华妇产科杂志，2014，49（1）：3-5.

[22] MARROTTA M L，DONNEZ J，SQUIFFLET J，et al.Laparoscopic repair of post cesarean section uterine scar defects diagnosed in nonpregnant women.J Minim Invasive Gynecol，2013，20（3）：386-391.

[23] OSSERO V，JOKUBKIENE L，VALENTIN L. Cesarean section scar defects：agreement between transvaginal sonographic findings with and without saline contrast enhancemet.Ultrasound Obstet Gynecol，2010，35（1）：75-83.

[24] 周冬，肖梅.B 超检测妊娠晚期子宫下段厚度准确性的探讨.中国妇幼保健，2012，27（19）：3029-

3031.

[25] 何玉甜，陈敦金.凶险性前置胎盘诊断和处理的再认识.中华围产医学杂志，2015，18（7）：494-496.

[26] USZYFISKI W，USZYFISKI M.Placenta accreta：epidemiology，molecular mechanism　（hypothesis）and some clinical remarks.Ginekol Pol，2004，75（12）：971-978.

[27] DONNEZ O，JADOUL P，SQUIFFLET J，et al. Laparoscopic repair of wide and deep uterine scar dehiscence after cesarean section. Fetil Steri1，2008，89（4）：974-980.

[28] ARMSTRONG V，HANSEN W F，VAN VOORHIS B J，et al. Detection of cesarean scars by transvaginal ultrasound.Obstet Gynecol，2003，101（1）：61-65.

[29] TAHARA M，SHIMIZU T，SHIMOURA H. Preliminary report of treatment with oral contraceptive pills for intermenstrual vaginal bleeding secondary to a cesarean section scar. Fertil Steril，2006，86（2）：477-479.

[30] TOWER A M，FISHMAN G N.Cesarean scar defects：an underrecognized cause of abnorman uterine bleeding and other gynecologic complications.J Minim Invasive Gynecol，2013，20（5）：562-572.

[31] 陈萍，汪希鹏，陈慧慧，等.经阴道超声评估剖宫产术后瘢痕的应用价值.中华超声影像学杂志，2015，24（5）：422-425.

[32] 黄红艳，周苏晋，吴碧君，等.经阴道三维与二维超声对剖宫产术后子宫切口瘢痕处憩室诊断的对比分析.临床医学工程，2015，22（5）：540-541.

[33] 高晓艳，张玲，张鹏，等.阴道三维超声对剖宫产术后子宫切口憩室导致的子宫异常出血的诊断价值.实用医学杂志，2016，32（10）：1598-1601.

[34] 李莉，赵银卿，黄佩宁，等.经阴道切除子宫瘢痕憩室的临床疗效评估.国际医药卫生导报，2014，20（11）：1565-1567.

[35] ERICKSON S S，VAN VOORHIS B J. Intermenstrual bleeding secondary to cesarean scar diverticuli：report of three cases. Obstet Gynecol，1999，93（5 Pt 2）：802-805.

[36] IRVINE G A，CAMPBELL-BROWN M B，LUMSDEN M A，et al. Randomised comparative trial of the levonorgestrel intrauterine system and norethisterone for treatment of idiopathic menorrhagia.Br J Obstet Gynaecol，1998，105（6）：592-598.

[37] DIAZ-GARCIA C，ESTELLES J G，ESCRIVA A M，et al. Scar abscess six years after cesarean section：laparoscopic and hysteroscopic management.J Minim Invasive Gynecol，2009，16（6）：785-788.

[38] CHANG Y，TSAI E M，LONG C Y，et al.Resectoscopic treatment combined with sonohysterographic evaluation of women with postmenstrual bleeding as a result of previous cesarean delivery scar defects.Am J Obstet Gynecol，2009，200（4）：370-371.

[39] FABRES C，ARRIAGADA P，FERNANDEZ C，et al. Surgical treatment and follow-up of women with intermenstrual bleeding due to cesarean section scar defect. J Minim Invasive Gynecol，2005，12（1）：

微创时代的生殖外科手术图谱

25-28.

[40]   LUO L, NIU G, WANG Q, et al.Vaginal repair of Cesarean section scar diverticula.J Minim Invasive Gynecol, 2012, 19（4）: 454-458.

[41]   丁景新，陈建亮，张宏伟，等.宫腹腔镜联合修补剖宫产术后子宫切口憩室.复旦学报（医学版），2012，39（5）：506-510.

[42]   龙琼华，彭海兰，卢少红，等.子宫切口憩室引起的月经淋漓不净的临床分析.中国保健营养（中旬刊），2013（7）：614-615.

[43]   郭银树，段华，张颖，等.宫腔镜联合B超及腹腔镜在剖宫产切口憩室诊治中的应用.中国微创外科杂志，2011，11（11）：1019-1021.

[44]   CHEN Y, CHANG Y, YAO S.Transvaginal nianagement of cesarcan scar section diverticulum：a novel surgical treatment.Med Sci Monit, 2014, 20（4）: 1395-1399.

[45]   王马列，梁润彩.阴式手术治疗剖宫产术后子宫切口憩室53例疗效观察.暨南大学学报（医学版），2013，34（4）：417-420.

[46]   汤雅玲，汪燕，邱娜璇.剖宫产瘢痕妊娠70例临床分析.中国计划生育和妇产科，2016，8（3）：32-34.

[47]   冯令达，顾静珍，陆慧娟，等.剖宫产子宫瘢痕病理与临床的关系.中国生育健康杂志，2007，18（3）：144-146.

[48]   董文，卢桂强，刘津.VBAC试产结局与相关因素的关系.河北医药，2015，37（16）：2450 -2452.

[49]   VERVOORT A J，UITTENBOGAARD L B，HEHENKAMP W J，et al.Why do niches develop in caesarean uterine scars? Hypotheses on the aetiology of niche development.Hum Reprod, 2015, 30（12）: 2695-2702.

第四章　剖宫产术后子宫瘢痕憩室的诊治

第五章　宫腔粘连与不孕

宫腔粘连（intrauterine adhesion，IUA）于 1894 年由 Fritsch 首次报道，1948 年 Asherman 首次对其命名并做详细描述，故又称 Asherman 综合征，指子宫内膜基底层受到损伤后，局部内膜变薄或缺失，受损的内膜或裸露的肌壁在宫腔内形成不规则的粘连，导致宫腔形态失常，宫角封闭，甚至宫腔部分或者全部闭锁。临床上多表现为闭经或月经量减少、周期性腹痛、不孕及妊娠后胎儿生长受限等，严重影响育龄妇女的生育健康。我国是 IUA 发病大国，因庞大的人口基数及既往计划生育政策致使人工流产或刮宫人数居高不下，IUA 已经成为继发不孕的首要原因。据统计，IUA 在不孕症中的发病率为 7.8% ～ 21.2%，对于育龄期希望妊娠的 IUA 患者，目前首选治疗方法还是宫腔镜下宫腔粘连分离术（transcervical resection of adhesions，TCRA），这是治疗宫腔粘连的标准方法，但术后宫腔粘连的复发率达到 3.1% ～ 23.5%，重度宫腔粘连术后的复发率更是高达 62%。因此，对于宫腔粘连的治疗及预防再粘连的发生一直是妇科学研究的热点。

第一节　宫腔粘连的原因及发病机制

目前普遍认为各种原因导致的子宫内膜纤维化及瘢痕化、不同程度子宫内膜基底层受损致内膜缺失或变薄、增生或分泌不足、子宫前后壁粘连、宫腔容积缩小等病理改变均可导致宫腔粘连。其病因包括机械性损伤、感染等，其中早孕期进行的人工流产和产后刮宫是宫腔粘连的主要病因，分别占 67% 和 22%。

一、引起宫腔粘连的主要原因

1. 妊娠期子宫腔的损伤：宫腔手术负压吸宫、中孕钳刮、中孕引产后出血刮宫术和妊娠残留物等导致反复多次的刮宫，易损伤内膜基底层，致损伤性粘连，最为多见。目前研究发现宫腔粘连 66.7% 发生于流产后，21.5% 发生于足月产后，2% 发生于剖宫产后，0.6% 发生于葡萄胎清宫后。

2. 非妊娠期子宫内膜的损伤：子宫肌瘤剔除术（进入宫腔）、子宫黏膜下肌瘤经宫腔摘除术、子宫纵隔切除术等。

3. 炎症因素：宫内感染如子宫结核、子宫内膜炎、宫腔操作术后继发感染、产褥期感染等。

4. 子宫发育不良：有研究提示宫腔粘连的发生与子宫体积有关，如子宫发育不良致宫腔狭小，血液供应不足，导致子宫内膜修复不良的同时子宫内膜发育差，刮宫后更容易发生内膜基底层的损伤而导致宫腔粘连的发生。

5. 子宫动脉栓塞术（uterine artery embolization，UAE）：术后宫腔粘连的发生率为 10.2%～14.0%。宫腔粘连作为 UAE 术后并发症的报道很少，UAE 术中栓塞程度过强或栓塞剂选择错误则有可能引起子宫内膜萎缩甚至坏死，从而导致宫腔粘连。根据宋冬梅等的研究，发现 UAE 手术栓塞剂的选择，如栓塞剂颗粒大小和造影剂的用量是发生宫腔粘连的影响因素。

二、宫腔粘连的组织学分类

根据粘连的严重程度可以分为以下几种。

1. 膜性粘连：与正常子宫内膜相似。

2. 肌性粘连：覆盖薄层子宫内膜，表面有腺管开口。

3. 纤维结缔组织粘连：表面无子宫内膜层，致密结缔组织的纤维粘连，内膜纤维化，基底层被纤维组织代替，纤维粘连形成，通常无血管，基质钙化成骨化，似盐碱地。

三、宫腔粘连的发病机制

1. 存在局灶性缺血缺氧改变：血管生成是子宫内膜正常修复过程的重要步骤，当子宫内膜受损后宫腔纤维组织形成，纤维附着部位子宫内膜稀薄、萎缩、腺体无活性，缺乏有血管的间质，粘连局部处于低氧缺血的微环境。

2. 相关细胞因子在子宫内膜组织中高表达：研究发现与粘连形成相关的细胞因子有转化生长因子 β_1（TGF-β_1）、血小板源性生长因子 BB（PDGF-BB）和碱性成纤维细胞生长因子（bFGF），这些因子在 IUA 术后创面渗出液中浓度明显增高，在 IUA 术后创面修复过程中不断渗出，促进了成纤维细胞的生长及细胞外基质（extracellular matrix，ECM）的合成，从而促使了粘连形成。

3. 雌激素受体表达异常，对雌激素的敏感性下降，以及子宫内膜被破坏，内膜供血不足，对生理剂量的雌激素反应较差，使其无法发挥促进内膜修复的作用，导致粘连形成。

4. 干细胞减少，将导致子宫内膜修复障碍。

第二节　宫腔粘连的诊断及分型

IUA 的诊断方法有子宫输卵管造影及宫腔声学造影检查、B 超及 MRI 检查等，宫腔镜检查能全面评估宫腔形态，子宫内膜分布，粘连性质、部位、程度和范围，因而成为诊断 IUA 的金标准。随着诊疗技术的进步尤其是宫腔镜技术的开展，IUA 的检出率不断升高，其中育龄妇女占 90% 以上。

一、宫腔粘连的诊断方法

（一）子宫输卵管造影

子宫输卵管造影是把造影剂经宫颈注射入宫腔，通过盆腔 X 线片显示宫腔形态、输卵管走行及其通畅程度，其对 IUA 的诊断符合率可达 91.89%，同时还可显示 IUA 的位置。但这种操作方法的缺点为侵入性检查，患者的痛苦及并发症较多，且无法提示粘连的坚韧度和类型，不能显示子宫内膜纤维化，以及轻度稀疏的粘连带，黏液、气泡和碎片形成的充盈缺损可能造成假阳性（图 5-2-1）。

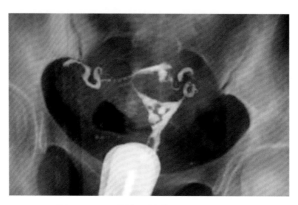

图 5-2-1　子宫输卵管造影提示宫腔粘连

（二）超声检查

超声检查包括经腹及经阴道，用于观察宫腔有无积液，子宫内膜回声及厚度是否均匀，有无内膜连续性中断，子宫内膜与肌层分界是否清晰，有无合并其他宫腔内病变。其中经阴道三维超声诊断 IUA 具有较高准确率，但其不能显示宫腔整体形态，容易漏诊，尤其对于轻度粘连，蒋贤辉等报道经阴道超声诊断 IUA 的敏感性为 79.7%，而对轻度 IUA 的检出率仅为 19.2%（图 5-2-2）。

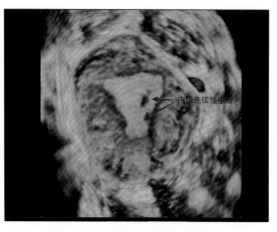

图 5-2-2　三维超声检查提示宫腔粘连

（三）子宫声学造影

子宫声学造影是通过向宫腔内灌注造影剂以观察宫腔内的病变，它通过增加组织间的声阻抗差及膨胀宫腔，从而使宫内结构在造影剂超声窗下显示得更加清晰，提高了超声对宫腔异常的显示和对子宫内膜性与肌源性病变的鉴别诊断能力。子宫声学造影诊断宫腔内病变操作简单、安全易耐受、对宫内结构观察详尽、诊断准确率高、并发症低，但由于检查过程较烦琐，医师需要一定的经验，还没有普遍推广（图 5-2-3）。

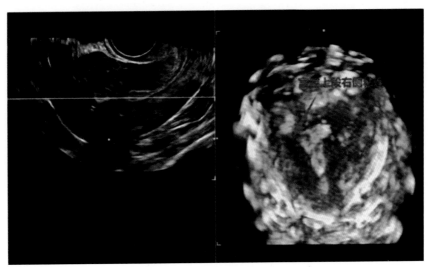

图 5-2-3　超声造影检查提示宫腔粘连

（四）磁共振成像

磁共振成像（magnetic resonance imaging，MRI）较早用于 IUA 的诊断，对于明显的 IUA 诊断敏感性较高，尤其对于宫颈管粘连时的诊断有重大作用。但 MRI 对 IUA 诊断准确率低，检查费用过高，过程烦琐，不适宜普遍推广。

（五）宫腔镜

自从宫腔镜问世以来，宫腔粘连的诊断发生了彻底的改变。宫腔镜可在具有放大功能的实时监控系统下进行微创手术，在直视下观察 IUA 情况，了解粘连的部位、范围、程度、性质，观察子宫内膜及双侧输卵管开口情况，并在直视下对病变进行治疗。宫腔镜对于 IUA 的诊断及治疗至关重要，被誉为诊断宫腔粘连的"金标准"。

二、宫腔粘连的分类

（一）根据粘连的部位分类（图 5-2-4 至图 5-2-6）

1. 宫腔和宫颈管粘连。
2. 子宫体腔内部粘连（中央型粘连），粘连部位可在子宫腔内中央，也可在输卵管角部等。
3. 子宫边缘性粘连（周围型粘连），致宫腔缩窄。

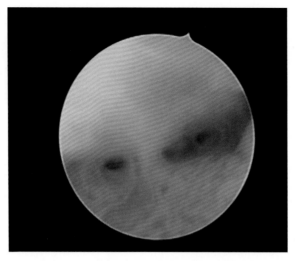

图 5-2-4　宫颈管粘连

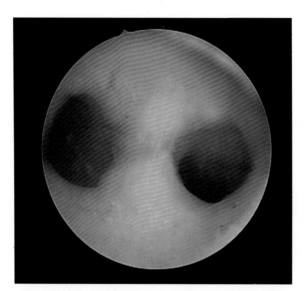

图 5-2-5　中央型粘连

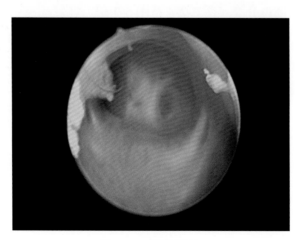

图 5-2-6　周围型粘连

（二）根据粘连部的组织结构分类（图 5-2-7 至图 5-2-9）

1. 膜性粘连。

2. 肌性粘连。

3. 结缔组织性粘连。

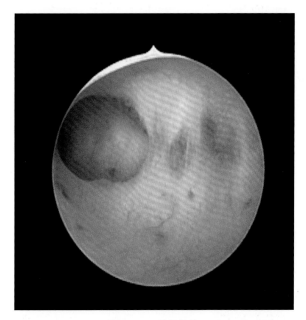

图 5-2-7　膜性粘连

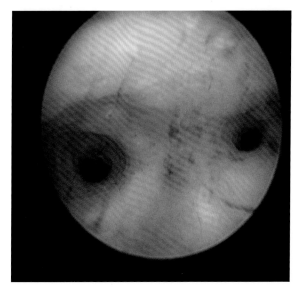

图 5-2-8　肌性粘连

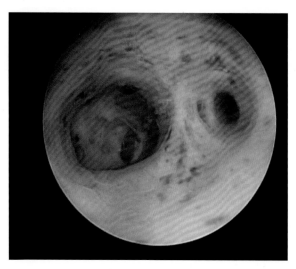

图 5-2-9　结缔组织性粘连

（三）根据宫腔粘连的程度分类

1. 目前用得较多的分类标准为美国生殖协会（American Fertility society，AFS）的分类（表 5-2-1）。

表 5-2-1　AFS 有关宫腔粘连的程度分类

粘连范围	＜ 1/3	1/3 ～ 2/3	＞ 2/3
评分	1	2	4
粘连类型	菲薄	菲薄和致密	致密
评分	1	2	4
月经模式	正常	月经减少	无月经
评分	0	2	4
总评分及分度	轻度：1 ～ 4 分；中度：5 ～ 8 分；重度：9 ～ 12 分		

2. March 分类因其较为简单直观应用也较为普遍。

轻度：粘连累及宫腔＜ 1/4，粘连菲薄或纤细，输卵管开口可见，宫腔上段病变很轻或清晰可见。

中度：粘连累及宫腔 1/4 ～ 3/4，仅粘连形成，无宫壁粘连，输卵管开口和宫腔上段部分粘连闭锁。

重度：累及宫腔＞ 3/4，宫腔粘连或粘连带肥厚，输卵管开口和宫腔上段闭锁。

3. 1998 年欧洲胃肠内镜学会（European Society of Gynaecological Endoscopy，ESGE）的分类标准如下。

Ⅰ度：宫腔内多处有纤细膜样粘连带，两侧宫角及输卵管开口正常。

Ⅱ度：子宫前后壁间有致密的纤维素粘连，两侧宫角及输卵管开口可见。

Ⅲ度：纤维索状粘连导致部分宫腔及一侧宫角闭锁。

Ⅳ度：纤维索状粘连导致部分宫腔及两侧宫角闭锁。

Ⅴa度：粘连带瘢痕化导致宫腔极度变形及狭窄。

Ⅴb度：粘连带瘢痕化导致宫腔完全消失。

4. 中国宫腔粘连诊断分级评分标准：参照 AFS 与 ESGE 提出的评分量表，结合 IUA 治疗效果及影响因素，同时，纳入与治疗结局密切相关的临床指标，提出中国 IUA 分级评分标准（表5-2-2）。

表5-2-2 中国宫腔粘连分级评分标准

评估项目	项目标准描述	评分（分）
粘连范围	< 1/3 1/3 ～ 2/3 > 2/3	1 2 4
粘连性质	膜性 纤维性 肌性	1 2 4
输卵管开口状态	单侧开口不可见 双侧开口不可见 桶状宫腔，双侧宫角消失	1 2 4
子宫内膜厚度（增殖晚期）	≥ 7 mm 4 ～ 6 mm ≤ 3 mm	1 2 4
月经状态	经量< 1/2 平时量 点滴状 闭经	1 2 4
既往妊娠史	自然流产 1 次 复发性流产 不孕	1 2 4
既往刮宫史	人工流产 早孕期清宫 中晚孕清宫	1 2 4

总评分及分度：轻度：0 ～ 8 分；中度：8 ～ 18 分；重度：19 ～ 28 分

第三节 宫腔粘连的治疗原则

一、手术适应证

1. 对于不孕、反复流产、月经过少且有生育要求的患者，宫腔粘连分离手术可作为首选治疗方法。

2. 虽有月经过少，但无生育要求，且无痛经或宫腔积血表现的患者，不需要手术治疗。

二、治疗原则

1. 宫腔镜下分离切除瘢痕组织，恢复宫腔的正常大小和形态，有效保护残留内膜。

2. 阻隔粘连分离后创面，防止宫腔再粘连。

3. 促进残存的子宫内膜生长，覆盖创面。

4. 尽早再次宫腔镜探查，及早消除早期的粘连。

5. 促进再生育。

IUA 的治疗包括宫腔形态恢复及内膜损伤后的重建过程。外科手术可以恢复有效的宫腔解剖结构，为内膜提供爬行覆盖空间，但损伤后有效内膜缺失、血管闭塞及继发的炎症反应都影响着内膜再生，进而导致粘连反复再现和薄层内膜，最终影响生殖功能。如何使残存的内膜组织如种子一样逐渐发芽慢慢扩展至覆盖宫腔创面，是防止宫腔粘连再复发的主要措施，也是当今妇科领域的难点。

子宫内膜的有效修复开始于粘连分离手术后，当宫腔内留存纤维粘连束带时，周围正常的内膜无法跨越爬行，而且粘连的位置始终无法被内膜覆盖，总体修复效率低下。因此，IUA 术中不仅要将粘连的纤维组织切开，还要将粘连束带切除，使打开的宫腔壁恢复平整的状态，利于内膜的爬越修复，同时，术后二次检查非常重要，首先要确认手术效果，对新形成的粘连也要行再次分离。而每次手术时都应注意对正常内膜的保留，为内膜修复留下种子。而且，重度 IUA 术后的内膜修复需要时间，不能急于在宫腔形态恢复正常后立即指导受孕。

第四节　宫腔镜下宫腔粘连分离术

宫腔镜下宫腔粘连分离术（transcervical resection of adhesion，TCRA）是 IUA 常规的治疗方案。主要包括机械性手术和能源性手术，为减少并发症的发生，常规在 B 超引导下手术。

一、术前准备

1. 手术前内膜预处理：有文献报道，对于重度宫腔粘连的患者，术前 1 ～ 2 个月适当使用雌激素类药物进行预处理，促进残存的正常内膜增生，可避免手术对子宫内膜的过度破坏。

2. 住院期间的准备：

（1）术前常规实验室检查，排除全身其他病变，闭经患者排除妊娠可能。

（2）手术于月经干净 2 ～ 7 天内进行。

（3）软化宫颈：有几种方法可选用。①术前 2 ～ 12 小时宫颈放置一次性宫颈扩张棒；②术前 12 小时宫颈置入 16 号导尿管；③分别于手术前 12 小时、2 小时于阴道放置米索前列醇 400 μg；④术前 20 分钟静脉滴注间苯三酚 80 mg。

（4）手术前禁食 8 小时，禁水 4 小时。

二、手术方法

麻醉可选择静脉全麻或腰麻。

1. 机械性手术，主要用于轻度或中度粘连。膜样或中间型粘连比较合适。用微型分离剪在宫腔镜直视下直接分离粘连，对正常子宫内膜损伤较小且不易形成瘢痕组织，避免能源系统对子宫内膜的热损伤。但对于残留的肌性或纤维结缔组织团块微型剪难以剪除，宫腔不平整，不利于残留内膜的生长（图 5-4-1）。

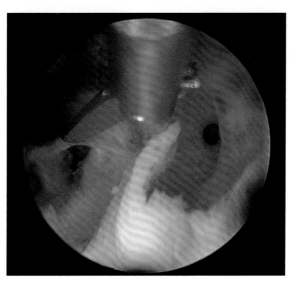

图 5-4-1　微型剪分离宫腔粘连

2. 能源性手术：主要用于粘连较重的肌性或者结缔组织性粘连。首先选择针状电极（最大限度降低组织电热效应损伤）划开粘连的肌肉或结缔组织，对残留子宫内膜实施"游离内膜瓣法"分离并予以保护（保留内膜瓣根蒂的血供，促使内膜生长修复）；宫颈处的致密粘连也可用针状电极划开；宫底部的广泛粘连，需用针状电极横向切开，并向宫角处移行，完全打开宫底；宫角处致密粘连可在超声监测下用针状电极分离粘连带（图 5-4-2）。

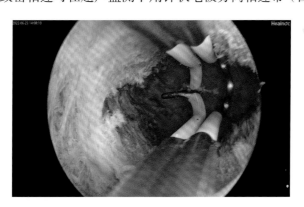

图 5-4-2　针状电极分离宫腔粘连

然后使用环形电极切除较硬子宫腔内纤维瘢痕组织，恢复子宫解剖学形态。尤其注意子宫底、双侧子宫角部的分离，并使游离的内膜瓣贴敷创面，实现对子宫内膜的有效保护（图 5-4-3）。

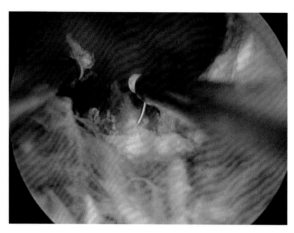

图 5-4-3　环形电极切除粘连瘢痕组织

同时进行双侧输卵管状态和功能的评估，为后续恢复生育力提供依据。电切尽量采取鼓点式，避免长时间连续电切，减少电热对子宫内膜的副损伤。

3. 二次手术：对重度粘连患者可分次手术，尽量避免医源性损害，应尽可能保护原有的子宫内膜，减少并发症的发生。早期进行二次宫腔探查，此时复发的宫腔粘连多数比较稀疏，用宫腔微型剪刀即可恢复宫腔形态，可避免能量器械对残存子宫内膜的再次损伤，降低电切术后创面渗出所致再粘连的风险。虽然 TCRA 后再次宫腔镜探查的作用是肯定的，但不同报道提出的再次探查时间从 7 天至 3 个月不等。美国妇科腔镜学会推荐，TCRA 后 2 ～ 3 个月进行宫腔镜再次探查。许多报道认为术后 1 ～ 2 个月进行再次宫腔探查更有利于减少宫腔粘连的再复发。

第五节　宫腔粘连术后预防再粘连的措施

预防宫腔粘连术后再复发是治疗宫腔粘连的主要措施，也是治疗成功的关键。但对于重度宫腔粘连，要达到重新恢复宫腔的形态及功能，还有许多难题需要继续研究。研究表明，宫腔粘连分离术后再粘连发生率为 3.1% ～ 23.5%，其中 20.0% ～ 62.5% 为宫腔重度粘连。

目前，对于预防宫腔镜下粘连分离术后再复发的措施有以下几方面。

一、术后立即使用物理屏障或生物屏障阻隔宫腔的合拢粘连

（一）物理屏障

1. 宫内节育器（intrauterine device，IUD）：IUD 在 1966 年就被应用于宫腔粘连术后，

至今仍被广泛应用，众多研究表明 IUD 作为物理屏障，在一定程度上可以阻隔宫腔创面黏附从而达到预防粘连的效果，在宫腔镜宫腔粘连分离术后起到良好的辅助作用，从而有效避免宫腔粘连再形成，防患于未然，这也极大地促进了宫内节育器在宫腔粘连治疗中的应用。

不同宫内节育器适用于不同程度的宫腔粘连。金属圆环接触面积大，支撑宫腔面积大，对于两侧壁粘连患者术后可放置"O"形宫内节育器；对于中央型粘连或两侧宫角处粘连患者术后可放置"T"形宫内节育器；对于混合型粘连或粘连面积较大患者可同时放置"T"和"O"形两枚宫内节育器，以充分支撑宫腔。

放置的时间一般为 1 ~ 3 个月，时间不宜过长，以免 IUD 嵌入子宫肌层难以取出。IUD 的选择不可过大、过硬，不可选择含铜或含孕激素的 IUD。国内学者研究显示，IUD 对于轻、中度的 IUA 效果好，而对于重度的 IUA，IUD 预防粘连效果不如球囊尿管或防粘连膜，故对于轻、中度 IUA 建议选择 IUD，因为其在保证疗效的同时还可以减轻患者的经济负担，而对于重度 IUA，术后放置节育器容易发生嵌顿或者包裹粘连，建议选择球囊尿管或防粘连膜（图 5-5-1）。

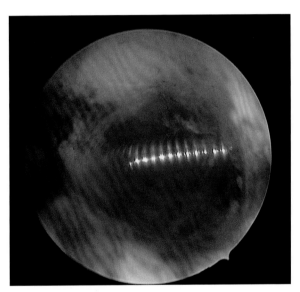

图 5-5-1　宫腔粘连术后二次探查发现节育环嵌顿

2. 球囊：目前可用 Foley 尿管球囊和 COOK 球囊。

（1）Foley 尿管球囊：目前常用，因其面积较大，能将宫腔创面充分撑开，起机械分离及支撑作用，使子宫四壁分离，内膜沿球面生长，导尿管还可引流宫腔内液体，有利于内膜生长，防止 IUA。很多研究显示，相比 IUD，球囊导尿管的屏障作用更显著，术后放置球囊导尿管的患者月经恢复、妊娠比例及妊娠结局均优于单纯使用 IUD 的患者。申爱荣等的研究表明，宫腔粘连术后应用 Foley 球囊预防再粘连优于 IUD（图 5-5-2）。

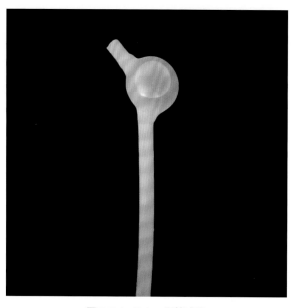

图 5-5-2　Foley 尿管球囊

　　放置时间：可以放置 2 ～ 4 周，将球囊下方管子于宫颈外口 2.5 ～ 3.0 cm 用丝线捆扎两道，剪除捆扎线下方的管子，使球囊下方管子位于阴道内，不阻碍患者活动，可带球囊出院。患者出院后每周复查一次，进行阴道擦洗消毒，预防感染（图 5-5-3）。

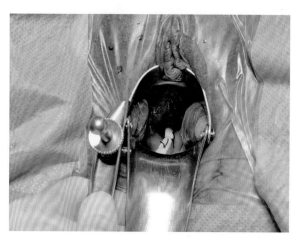

图 5-5-3　将球囊下方管子置于阴道内

　　球囊注水量：过度膨胀的球囊可增加子宫壁的压力，可能会导致子宫壁的血流量下降，潜在影响子宫内膜再生。根据扩开的宫腔大小确定注水量，一般向球囊内注射 3 ～ 4 mL 的生理盐水。

　　（2）COOK 球囊：由硅胶制造，似心形，更适宜宫腔形态。研究发现，TCRA 后使用 COOK 球囊支撑宫腔 7 天，预防再粘连的有效率达 94.4%（34/36），而安置宫内节育器预防再粘连的有效率为 77.8%（28/36）。朱蕾蕾等将 COOK 球囊留置在宫腔内 2 ～ 3 个月，再次宫腔镜探查时发现仅 2.24%（3/134）有轻度粘连，表明长时间留置 COOK 球囊对宫腔粘连有明显疗效，但有1例患者并发急性生殖道感染。长时间放置COOK球囊的安全性还需进一步研究证实。

（二）生物屏障

1. 羊膜：自从1910年Davis首先将羊膜+绒毛膜进行皮肤移植取得成功后，羊膜逐渐被应用于外科领域，移植的羊膜可以起到支架和屏障作用，还具有抑制炎症反应和抗纤维化作用，而且不引起免疫排斥反应，具有干细胞样细胞，无致瘤性。目前，其已经广泛应用于治疗睑球粘连、硬脑膜粘连等。在妇科领域，有研究发现，羊膜在宫腔内可隔离宫壁，为残留内膜生长提供支架，以促进内膜修复再生，抑制纤维瘢痕形成。Amer和Abd-El-Maeboud首次报道了在TCRA后应用羊膜包裹球囊放置于宫腔内治疗宫腔粘连，结果显示其有效降低了中重度宫腔粘连患者的术后再粘连率。Gan等研究表明，与仅放置球囊相比，球囊表面包裹冻干羊膜放置于宫腔的患者粘连再发率降低，且月经量及妊娠情况均有改善。

目前妇科领域关于羊膜移植用于预防IUA的研究较少，且仅用于基底膜损伤较重的IUA。目前市面上的羊膜是眼科使用的，其形态大小无法与宫腔完全适应，单纯羊膜移植不能使受损的子宫内膜基底膜完全恢复，且价格较贵，所以其有效性及实用性仍需进一步研究证实。

2. 透明质酸：透明质酸钠凝胶是高分子聚糖类生物材料制成的高浓度凝胶，其网状结构可隔离宫壁支撑宫腔预防粘连，抑制组织表面渗血加重，并可抑制炎性细胞的激活和聚集，减少受创伤组织的成纤维细胞，增加血浆纤维蛋白溶解酶的聚集，从而防止受损组织发生粘连，透明质酸还可刺激浆膜细胞的生理性修复，有良好的生物相容性及促进创伤无瘢痕修复的功能。宫凤艳等的研究显示，重度宫腔粘连分离术后宫内注入透明质酸钠凝胶可有效预防粘连复发，促进内膜生长，并改善月经量及妊娠率。

3. 医用几丁糖：几丁糖是从蟹壳中提纯的高分子化合物几丁质，经深加工后制成的一种聚氨基葡萄糖，具有良好的生物屏障作用及组织相容性，可促进上皮细胞内皮生长，抑制成纤维细胞生长，促进组织生理性修复，减少组织粘连，还可局部止血，减少血肿机化造成的粘连。多个动物实验及临床实验均表明术后应用几丁糖宫腔粘连复发率明显降低，它是预防IUA安全、有效的治疗措施。周琴琴等的研究发现，对于重度宫腔粘连患者在进行TCRA后，使用COOK球囊联合几丁糖、单独使用球囊、单独使用几丁糖的宫腔粘连再发率分别为33.33%（10/30）、60%（18/30）、63.33%（19/30），表明联合使用球囊和几丁糖的宫腔粘连再发率明显低于单用球囊或几丁糖。江秋等的研究也发现，与单用激素治疗相比，TCRA后使用几丁糖联合激素治疗有效率明显升高，并使月经周期规律、月经量增加。可见，医用几丁糖在TCRA后联合其他治疗方法可有效治疗宫腔粘连，但现有研究未提及对远期妊娠率的改善情况，故仍需进一步观察研究。

4. Interceed防粘连膜：Interceed防粘连膜是由再生氧化纤维素精制的无菌、可吸收、灰白色的编织物，是第一种被美国FDA批准用于防止术后粘连的产品，它具有良好的生物相容性、可降解性、无毒性等优点。其大小为7.6 cm×10.2 cm，可按手术实际需求进行修剪。覆盖在手术创面的 Interceed 将在术后 2 ~ 4 周被吸收，在这段时间内为组织创面愈合提供了时机，因此降低了粘连的风险。研究显示，Interceed 防粘连膜能下调子宫内膜组织中转化生长因子 β_1 的表达，术后 8 小时内在宫腔表面形成一层胶状保护膜，防止宫腔粘连分离术后宫腔手术创面的再接触，为大剂量雌激素刺激子宫内膜再生创造良好的治疗时机，从而预防粘连。曾薇薇等的研究显示，重度宫腔粘连 TCRA 后宫内放置氧化再生纤维素防粘连膜联合宫内节育器治疗的有效率为 83.33%（25/30），而仅放置宫内节育器的有效率为 60.00%（18/30）。乔琳等的研究将 Interceed 防粘连膜放置于 TCAR 术后的宫腔内，因其为柔软的编织物，可适应不同的宫腔形态，对粘连较重的地方还可重点填塞。理论上可在一定时间内形成一个有效的物理屏障，至少 1 个月内可有效防止 TCRA 后宫腔手术创面在愈合过程中的再接触，为术后使用大剂量雌激素刺激子宫内膜再生、修复子宫内膜创面创造了一定的治疗时机。但 Interceed 防粘连膜置于宫腔内后难以自行展开，仍需使用节育器作为支撑物将其放入宫内。

Interceed 防粘连膜使用方法如下。

（1）将 1/2 片 Interceed 防粘连膜（美国强生公司，7.6 cm × 10.2 cm ／片）包绕金属单环后一起放置于宫腔内。B 超监测放置到宫腔正中位置。

（2）将 1/2 片 Interceed 防粘连膜疏松包裹于 Foley 尿管前端，将宫颈扩张至 8 号半以上扩条，将包裹 Interceed 防粘连膜的 Foley 尿管前端放入宫腔，注水使水囊膨胀，将 Interceed 防粘连膜撑抵宫壁。根据宫腔的大小确定注水量，不可张力太大，影响宫壁的血运。

二、促子宫内膜生长治疗

（一）雌激素治疗

雌激素是临床常用的促进内膜生长的手段，被认为是不可或缺的辅助治疗。有研究显示，宫腔镜手术后加用雌激素可加速裸露区的上皮化，促进内膜增生修复创面来预防宫腔粘连复发。美国妇科腔镜学会关于宫腔粘连的治疗指南提出：宫腔粘连术后使用雌激素，联合或不联合孕激素，可以减少宫腔粘连复发。

1. 雌激素促进内膜生长的可能机制：①可以增加血管内皮生长因子的表达，促进内皮细胞增生、分化和迁移，从而增加内膜局部的血供。②可以有效促进子宫内膜及间质细胞的有丝分裂，引起子宫内膜基底层腺体和间质细胞增生，加速裸露区的上皮化，从而尽快修复创面，形成有利于内膜新生的微环境。

2014 年一篇 Meta 分析比较了 IUA 术后使用和不使用雌激素的临床结局，发现术后不使用雌激素的重度 IUA 患者月经改善率仅 4.3%，单独使用雌激素的月经改善率为 22.5% ~ 100.0%，同时使用雌激素和其他辅助措施时的月经改善率为 63.8% ~ 100.0%。刘畅浩等回顾分析 106 例 TCRA 后使用和未使用雌激素患者的临床资料发现，对于轻中度宫腔粘连，与不使用雌激素相比，使用雌激素的月经改善率提高，但雌激素对妊娠情况改变无明显差异，其主要与宫腔粘连的严重程度有关。有文献报道，宫腔粘连患者 TCRA 前应用戊酸雌二醇预处理对预防宫腔再粘连有一定作用。杜惠等提出，在 TCRA 后内膜生长不良的冻

微创时代的生殖外科手术图谱

胚移植周期中，于晚卵泡期经阴道用芬吗通白片［由 17β - 雌二醇（2 mg）、17β - 雌二醇（2 mg）与地屈孕酮（10 mg）组成］，可使子宫内膜的厚度明显增加，并提高临床妊娠率及胚胎着床率。

2. 雌激素的使用剂量、持续时间：多数研究采用的雌激素剂量为 4 mg 的戊酸雌二醇或 2.5 mg 的结合雌激素。雌激素的作用依赖于内膜的雌激素受体，在内膜大量破坏的重度粘连患者中，由于受体缺失即使给予大剂量的雌激素也无法正常发挥作用。因此，2015 年中华妇产科杂志发布的《IUA 临床诊疗中国专家共识》推荐术后应用 2 ～ 4 mg/d 戊酸雌二醇或等效激素，使用的疗程推荐为 2 ～ 3 个月经周期，21 天单用雌激素，加上 7 ～ 10 天的雌孕激素联合用药。陈芳等进行的动物实验也发现，雌激素过高的环境会促进转化生长因子表达。而转化生长因子 β1 是迄今发现最主要的促纤维形成细胞因子，所以过大剂量雌激素有可能促进内膜纤维化，加重宫腔粘连，但其还需进一步研究证实。过大剂量用药和过长疗程，除了耗竭内膜的雌激素受体，并无特别的优势。

3. 雌激素给药途径：有口服、经阴道和经皮肤的方式。阴道黏膜直接吸收的优点是血药浓度高，对子宫的局部效应可能比全身给药要强。有研究发现阴道使用 17-β 雌二醇可以增加子宫内膜血流灌注，但血液中过高浓度的雌激素水平是否会诱发血栓形成，以及其他不良反应现在还不明确，国内多家生殖中心给出的使用经验为阴道给药一般不超过 2 mg。对于一些肝功能异常的患者，为避免增加肝脏负担，经阴道和经皮给药都可以作为替代选择。芬吗通阴道给药与口服给药相比，可能更为安全可靠，但是其相关文献报道较少，在治疗方法和剂量方面尚无定论，仍有待进一步研究。

（二）生长激素（growth hormone，GH）治疗

生长激素是腺垂体细胞分泌的一种蛋白激素。有研究发现，生长激素可以促进子宫内膜局部血液循环、颗粒细胞分泌雌激素，增强雌激素受体敏感性，可以调节炎性细胞因子水平来影响子宫内膜的生长。杨力等的研究发现，TCRA 后在常规治疗的基础上加用生长激素，可使子宫内膜厚度及月经量增加，妊娠率提高，宫腔粘连再复发率及炎性细胞因子水平降低，但对内膜血流指数的改善无明显差异。也有研究发现，加用生长激素的观察组患者月经改善率明显增高，宫腔粘连的发生率也显著下降，而且妊娠成功率也明显升高。马新想等的研究再次证明 GH 可以改善子宫内膜容受性，其研究结果显示卵泡期应用生长激素可以改善子宫内膜发育不良患者的子宫内膜厚度，但是对子宫内膜类型并无影响。而祁玉娟等通过经宫腔灌注 GH，发现子宫内膜厚度增加，A 型内膜比例也增加，改善了子宫内膜的容受性及妊娠率。

目前常见的用法有：①术后第 1 天给予 4 IU 重组人生长激素皮下注射，连续使用 5 天；②在月经干净后，以及内膜转化日，均用移植管向宫腔内注射 2 IU 的生长激素。

（三）血管活性药物的应用

阿司匹林、硝酸甘油和西地那非在临床上被认为是可以改善子宫动脉和内膜血流的药物，在一些体外受精 - 胚胎移植的临床研究中也发现了其改善血供及增加子宫内膜厚度的作用。曹玉华进行的随机对照研究发现，对于重度宫腔粘连分离术后患者，与未使用阿司匹林相比，

在激素药物治疗的基础上联合应用阿司匹林可使子宫内膜厚度明显增加，且子宫内膜血供、妊娠率也得到改善。

最近有一项前瞻性队列研究表明重度 IUA 术后阿司匹林联合球囊放置比单独放置球囊内膜增厚更明显，但妊娠率没有得到改善。沈军等的研究发现，西地那非可松弛平滑肌，改善生殖系统血液供应，与仅用激素药物的对照组相比，加用西地那非的研究组子宫内膜厚度增加，月经量也明显增加。但西地那非对性欲有影响，故限制了其应用推广。

（四）粒细胞集落刺激因子

粒细胞集落刺激因子（granulocyte colony-stimulating factor，G-CSF）可作用于骨髓间充质细胞前体和蜕膜的巨噬细胞影响胚胎植入。近年，有动物实验证实干细胞动员剂（G-CSF）对子宫内膜急性损伤、慢性损伤均有一定的治疗作用，且对急性损伤的治疗效果佳。Meta 分析发现，G-CSF 宫腔灌注不仅可显著增加内膜厚度，还可增加临床妊娠率和种植率。其作用机制归结为：①诱导外周血和骨髓干细胞向宫腔迁移，促进上皮细胞增生和间质细胞增生分化；②通过自分泌和旁分泌途径释放内源性细胞因子，加强"母胎对话"；③诱导滋养层细胞增生、侵袭来维持妊娠。子宫内膜受损的动物模型中已发现 G-CSF 可以促进子宫内膜细胞再生，尤其是在损伤后早期应用。虽然国内外较多临床研究显示，宫腔灌注 G-CSF 具有增加内膜厚度、改善内膜容受性、改善妊娠率和妊娠结局的作用，但多数研究为回顾性病例分析，且均将 G-CSF 用于辅助生殖技术中薄型子宫内膜的治疗。薄型子宫内膜可以由卵巢功能衰退、宫腔粘连引起，也可为原发性的。现有研究未将薄型子宫内膜的病因进行分类讨论，结果可能并不可靠，所以 G-CSF 对宫腔粘连分离术后内膜的作用仍需进一步研究。

（五）仿生物电疗法

仿生物电疗法即低频神经肌肉电刺激疗法，主要通过对子宫处神经反射性刺激及对神经 –肌肉的直接刺激，激活相关子宫肌肉感受器，刺激子宫血管平滑肌收缩和松弛，加速血液流动，降低血管阻力，增加盆底、阴道、子宫内膜和子宫肌肉的血液循环，加速组织修复和生理功能恢复，促进子宫内膜生长，增加子宫内膜厚度。目前该方法主要应用于治疗非创伤的薄型子宫内膜，促进 IUA 术后内膜修复仅有个别低质量的回顾性分析。李艳等的研究发现，与未使用生物电刺激相比，TCRA 术后于宫腔内放置防粘连膜联合大剂量雌激素并给予仿生物电刺激的患者有效率明显升高，从而证实了仿生物电刺激疗法联合其他方法治疗宫腔粘连的有效性。

三、干细胞

干细胞是一类可自我更新并具有多向分化潜能的细胞。Taylor 首次发现，异体骨髓来源干细胞可以迁移到受体的子宫内膜，故提出非内膜来源的干细胞可能参与了子宫内膜修复。有体外实验在补充一系列外源性激素和生长因子的条件下，成功地将骨髓来源的间充质干细胞诱导至子宫内膜上皮方向分化。Santamaria 等对 16 例宫腔粘连术后常规治疗无效的薄型子宫内膜和内膜萎缩患者进行干细胞治疗，结果发现经子宫动脉血管注入 CD133 的骨髓来源干细胞后宫腔粘连患者内膜厚度达到 6.7 mm，内膜萎缩患者达到 5.7 mm。我国有研究报道骨髓间充质干细胞可促使小鼠子宫内膜损伤部位的修复。国外也曾报道 1 例重度 IUA 患者经自体干细胞移植后成功妊娠的案例。因此，通过诱导干细胞到达子宫内膜或经子宫动脉注入干细胞有望成为宫腔粘连分离术后内膜重建的新方法。

四、抗生素治疗

TCRA 需经阴道进行，是具有感染风险的手术，术后创面炎性渗出与粘连形成有关，所以围术期应注意生殖道感染的排查，合理使用抗生素。研究发现，IUA 术后给予抗生素治疗可以改善 IUA 复发率及妊娠结局。鲁静荷等的研究认为，宫腔粘连患者阴道微生态失调的检出率为 77.6%（121/156），而健康体检者的检出率为 67.5%（108/160），提示阴道微生态失调可能与宫腔粘连的发生有关。杨立等对宫腔粘连患者行阴道分泌物检查发现，其阴道需氧菌感染率为 23.8%（29/122），而同期妇科门诊患者的阴道需氧菌感染率为 14.0%（21/150），提示宫腔粘连患者的阴道需氧菌感染率高于同期妇科门诊患者。范宝光等的研究发现对宫腔粘连分离术后检测出生殖道病原体感染的患者予有效的抗沙眼衣原体、解脲支原体及细菌等治疗后，宫腔再粘连的发生概率显著降低，月经状况明显改善，怀孕概率提高。也有学者发现宫腔感染可能在宫腔粘连中起重要作用，以输卵管开口周围多见，部分患者的子宫内膜可见慢性炎症细胞及其分泌物，少数患者可在内膜组织中发现孤立细菌等。上述证据均支持宫腔感染是宫腔粘连发病的重要因素。

五、重复宫腔镜检查

有资料显示术后 5 ～ 7 天 IUA 就会再次发生，宫腔镜是诊断 IUA 的"金标准"，于 TCRA 后 2 ～ 4 周重复行宫腔镜检查并再次分离粘连带，平均重复手术 2 ～ 3 次，可明显降低 IUA 的复发，并提高妊娠率及改善妊娠结局。但此种方法为侵入性检查，会增加患者的经济负担及精神压力。根据患者粘连情况及前次宫腔镜粘连分离术情况决定再次宫腔镜检查的时间。

第六节　宫腔粘连术后的生育管理

中重度 IUA 对生育的影响多表现为反复种植失败、流产、早产，以及前置胎盘、胎盘植入、胎盘滞留等产科并发症，严重者不得不切除子宫。因此对于有愿望改善月经问题及有生育要求的患者，IUA 的治疗及生育管理是必需的。

一、IUA 术后受孕方式的选择

（一）轻度 IUA

1.临床上对于卵巢功能正常、无不孕病史、月经规律的轻度宫腔粘连患者建议尝试自然受孕1年。对于1年后仍未受孕的患者处理原则与既往有不孕史宫腔粘连患者基本相同，应积极对其进行一系列针对性检查、治疗。

2. 对于年龄超过35岁、既往无不孕史、卵巢储备功能明显下降者尝试自然受孕时间不应超过6个月。若尝试自然受孕后6个月仍未受孕，则应尽快对其未孕原因进行评估，并通过辅助生殖治疗技术积极处理。

3. 导致夫妻双方不孕不育的原因并不一定仅是宫腔粘连。因此，对于其他可能导致不孕的不良因素均应提高重视，尽快找到不孕原因，对因治疗。

（二）中、重度IUA

1. 监测内膜厚度，选择最佳的胚胎移植时机：中、重度宫腔粘连患者同时伴有其他辅助生殖技术指征时，尽早采用辅助生殖技术进行助孕。相关研究表明，助孕结局与女性子宫内膜厚度具有高度相关性。一般中、重度IUA患者术后子宫内膜厚度也很难达到6 mm以上。此外，由于子宫内膜受到不同程度的瘢痕化损伤，也在一定程度上增加修复难度。因此，在实际工作中应遵循个体化原则开展生育管理工作，根据患者子宫内膜厚度选择最佳胚胎移植时机。

2. 加强孕期的监测：经过手术治疗，中、重度宫腔粘连患者子宫内膜厚度、形态均有所改善，但仍可能出现胎盘异常、反复种植失败等不良现象。因此，应严格加强孕期管理，对胚胎生长、发育情况进行动态观察，积极对产科并发症进行相应处理。

二、相关注意事项

1. 在为中、重度宫腔粘连患者制定胚胎移植方案时，应重点考虑女性高危妊娠风险，如胎盘面积、位置等，建议该类患者首选单胚胎移植，防止双胎导致胎盘面积过大的情况出现，积极预防一系列相关并发症。

2. 若夫妻双方生育愿望并不强烈，如备孕二胎夫妻，建议通过期待治疗进行干预。有研究表明，在随访进行期待治疗的患者7年间，有78%的患者月经问题出现明显改善，自然妊娠患者达到45.5%。

3. 若宫腔粘连患者有复发性流产病史或反复种植失败史，在常规进行宫腔镜检查、治疗后，排除子宫解剖异常，备孕前均应严格进行系统化病因筛查，包括遗传学、免疫、内分泌等筛查内容。对导致其复发性流产的原因进行综合分析，并根据其具体情况及需求制定相应治疗方案。

（郑玉华、陈永连、左越、蔡巧生、梁丽芬）

参考文献

[1] MARCH C M. Managementof Aserman's syndrome.Reprod Biomed Online，2011，23（1）：63-76.

[2] CONFORTI A，ALVIGGI C，MOLLO A，et al. The management of Asherman syndrome：a review of literature. Reprod Biol Endocrinol，2013，11（1）：118.

[3] SCHENKER J G，MARGALIOTH E J. Intrauterine adhesions：an updated appraisal. Fertil Steril，1982，37（5）：593-610.

[4] TAKAI I U，KWAYABURA A S，UGWA E A，et al. A 10-year review of the clinical presentation and treatment outcome of ashermaa 7s syndrome at a center with limited resources. Ann Med Health Sci Res，2015，5（6）：442-446.

[5] 中华医学会妇产科学分会妇科内镜学组．妇科宫腔镜诊治规范．中华妇产科杂志，2012，47（7）：555-558.

[6] VALLE R F，SCIARRA J J. Intrauterine adhesions：hysteroscopic diagnosis，classification，treatment，and reproductive outcome. Am J Obstet Gynecol，1988，158（1）：1459-1470.

[7] 刘畅浩，陈勍，卢淮武．宫腔镜宫腔粘连切除术及术后雌激素应用的疗效分析．现代妇产科进展，2011，20（2）：157-158.

[8] SENTILHES L，GROMEZ A，CLAVIER E，et al. Fertility and pregnancy following pelvicar teriale mbolisation for postpartum haemorrhage.BJOG，2010，117（1）：84-93.

[9] 宋冬梅，夏恩兰，LI Tin-chiu，等．子宫动脉栓塞后宫腔粘连生殖预后分析：附26例报告．国际妇产科学杂志，2014，41（5）：513-517.

[10] CHEN Y，CHANG Y，YAO S. Role of angiogenesis in endometrial repair of patients with severe intrauterine adhesion.Int JC lin Exp Pathol，2013，6（7）：1343-1350.

[11] YU D，WONG Y M，CHEONG Y，et al. Asherman syndrome one century later. Fertil Steril, 2008, 89（4）：759-779.

[12] KOSKAS M，MERGUI J L，YAZBECK C，et al. Office hysteroscopy for infertility：a series of 557 consecutive case. Obstetrics and gynecology international，2010，210（7）：168-172.

[13] GARGET C E，YE L. Endometrial reconstruction from stem cells. Fertil Steril，2012，98（1）：11-20.

[14] 蒋贤辉，赵博文，余婵，等．三维经阴道超声诊断宫腔粘连的临床应用．浙江医学，2011，33（3）：434-435.

[15] OLIVEIRA-CUNHA M，DENNISON A R，GARCEA G. Late complications after endoscopic sphincterotomy. Surg Laparosc Endosc Percutan Tech，2016，26（1）：1-5.

[16] 孙鲲，李春伶，刘卫星，等．宫腔粘连患者子宫内膜容积及血流参数的变化．中国超声医学杂志，2013，29（6）：543-546.

[17] LU Y，WU J C，LIU L，et al. Short-term and long-term outcomes after endoscopic sphincterotomy versus endoscopic papillary balloon dilation for bile duct stones. Eur J Gastroenterol Hepatol，2014，26（12）：1367-1373.

第五章 宫腔粘连与不孕

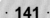

[18] JAYAPRAKASAN K，CHAN Y，ISLAM R，et al. Prediction of in vitro fertilization outcome at different antral fol licle count thresholds in a prospective cohort of 1，012 women. Fertil Steril，2012，98（3）：657-663.

[19] KNOPMAN J，COPPERMAN A B. Value of 3D ultrasound in the management of suspected Asherman's syndrome. J Reprod Med，2007，52（11）：1016-1022.

[20] 欧小凤.宫腔粘连与子宫内膜雌激素受体和孕激素受体的表达特点及意义分析.中国实用医药，2014，9（22）：91-93.

[21] The American Fertility Society classifications of adnexal adhesions，distal tubal occlusion，tubal occlusion secondary to tubal ligation，tubal pregnancies，mullerian anomalies and intrauterine adhesions. Fertil Steril，1988，49（6）：944-955.

[22] MARCH C M，ISRAE I R，MARCH A D. Hysteroscopic manage mento fintrauterine adhesions.Am J Obstet Gynecol，1978，130（6）：653-657

[23] 中华医学会妇产科学分会.宫腔粘连临床诊疗中国专家共识.中华妇产科杂志，2015，50（12）：881-887.

[24] 吕冉冉，李巧云.重度宫腔粘连分离术后预防再粘连的临床研究.实用医学杂志，2012，28（20）：3388-3390.

[25] 夏恩兰.宫腔镜学及图谱.3版.郑州：河南科学技术出版社，2016：317-318.

[26] 葛春晓，裴德恩，左怀之.宫腔镜手术为主综合治疗重度宫腔粘连27例临床研究.中国微创外科杂志，2004，4（1）：52-54.

[27] 陶址，段华.宫腔镜粘连分离术后创面渗出液中粘连相关细胞因子浓度的动态分析.中华妇产科杂志，2012，47（10）：734-737.

[28] AAGL Advancing Minimally Invasive Gynecology Worldwide. AAGL practice report：Practice guidelines for management of intrauterine synechiae. J Minim Invasive Gynecol，2010，17（1）：1-7.

[29] MYERS E M，HURST B S. Comprehensive management of severe Asherman syndrome and amenorrhea. Fertil Steril，2012，97（1）：160-164.

[30] VRACHNIS N，SALAKOS N，IAVAZZO C，et al. Bakri balloon tamponade for the management of postparty hemorrhage.Int J Gynaecol Obstet，2013，122（3）：265-266.

[31] AL-INANY H. Intrauterine adhesions. An update. Acta Obstet Gynecol Scand，2001，80（11）：986-993.

[32] 乔琳.大剂量雌激素联合 IUD、Interceed 治疗中重度宫腔粘连的临床效果观察.广州：南方医科大学，2013.

[33] 彭雪冰，夏恩兰.羊膜宫腔内植入＋人工周期治疗中、重度宫腔粘连的安全性及有效性.生殖与避孕，2012，32（12）：857-861.

[34] HEALY M W，SCHEXNAYDER B，CONNELL M T，et al.Intrauterine adhesion prevention after hysteroscopy：a systematic review and meta-analysis.Am J Obstet Gynecol，2016，215（3）：267-275，e7

微创时代的生殖外科手术图谱

[35] AMER M I，EL NADIM A，KARIM H.The role of intrauterine balloon after operative hysteroscopy in the prevention of intrauterine adhesions：a prospective controlled study.Middle East Fertility Society Journal，2005，10（2）：125-129.

[36] 申爱荣，耿素玲，郜翔，等.充水球囊预防重度宫腔粘连分离术后再粘连的疗效观察.中国妇产科临床杂志，2012，13（5）：370-371.

[37] 胡祖斌，王燕.妇科门诊宫腔镜检查图谱.湖北：湖北科技出版社，2015：178-180.

[38] 李洪书.宫腔内置入COOK球囊和节育器在宫腔镜粘连分离术后的应用效果比较.中国当代医药，2017，24（9）：65-67.

[39] 朱蕾蕾，冯淑英，张莘，等.长时间放置cook球囊支架预防宫腔粘连术后复发的临床应用.中国现代药物应用，2016，10（6）：82-83.

[40] SUNDERAM S，KISSIN D M，CRAWFORD S B，et al.Assisted reproductive technology surveillance—United States，2011.MMWR Surveill Summ，2014，63（10）：1-28.

[41] 中华医学会妇产科学分会.宫腔粘连临床诊疗中国专家共识.中华妇产科杂志，2015，50（12）：881-887.

[42] XIAO S，WAN Y，XUE M，et al. Etiology，treatment，and reproductive prognosis of women with moderate to severe intrauterine adhesions.Int J Gynaecol Obstet，2014，125（2）：121-124.

[43] 丰颖.羊膜制品治疗重度宫腔粘连患者的效果.中国妇幼保健，2017，32（5）：1069-1071.

[44] AMER M I，ABD-EL-MAEBOUD K H. Amnion graft following hystero scopic lysis of intrauterine adhesions. Obstet Gynaecol R es，2006，32（6）：559-566.

[45] GAN L，DUAN H，SUN F Q，et al. Efficacy of freeze-dried amnion graft following hysteroscopic adhesiolysis of severe intrauterine adhesions.Int J Gynaecol Obstet，2017，137（2）：116-122.

[46] 乔琳，何援利.加用防粘连膜的综合方法治疗重度宫腔粘连的临床效果观察.实用妇产科杂志，2013，29（9）：686-690.

[47] 宫凤艳，苑春莉，刘淑芹，等.透明质酸钠膜贴预防宫腔镜电切术后宫腔粘连的疗效观察.中国全科医学，2010，13（30）：3434-3436.

[48] 周琴琴，金群俏，胡小军.COOK球囊联合医用几丁糖预防重度宫腔粘连术后再次宫腔粘连的临床分析.实用妇产科杂志，2017，33（9）：716-718.

[49] 江秋，莫璐.医用几丁糖预防宫腔粘连分离后再粘连的价值.中国计划生育和妇产科，2015，7（7）：41-43，62.

[50] IZUMI Y，YAMAMOTO M，KAWAMURA M，et al.Crosslinked pold（gamma-glutamic acid）attenuatrs peritoneal adhesion in rat model.Surgery，2007，141（5）：678-681.

[51] DINARVAND P，HASHEMI S M，SEYEDJAFARI E，et al.Fanction of poly（lactic-co-glycolic acid）nanofiber in reduction of adhesion bands.J Surg Res，2012，172（1）：e1-e9.

[52] TEMIZ A，OZTURK C，BAKUNOV A，et al. A new material for prevention of peritendinous fibrotic adhesions after tendon repair：oxidised regenerated cellulose（Interceed），an absorbable adhesion barrier.

Int Orthop，2008，32（3）：389-394.

[53] 曾薇薇，姚吉龙，史文娟，等．氧化再生纤维素防粘连膜在重度宫腔粘连治疗中的作用及其对转化生长因子 β1 表达的影响．现代妇产科进展，2016，25（1）：22-24，28.

[54] JOHARY J，XUE M，ZHU X，et al. Efficacy of estrogen therapy in patients with intrauterine adhesions：systematic review. J Minin Invasive Gynecol，2014，21（1）：44-54.

[55] 刘彩霞，郭宝枝，刘爱珍，等．激素预处理预防重度宫腔粘连分离术后宫腔再粘连的疗效．中国计划生育和妇产科，2016，8（9）：42-45.

[56] 杜惠，张慧琴，张文静，等．少量 hMG 联合芬吗通阴道给药在宫腔粘连术后内膜生长不良患者冻胚移植周期中的应用．中国妇幼保健，2017，32（18）：4480-4482.

[57] 陈芳，段华，张颖，等．不同水平雌激素在宫腔粘连形成中的作用及相关机制．中华妇产科杂志，2010，45（12）：917-920.

[58] 方瑾，张宋玲，罗泳仪．宫腔镜下宫腔粘连分离术对宫腔形态恢复和月经改善的影响．中国妇幼保健，2017，32（9）：2022-2024.

[59] CARTERSU C，SCHWARTZ J，ARGETSINGER L S. Growth hormone signaling pathways. Growth Horm IGF Res，2016，28（4）：11-15.

[60] FU Q，MCKNIGHT R A，CALLAWAY C W，et al.Intrauterine growth restriction disrupts developmental epigenetics around distal growth hormone response elements on the rat hepatic IGF-1 gene.FASEB，2015，29（4）：1176-1184.

[61] MCKNIGHT R A，YOST C C，YU X，et al. Intrauterine growth restriction perturbs nucleosome depletion at a growth hormone responsive element in the mouse IGF-1 gene. Physiol Genomics，2015，47（12）：634-643.

[62] 杨力,吴惠珍,甘海丝．生长激素对重度宫腔粘连患者的治疗效果及对妊娠结局和炎性细胞因子的影响．中国医药导报，2018，15（6）：84-87.

[63] 祁玉娟，曹义娟，娄可欣，等．宫腔灌注生长激素有助于改善胚胎反复着床失败后冻融胚胎移植的妊娠结局．中国性科学，2017，26（9）：113-115.

[64] 马新想，孙莹璞，苏迎春，等．生长激素在子宫内膜发育不良中的作用．现代妇产科进展，2009,18(5)：330-332.

[65] 曹玉华．小剂量阿司匹林对宫腔粘连术后子宫内膜的影响．数理医药学杂志，2016，29（7）：1034-1035.

[66] CHEN Y，LIU L，LUO Y，et al. Effects of aspirin and intrauterine balloon on endometrial repair and reproductive prognosis in patients with severe intrauterine adhesion：a prospective cohort study. Biomed Res Int，2017，2017：8526104.

[67] 沈军，邹桂兰，朱科秒，等．宫腔粘连分离术后西地那非治疗对子宫内膜修复的影响．中国医师杂志，2016，18（5）：771-773.

[68] 田甜．粒细胞集落刺激因子对大鼠薄型子宫内膜治疗的初步研究．长沙：中南大学，2012.

[69] ZHAO J，XU B，XIE S，et al. Whether G-CSF administration has beneficial effect on the outcome after assisted reproductive technology? A systematic review and meta-analysis. Reprod Biol Endocrinol，2016，14（1）：62.

[70] XU B，ZHANG Q，HAO J，et al. Two protocols to treat thin endometrium with granulocyte colony-stimulating factor during frozen embryo transfer cycles. R eprod Biomed Online，2015，30（4）：349-358.

[71] 高明霞，陈思同，李丽斐，等 . 人粒细胞集落刺激因子（ G-CSF）宫腔灌注改善子宫内膜容受性的临床研究 . 生殖与避孕，2014，34（7）：527-532.

[72] BODMBOSSOU-DJOBO M M，ZHENG C，CHEN S，et al. Neuromuscular electrical stimulation and biofeedback therapy may improve endometrial growth for patients with thin endometrium during frozen—thawed embryo transfer：a preliminary report. Reprod Biol Endocrinol，2011，9：122.

[73] 李艳虹，梁晓斯，林东红 . 宫腔粘连分离术后宫腔放置可吸生物防粘连膜＋大剂量雌激素＋仿生物电疗预防再次粘连的临床研究 . 中国医创新，2016，13（16）：49-53.

[74] TAYLOR H S. Endometrial cells derived from donor stem cells in bone marrow transplant recipients. JAMA，2004，292（1）：81-85.

[75] GARGETT C E，CHAN R W，SCHWAB K E. Hormone and growth factor signaling in endometrial renewal：role of stem/progenitor cells.Mol Cell Endocrinol，2008，288（1/2）：22-29.

[76] SANTAMARIA X，CABANILLAS S，CERVELLÓ I，et al. Autologous cell therapy with CD133+bone marrow-derived stem cells for refractory Asherman' s syndrome and endometrial atrophy：a pilot cohort study. Hum R eprod，2016，31（5）：1087-1096.

[77] 路平，赵潇丹，郝玉娟，等 . 小鼠骨髓间充质干细胞对子宫内膜损伤小鼠子宫内膜中的定位 . 郑州大学学报（医学版），2015，50（1）：101-104.

[78] 鲁静荷，任琛琛，杨立，等 . 156 例宫腔粘连患者阴道微生态分析 . 中国妇幼保健，2015，30（30）：5168-5169.

[79] 杨立，任琛琛，王宝金 . 宫腔粘连患者需氧菌阴道炎感染的临床分析 . 中国妇幼保健，2014，29（2）：261-263.

[80] 范宝光 . 生殖道病原体感染与宫腔粘连术后临床疗效的关系 . 郑州：郑州大学，2013.

[81] KODAMAN P H，ARICI A. Intra-uterine adhesions and fertility outcome：how to optimize success. Cutt Opin Obstet Gynecol，2007，19（3）：207-214.

[82] 汤一群，段华，汪沙，等 . 中重度宫腔粘连术后妊娠率及其影响因素分析 . 中国计划生育和妇产科，2017，9（1）：37-41.

[83] 蒋沫怡，段华，甘露，等 . 生物胶类制品预防宫腔粘连的作用机制与进展 . 中国计划生育和妇产科，2016，8（8）：22-24，28.

[84] 左欣，杨慧云，陈芳，等 . 两种方法预防宫腔粘连分离术后再粘连疗效分析 . 实用妇产科杂志，2015，31（7）：540-542.

[85]　王凯怡，董婕.不同剂量戊酸雌二醇用于中、重度宫腔粘连术后辅助治疗的临床疗效观察.生殖与避孕，
　　　2015，35（3）：166-171.

[86]　贺斯黎，肖松舒，邓新粮，等.重度宫腔粘连危险因素分析.中华妇产科杂志，2015，50（1）：54-
　　　56.

[87]　王丹，潘长清，邓艳梅，等.重度宫腔粘连分离术后不同方法预防再粘连的比较研究.实用妇产科杂志，
　　　2016，32（8）：629-631.

[88]　冯苗，李素春，吴穗妹，等.黄体中期宫腔镜检查对宫腔粘连分离术后内膜功能恢复的评估.实用妇
　　　产科杂志，2015，31（10）：766-770.

[89]　祝鑫瑜，段华，王欣汪，等.羊膜制品对宫腔粘连分离术后宫腔渗出液中细胞因子的影响及意义.中
　　　国微创外科杂志，2016，16（10）：922-926，935.

[90]　张文萍，刘景春.宫腔粘连分离术联合雌激素治疗宫腔粘连的疗效和安全性.现代中西医结合杂志，
　　　2017，26（17）：1870-1873.

[91]　刘丹，哈春芳，徐泽荣，等.羊膜球囊在宫腔粘连电切术后的临床应用.实用妇产科杂志，2015，31（10）：
　　　780-784.

微
创
时
代
的
生
殖
外
科
手
术
图
谱

第六章　子宫内膜息肉与不孕

　　"polyp"（息肉）一词源于古希腊单词"polypus"，意思是"许多英尺"，这个定义主要描述了息肉的外部特征，而不是它的组织病理学特征。息肉可以在人体任何部位的黏膜生长，通常是良性的，女性生殖系统的息肉根据其位置主要分为外阴息肉、阴道息肉、宫颈息肉、子宫内膜息肉。其中子宫内膜息肉是由子宫内膜腺体、间质、血管和典型的纤维组织组成的局限性内皮肿瘤。它们的形态变化很大，大小从几毫米到几厘米，有带蒂的和不带蒂的，有单发的和多发的。子宫内膜息肉是最常见的妇科息肉类型，患病率从 7.8% 到 50%，随访一年时间，有高达 27% 的患者子宫内膜息肉可自发消退。

第一节　子宫内膜息肉的成因及对生育的影响

一、子宫内膜息肉的成因

　　目前子宫内膜息肉的发病机制及确切病因尚未阐明，目前主要的学说及发病因素有以下几方面。

（一）雌孕激素与雌孕激素受体作用

　　研究表明子宫内膜息肉的形成与雌孕激素受体水平有关。子宫内膜息肉中同时含有 ER（雌激素受体）和 PR（孕激素受体）。与正常子宫内膜相比，这些受体在子宫内膜息肉的腺上皮中的浓度更高，而子宫内膜息肉间质细胞中 ER 和 PR 的浓度降低，这可能会阻止子宫内膜息肉间质发生蜕膜变化且在月经期脱落。

　　子宫内膜息肉形成的危险因素包括内源性及外源性雌激素的增加，内源性雌激素增加包括肥胖、多囊卵巢综合征等，外源性雌激素增加包括服用激素类药物、HRT（绝经激素替代治疗）等。迄今为止，关于激素治疗与子宫内膜息肉之间相关性的现有证据尚不充足。有研究表明使用激素治疗的女性子宫内膜息肉的患病率较高，这可能是由于雌激素持续刺激子宫内膜，但是其他研究则未显示这种患病率的增高。此外，绝经后妇女使用替勃龙后，子宫内膜息肉的发生率增加了 3 倍。肥胖与内源性雌激素产生增加有关，体内过多的胆固醇会转化为雄激素，芳香化酶再将雄激素转化为雌激素。

（二）细胞凋亡

　　细胞有丝分裂与凋亡的动态平衡对调控月经周期中子宫内膜增生、转化、脱落起重要的作用。*Bcl-2* 是一种能够抑制细胞凋亡的癌基因，*Bax* 是一种已知诱导低水平凋亡的基因。Taylor 等发现与增生性子宫内膜相比，增殖期子宫内膜息肉中的腺上皮和间质中的 *Bcl-2* 表达显著增加。Hu 等对子宫内膜息肉的分析显示 *Bcl-2/Bax* 比率增加。这可能解释了子宫内膜息肉在月经周期中不会脱落的原因可能与其未经历正常的周期性凋亡有关。其他研究也同样观察到子宫内膜息肉组织中的凋亡减少。Ki-67 是细胞增殖及有丝分裂的重要标记物。Miranda 等报道，Ki-67 在他莫昔芬相关的子宫内膜息肉中的表达显著高于未使用激素类药物的标本。

（三）染色体异常

细胞遗传学研究表明，染色体异常可能与子宫内膜息肉的发生有关。Dal Cin 等的研究结果显示子宫内膜息肉是基质细胞染色体重排（易位）的结果。

（四）子宫内膜局部慢性炎症

子宫内膜息肉的形成可能是子宫内膜局部慢性炎症的结果。肥大细胞通过分泌细胞因子和生长因子引起及调控炎症。炎症导致新血管的形成和组织的生长。血管生成因子（vascular endothelial growth factor，VEGF）和碱性成纤维细胞生长因子（basic fibroblast growth factor，BFGF）反过来刺激肥大细胞迁移，从而加重炎症。研究发现子宫内膜息肉中前列腺素的生成显著高于正常子宫内膜。子宫内膜息肉中的肥大细胞数量是正常子宫内膜的 7 倍，并且大多数肥大细胞是激活的。与正常子宫内膜相比，子宫内膜息肉中的 VEGF 和转化生长因子 β1（TGFβ-1）显著升高。VEGF 是血管生成性的，而 TGFβ-1 与纤维化组织的形成有关，两者都是子宫内膜息肉的特征。

此外，Sun 等发现输卵管阻塞不孕症患者的子宫内膜息肉患病率高于输卵管通畅患者，研究表明了子宫内膜息肉可能是炎症的结果，进而影响输卵管通畅。2021 年一项 Meta 分析显示子宫内膜息肉合并慢性子宫内膜炎患病率为 51.35%，子宫内膜息肉中 CD138 阳性的比例为 70.73%；与无子宫内膜息肉的女性相比，有子宫内膜息肉的女性慢性子宫内膜炎患病率更高（*OR*=3.07，95% *CI*：1.59 ~ 5.95）。多发性子宫内膜息肉组的子宫内膜炎患病率显著高于单发性子宫内膜息肉组（58.7%*vs*.28.0%，*P* < 0.001）。

综上所述，虽然子宫内膜息肉目前发生机制仍未明确，但现阶段认为它的形成往往不是单一因素引起的，它与基因改变、代谢、药物诱导和环境等多种因素共同作用有关。

二、子宫内膜息肉对生育的影响

子宫内膜息肉在不孕症患者中很常见，患病率高达 32%。

（一）子宫内膜息肉对生育产生不利影响的机制

子宫内膜息肉可能通过反复植入失败导致不孕症，但其实际的因果关系尚不确定。现阶段有学者已经提出了一些假设去解释子宫内膜息肉导致不孕的机制。

子宫内膜息肉引起不孕症第一方面的原因可能是机械性阻塞。子宫内膜息肉可能会阻塞精子通过宫颈管或输卵管而引起受孕失败。宫腔内凸起的息肉通过其自身物理占位作用防止胚胎着床。此外，子宫内膜息肉可能会产生类似于宫内节育器干扰胚胎植入的炎性子宫内膜反应。

子宫内膜息肉可能导致不孕的第二方面原因是通过其生化作用。与正常子宫内膜相比，子宫内膜息肉基质金属蛋白酶（matrix metalloproteinases，MMPs）和细胞因子（如干扰素-γ和糖蛋白）的水平升高，但其胎盘蛋白14降低。子宫内膜息肉中MMPs水平升高会导致这些女性的子宫内膜失衡，从而抑制了胚胎的植入。干扰素-γ对精子具有毒性作用，并抑制了胚胎发育。糖蛋白会阻碍精子与卵母细胞的相互作用。胎盘蛋白14则是一种有利于接受同种异体胚胎的免疫抑制因子。由此可见子宫内膜息肉通过一系列生化作用抑制了胚胎着床和发育从而导致了不孕的发生。

（二）子宫内膜息肉切除术对不孕女性的影响

1. 子宫内膜息肉与自然妊娠：Varasteh等报告不孕女性行子宫内膜息肉切除术后的妊娠率为78.3%，而宫腔正常的妇女为42.1%。Spiewankiewicz等报告不孕女性子宫内膜息肉切除术后12个月内的妊娠率为76%。以上观察性研究表明，子宫内膜息肉切除术可能有助于不孕女性自然妊娠。

此外，子宫内膜息肉的位置可能影响妊娠，切除位于子宫-输卵管交界处的息肉的妊娠率最高（57.4%），其次是多发性息肉的妊娠率为40.3%，子宫后壁息肉的妊娠率为28.5%，子宫侧壁息肉的妊娠率为18.8%，子宫前壁息肉的妊娠率为14.8%。然而，子宫内膜息肉切除术后生育能力与子宫内膜息肉的大小和数量无关。研究发现宫腔镜下小息肉（≤10 mm）切除术后与更大或多个息肉相比的妊娠率和流产率没有差异。

2. 子宫内膜息肉与宫腔内人工授精：有一项涉及215名受试者的随机试验表明，宫腔镜息肉切除术的患者宫腔内人工授精（intrauterine insemination，IUI）的累计妊娠率是未接受息肉切除术的2倍。另一项涉及171名女性的前瞻性非随机对照试验也表明宫腔镜子宫内膜息肉切除术改善了IUI结果。上述结果表明子宫内膜息肉切除术可能使接受IUI的不孕患者获益。

3. 子宫内膜息肉与体外受精-胚胎移植术：目前，子宫内膜息肉切除术能否改善体外受精（in vitro fertilization，IVF）妊娠结局是存在争议的。2012年AAGL建议，在同时存在不孕症和子宫内膜息肉的情况下，应切除子宫内膜息肉以改善生殖结局。但是与我们认知的相反，大部分研究结果并不支持AAGL的建议，研究显示子宫内膜息肉切除术后女性与未切除子宫内膜息肉的女性妊娠率和植入率相似。

2019年一项纳入8个研究（2267名女性）的系统综述显示，宫腔镜下子宫内膜息肉切除术（平均大小＜2 cm）与体内受精临床妊娠率的增加有关，但是对于接受体外受精/胞浆内单精子注射的患者，临床妊娠、活产、流产或植入率没有明显的好处。

综上所述，子宫内膜息肉切除术对尝试自然妊娠或IUI周期的女性有帮助，但是对尝试IVF周期的女性的影响并不太确定，可能与研究人数较少有关，需要更高质量、大规模的研究去证实。

另外，现关于子宫内膜息肉切除术后胚胎移植时机选择的研究显示，当胚胎移植在一个、两个、三个或以上的后续周期后进行时，植入率（42.4%、41.2%、42.1%）、临床妊娠率（48.5%、48.3%、48.6%）、自发妊娠丢失率（4.56%、4.65%、4.05%）和活胎率（44.0%、43.6%、44.6%）没有差异。

4. 子宫内膜息肉切除与宫腔粘连：因为子宫肌层没有切开，宫腔镜下子宫内膜息肉切除术后宫腔粘连的形成率是极低的，可以忽略不计。

综上所述，子宫内膜息肉电切术有助于自然妊娠或人工授精周期的女性妊娠率的增加。虽然对于 IVF 女性的影响仍有待证实，但是子宫内膜息肉切除术作为临床上一种相对安全且有效去除病灶的干预手术，是不孕患者的一种重要的治疗方式。

第二节　子宫内膜息肉的临床表现及诊断

一、临床表现

子宫内膜息肉的临床表现并不具有特异性，主要包括异常子宫出血、月经过多、不孕等，据报道病理确诊的内膜息肉的患者中 82% 并无明显症状。

（一）阴道流血

大部分子宫内膜息肉的患者是无症状的，异常阴道流血是子宫内膜息肉最常见的临床表现。出血可能是由息肉内的间质充血导致血液静脉淤滞和息肉尖端坏死引起的。Driesler 等指出异常阴道流血随年龄增长而增加，但是子宫内膜息肉的大小、数量和息肉的解剖位置与出血症状无关。绝经前妇女的阴道流血比绝经后妇女少 6%。在以异常阴道流血为主诉的女性中，子宫内膜息肉在绝经前女性和绝经后女性中分别占 13% ～ 50% 和 30%。在 44% 的绝经后和 82% 的绝经前子宫内膜息肉患者中，绝经后阴道流血和月经紊乱是最显著的临床症状。

（二）不孕

子宫内膜息肉与不孕症可能具有一定关系，子宫内膜息肉在原发性不孕症的发病率为 3.8% ～ 38.5%，在继发性不孕症的发病率为 1.8% ～ 17%，子宫内膜息肉在不孕症的总发病率为 1.9% ～ 24%。如前所述，子宫内膜息肉可能通过机械及生化作用影响精子游走、受精、着床等一系列过程，从而导致不孕。研究发现子宫内膜息肉的位置可能影响妊娠，但是子宫内膜息肉的大小和数量与生育能力无关。

（三）恶变

子宫内膜息肉发生恶变的概率较低。最近对 51 项研究（包括 35 345 名女性）进行的系统性回顾发现，2.7% 的子宫内膜息肉中存在恶性肿瘤。绝经后妇女（4.9%）的子宫内膜息肉恶变发病率高于绝经前妇女（1.1%），有症状的妇女（5.1%）高于无症状妇女（1.9%）。子宫内膜息肉恶变最常见的肿瘤亚型是子宫内膜样腺癌和浆液性腺癌。

子宫内膜息肉发生恶性肿瘤可能与以下因素有关：症状，年龄，肥胖，高血压，息肉的大小，使用他莫昔芬和激素替代疗法（hormone replacement therapy，HRT）。异常阴道流血和绝经状态均与恶变风险增加相关。子宫内膜息肉的恶变发生率随着年龄的增长而增加。Karakaya 等报道在患有子宫内膜息肉的老年妇女中子宫内膜癌的患病率为 9%。年轻女性的发病率较低可能是育龄期女性子宫内膜在月经周期中自然脱离导致子宫内膜息肉自发消退所致。因此，对绝经后患者进行子宫内膜息肉的病理评估是非常重要的。子宫内膜息肉的大小可能与息肉恶变相关，超过 15 mm 的息肉被认为更容易恶变。然而，Gregoriou 等却得到相反的结果，他们没有发现息肉的大小、高血压、异常子宫出血和恶变之间存在联系。他莫昔芬、HRT 与子宫内膜息肉恶变的发生有关，这可能与雌激素的局部作用有关。

二、诊断

（一）经阴道超声检查

经阴道超声检查是子宫内膜息肉的一级检查手段。子宫内膜息肉典型的超声下表现为轮廓规则的高回声病变或内膜不均匀增厚。然而，子宫内膜息肉常常因为与子宫黏膜下肌瘤具有相似的超声特征而难以区分。在临床上，为了尽可能减少假阳性和假阴性的结果，子宫内膜息肉的最佳检查时间是月经周期的第 10 天即子宫内膜最薄的时候。据既往文献报道经阴道超声检查诊断子宫内膜息肉的敏感性为 19% ~ 96%，特异性为 53% ~ 100%，阳性预测值（positive predictive value，PPV）为 75% ~ 100%，阴性预测值（negative predictive value，NPV）为 87% ~ 97%。经阴道超声（transvaginal ultrasound，TVUS）是目前初步评估子宫病变的较为实用的方法，但是宫腔镜检查对子宫内膜息肉具有更好的诊断价值（图 6-2-1、图 6-2-2）。

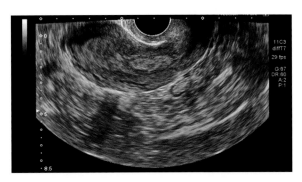

图 6-2-1　宫腔下段子宫内膜息肉超声

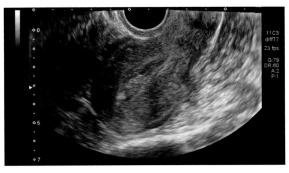

图 6-2-2　宫底部子宫内膜息肉超声

（二）彩色多普勒超声

彩色血流或能量多普勒通过显示子宫内膜息肉的营养血管来提高 TVUS 的诊断能力。多普勒超声可以识别出子宫内膜息肉特征性的单血管模式，同时鉴别子宫内膜增生症和恶性病变的多血管模式，其敏感性为 89%，特异性为 87%。

（三）盐水灌注超声或超声子宫造影

盐水灌注超声子宫造影或超声子宫造影（sonohysterography，SHG）通过增加子宫腔的对比度，从而可以看到子宫内膜息肉的大小、位置和其他特征。子宫内膜息肉在超声子宫造影下表现为回声平滑的肿块。盐水灌注超声子宫造影的优点是可以评估子宫腔和盆腔情况，检查输卵管的通畅程度，尤其适用于不孕的患者。Schwarzler 等报道，SIS 或 SHG 方法提高了诊断准确性，可检出 TVUS 上遗漏的小息肉。Fadl 等报道，与 TVUS 相比，盐水灌注超声子宫造影在检测和排除子宫内膜息肉方面具有更好的诊断准确性，同时它可降低宫腔镜检查结果阴性的可能性。2020 年一项包括 25 项研究的 Meta 分析显示，经阴道超声检测子宫内膜息肉的敏感性、特异性、阳性似然比和阴性似然比分别为 55.0%、91.0%、5.8 和 0.5。生理盐水超声造影的相应值分别为 92.0%、93.0%、13.9 和 0.08。

盐水灌注超声子宫造影虽然减少了子宫内膜息肉漏诊的概率，但是此检查无法同时获取组织标本行病理检查，因此它不能最终确诊子宫内膜的疾病。此外，利用盐水灌注超声子宫造影鉴别子宫内膜息肉和子宫黏膜下肌瘤是非常困难的，在这一方面它并没有明显优于超声检查。最后，Escalvo 等观察到部分患者会因为液体宫腔输注或宫腔放置球囊而感到不适。

（四）三维超声或磁共振成像

与二维超声相比，三维超声或磁共振成像并没有显著提高检测的准确率。

（五）诊断性刮宫及子宫内膜活检术

无论是诊断性刮宫还是子宫内膜活检术，盲法刮宫或活检对子宫内膜息肉的诊断都是不准确的。宫腔镜下引导子宫内膜活检在诊断方面显示出更好的优势，因此，盲法活检或诊断性刮宫不推荐用于子宫内膜息肉的诊断。

（六）宫腔镜检查

诊断子宫内膜息肉的金标准是宫腔镜检查及病理组织学检查。宫腔镜检查的主要优势是能够显示并同时切除息肉。相对于宫腔镜引导活检，诊断性宫腔镜可对肿块的大小、位置、数量和质地进行评估，其敏感性为 58% ~ 99%，特异性为 87% ~ 100%，阳性预测值为 21% ~ 100%，阴性预测值为 66% ~ 99%，其诊断的准确度取决于检查者的经验及技巧。诊断性宫腔镜的并发症发生率 < 0.5%。随着即诊即治门诊手术和窄直径宫腔镜的发展，宫腔镜引导下活检和息肉切除术提高了子宫内膜息肉诊断的准确率及改善了患者就诊的不适感（图 6-2-3、图 6-2-4）。

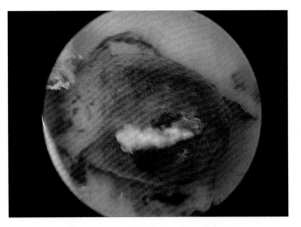

图 6-2-3　宫腔镜单发子宫内膜息肉

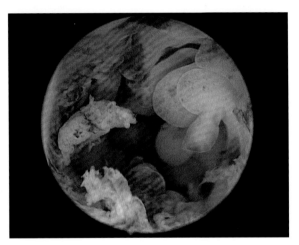

图 6-2-4　宫腔镜多发性子宫内膜息肉

（七）组织学诊断

　　子宫内膜息肉可由临床医生通过宫腔镜检查进行初步的诊断，但最终的确诊是必须依据组织病理学的结果。子宫内膜息肉在低倍物镜的显微镜检查中常常表现为与正常周期性子宫内膜形态不同的碎片混合物。与周围的子宫内膜相比，子宫内膜息肉的特征包括致密的纤维间质组织、子宫内膜腺体长轴平行排列、腺体结构异常、腺体扩张及紧密排列、细胞外结缔组织丰富、间质可见厚壁营养血管（图 6-2-5）。

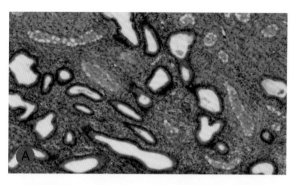

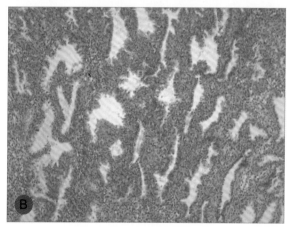

图 6-2-5　子宫内膜息肉病理

　　总而言之，子宫内膜息肉的诊断是不困难的，但是诊断手段的选择应遵循从无创到有创的原则。经阴道超声检查是子宫内膜息肉初筛诊断的首选方法，而宫腔镜检查及组织病理学检查是诊断的金标准。对于合并有不孕的患者可以考虑行超声子宫造影，因其可同时了解输卵管通畅程度及盆腔情况。

第三节　子宫内膜息肉的切除方法及手术技巧

一、手术适应证、禁忌证

　　研究表明大部分子宫内膜息肉是良性的，而且大约 25% 的息肉会自发消退。与直径 10 mm 的息肉相比，较小的息肉更有可能自然消退。无症状的子宫内膜息肉恶变的可能性极低。Okamura 等对 450 名患者进行回顾性分析，他们发现子宫内膜息肉总的自发消退率约为 6.6%，其中 < 5 mm 自发消退率约为 11.9%，5.0 ~ 9.9 mm 自发消退率约为 16.5%，10 ~ 14.9 mm、15 ~ 19.9 mm 及 > 20 mm 的自发消退率分别约为 2.8%、1.4%、0。Semra 等研究指出患者年龄 < 45 岁、绝经前、息肉大小 < 2 cm 和异常子宫出血可能与自发性子宫内膜息肉消退有关。因此，对于 < 1 cm 无症状的子宫内膜息肉可给予期待治疗。

内科药物治疗对子宫内膜息肉的作用仍处于研究阶段。目前常用的药物包括孕激素、口服避孕药、促性腺激素释放激素激动剂（GnRH-a）等。Okamura 等研究发现使用激素药物对自发性退行性息肉的发生频率有显著影响，*OR*=4.2（1.4 ～ 12.2，*n*= 24/28）。近年来，有学者将地诺孕素作为宫腔镜手术术前的辅助用药，一项 Meta 分析显示与其他药物制剂或不治疗相比，术前使用地诺孕素在子宫内膜的厚度、术中出血的严重程度和手术时间上均有明显改善。GnRH-a 可以作为宫腔镜切除术前的辅助治疗，但是其因为药物价格及不良反应，暂时并没有广泛应用。综上所述，药物治疗子宫内膜息肉尚没有高质量的研究证据支持。

宫腔镜息肉切除术仍然是治疗的"金标准"。由于绝经后女性恶变风险较高，因此对于绝经后女性影像学提示有宫腔内肿物，均需行手术治疗排除恶性病变的可能。

（一）子宫内膜息肉的手术适应证

（1）有症状的子宫内膜息肉（最常表现为异常子宫出血）；

（2）> 1 cm 无症状的子宫内膜息肉；

（3）有生育要求的患者；

（4）具有高度恶性风险的息肉；

（5）绝经后发现的子宫内膜息肉。

（二）子宫内膜息肉的禁忌证

（1）生殖道感染的急性期；

（2）心、肝、肾衰竭的急性期；

（3）宫颈瘢痕，不能充分扩张；

（4）子宫屈度过大，宫腔镜不能进入宫底。

子宫内膜息肉处理的流程见图 6-3-1。

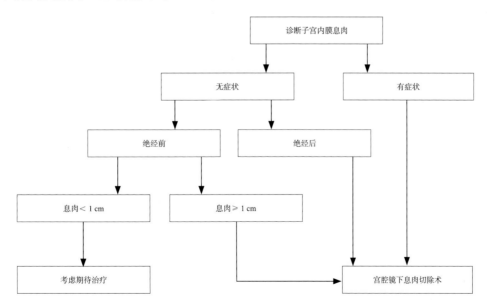

图 6-3-1　子宫内膜息肉处理的流程

二、手术方式的选择

治疗子宫内膜息肉的手术方式是多样的，包括子宫内膜息肉摘除、子宫内膜息肉电切、子宫内膜息肉旋切、子宫内膜电切、子宫内膜消融、激光、全子宫切除术等方法。任何一项技术均有其优势及特点，我们可以根据息肉的位置、大小、当地准入制度、费用、医疗技术水平来选择合适的手术方式。

（一）子宫内膜息肉摘除

在门诊宫腔镜检查的过程中，使用 5 Fr 器械摘除直径较小的息肉具有便捷、低成本的优点，并可达到即诊即治的目的。对于子宫内膜息肉 < 5 mm，可以用 5 Fr 的钳子或剪刀剪断其基底部并将其去除。微型器械特别适用于宫角及输卵管开口的子宫内膜息肉。

（二）子宫内膜息肉电切

宫腔镜下子宫内膜息肉环形电切术是一种有效和安全的诊断和治疗干预措施，也是治疗各类型子宫内膜息肉的标准程序。一项回顾性研究表明子宫内膜息肉切除术中的热损伤不会影响后期子宫内膜的发育。宫腔镜下环形电切术虽然普及率较高，但其对外科医生的要求很高，因此需要很高的技能和很长的学习曲线。

（三）子宫内膜息肉旋切术

子宫内膜息肉旋切技术作为一种新的手术方式适合于各类型的子宫内膜息肉，特别是多发、体积较大的子宫内膜息肉更有优势。多个研究表明相对于传统的子宫内膜息肉电切术，其手术操作更简单、学习曲线更短，手术时间更短。除此之外，其为冷器械装置，对患者子宫内膜损伤更小，尤其适合有生育要求的女性。

（四）其他

1. 子宫内膜电切术或子宫内膜消融术：适用于无生育要求、多发性息肉、反复发作导致贫血、其他保守方式治疗无效者。

2. 激光：Maria 等比较了双极电切和半导体激光两种手术方式切除子宫内膜息肉的效果，两组术中疼痛和子宫内膜息肉切除时间相似。3 个月后再次进行宫腔镜检查时，半导体激光组子宫内膜息肉复发率更低，清除率更高。

3. 全子宫切除术：虽然全子宫切除术治疗异常子宫出血的成功率为 100% 且无子宫内膜息肉复发的风险，但在微创手术时代，因为子宫内膜息肉而切除子宫被认为是一种过于积极的治疗方法。

三、手术步骤及手术技巧

（一）术前准备

1. 手术时机：月经干净后 3 ～ 7 天。

2. 阴道常规灌洗。

3. 术前日晚可于阴道塞米索前列醇 2 片或宫颈放置导尿管软化宫颈。

4. 可以不用服用泻药或灌肠。

5. 麻醉：腰硬联合麻醉或静脉麻醉。

（二）手术步骤及技巧

1. 宫腔镜下子宫内膜息肉摘除术。

对于子宫内膜息肉比较小且蒂部较细，可以用 5 Fr 钳子直接钳夹蒂部，通过旋转 5 Fr 器械扭断其蒂部。对于蒂部较大的子宫内膜息肉，可以反复多次夹住蒂部，使其蒂部缩窄后再将其扭断。由于常规宫腔镜下的钳子都非常纤细，钳夹息肉根部如果被动式回拉钳子，一般很难夹持住息肉的根部而导致摘除困难。另外一个简单的技巧是用微型钳子钳住部分息肉根部后主动式往宫底方向推钳子，如果息肉根部较大，可以一部分一部分地钳住并推动钳子拔掉根部，然后完整的摘除息肉，而不是把息肉摘除为多个小碎片。

对于多发的满宫腔的内膜息肉，可以用 7 号或者 8 号吸管在负压 0.04 ～ 0.05 MPa 的情况下先吸除大部分的息肉，若患者有生育要求，建议设定负压在 0.02 ～ 0.04 MPa，再在宫腔镜下用勺型钳摘除残余的息肉及息肉的蒂部（图 6-3-2）。

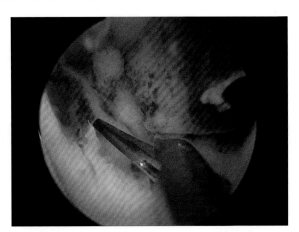

图 6-3-2 剪刀剪断右侧宫角处息肉的根蒂部

2. 宫腔镜下子宫内膜息肉电切术。

（1）首先观察宫腔、息肉形态、大小、蒂部的位置，并设计好切割的方式（包括切割的角度、深度、推切及回拉等）（图 6-3-3）。

（2）切除息肉时，用环形电极通过推切及回拉的方式切割息肉的根蒂部。对于较小的息肉，以回拉切割方式更为安全，且更适合于初学者（图 6-3-4）。对于较大的充满宫腔的息肉，应先耐心寻找息肉的根蒂部，可通过推切的方式切割息肉的根蒂部（图 6-3-5）。对于有生育要求的患者切割至内膜基底层的腺体开口仍可见即可，避免宫腔粘连的发生。对于绝经后的子宫内膜息肉患者，应切除至浅肌层环状肌纤维显露，避免息肉的复发。术后需再次观察宫腔及宫颈管情况（图 6-3-6、图 6-3-7）。

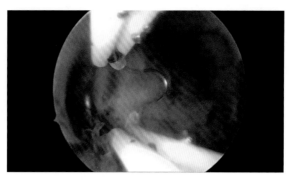

图 6-3-3　单个较大的子宫内膜息肉，先观察整个宫腔情况及息肉的部位、大小

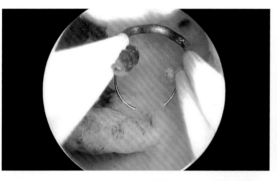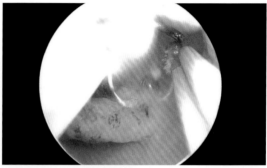

图 6-3-4　环形电极通过回拉方式切割息肉的根蒂部

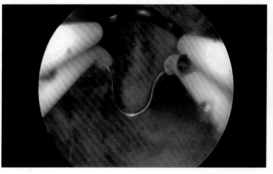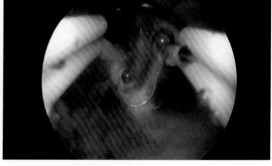

图 6-3-5　寻找息肉的根蒂部，环形电极通过推切方式切割息肉的根蒂部

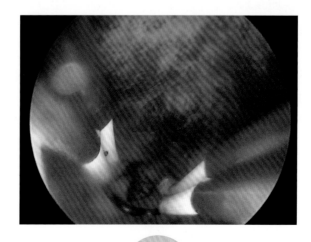

图 6-3-6　术后需再次观察宫腔情况

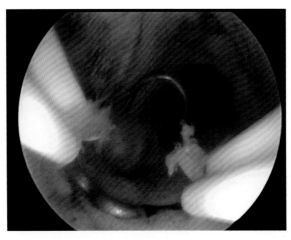

图 6-3-7　术后需观察宫颈管情况

对于多发性息肉，可先用负压吸引器或刮匙吸取及搔刮子宫内膜及息肉，处理后息肉的体积明显缩小，再予环形电极切割残余的息肉。

3.宫腔镜下子宫内膜息肉旋切术。

首先观察息肉形态、大小、蒂部的位置及双侧宫角情况（图6-3-8、图6-3-11、图6-3-13），再进行宫腔镜下子宫内膜息肉旋切术，旋切过程中把刀头紧贴息肉表面（图6-3-9、图6-3-10、图6-3-12、图6-3-14），从息肉的头部向蒂部旋切，通过调整镜体及刀头的方向到达宫腔的各个部位，把宫腔所有的病灶完整切除。由于旋切术为冷刀器械，手术过程中可能会有出血，一般量较少，可以通过循环膨宫液及增加膨宫压力，改善视野，继续手术。当把病灶完全切除后，需要再观察宫腔四壁情况以免遗漏未切除的病灶，退出镜体同时需观察宫颈管情况（图6-3-15、图6-3-16）。

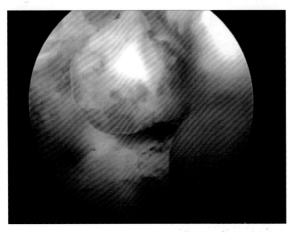

图 6-3-8　首先观察息肉形态、大小、蒂部的位置，宫腔情况

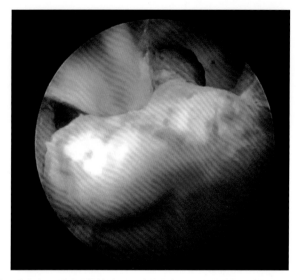

图 6-3-9　宫腔后壁息肉，通过调整镜体及刀头的方向把刀头紧贴息肉表面并旋切子宫内膜息肉

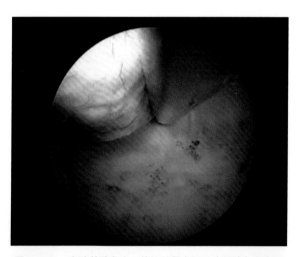

图 6-3-10　宫腔前壁息肉，旋切过程中把刀头紧贴息肉表面

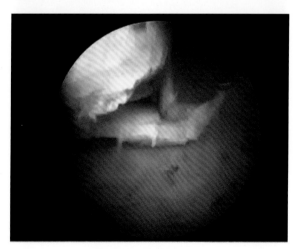

图 6-3-11　宫腔前壁息肉，利用刀头旋切子宫内膜息肉

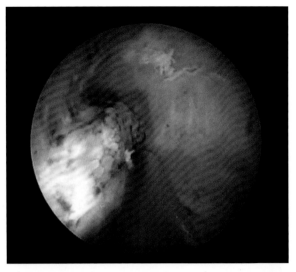

图 6-3-12　宫腔右侧壁息肉，通过调整镜体及刀头的方向把刀头紧贴息肉表面

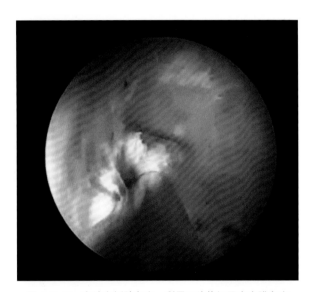

图 6-3-13　宫腔右侧壁息肉，利用刀头旋切子宫内膜息肉

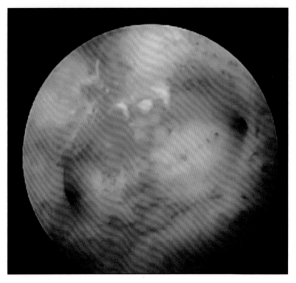

图 6-3-14　术后需再次观察宫腔情况

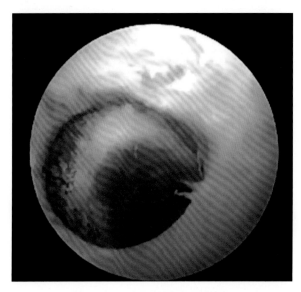

图 6-3-15　术后需观察宫颈管情况

4. 术后防粘剂的使用：子宫内膜息肉切除术后临床重要的宫腔粘连率极低。1 项纳入 7 项随机对照临床研究（包括 952 名接受宫内手术的患者）的 Meta 分析表明，使用透明质酸凝胶可降低宫腔粘连的发生率（$RR=0.42$）；同时有助于宫内手术后妊娠率的增加。

（三）术中并发症处理

与其他宫腔镜手术相比，息肉切除术并发症发生率最低（0.4%），主要包括子宫穿孔、TURP 综合征、出血、气体栓塞。

（1）子宫穿孔：与双极切除相比，由于组织刨削系统尖端无创伤性，其穿孔发生率会降低。对于宫颈管闭锁或狭窄的患者，术中经腹部或经直肠超声引导可能有助于减少子宫穿孔的发生率。当术中发现宫腔塌陷、视线不清，宫腔看到创面甚至是肠管、大网膜、腹腔，超声提示子宫周边有较多游离液体时，术者应警惕子宫穿孔的可能，应及时停止手术，避免损伤范围增大。

（2）TURP综合征：预防TURP综合征应控时、减压、严密监测。一方面要缩短手术时间，宫腔操作时间尽可能控制在1小时以内；另一方面要控制宫腔内压力，宫腔内压力建议低于平均动脉压，适宜的膨宫压力为80～100 mmHg。术中应严密监测液体吸收量，如果液体吸收量达1000 mL的低张液体（老年或合并症患者750 mL），或者2500 mL的等张液体（老年或合并症患者1500 mL），应停止手术。对于宫腔操作时间较长、入液量较多的患者，应预防性地使用呋塞米10 mg。若术中发生液体超负荷，术者应立即停止手术，同时予脱水利尿、纠正电解质及酸碱平衡紊乱、严格控制入量、心肺支持。

（3）出血：宫腔镜子宫内膜息肉切除术出血较少，若术中见明确的出血点，术中可以同时行电凝止血治疗，也可以术中使用缩宫素、垂体后叶素、麦角新碱促进子宫收缩从而达到止血目的，必要时术后予Foley尿管球囊压迫止血治疗。

（4）气体栓塞：气体栓塞虽然少见，但它和TURP综合征是宫腔镜手术的致死性并发症。预防的措施主要为宫颈预处理、低压灌流、排尽膨宫管内气泡后再进入宫腔操作等。

四、术后管理

（一）子宫内膜息肉的术后长期管理策略

子宫内膜息肉术后复发率高，其复发的风险在2.5%～43%，3年以上随访复发率可达68%。根据研究提示，单个息肉子宫内膜息肉切除后1年的复发率为13%，多发性息肉为45%。子宫内膜息肉复发与不完全切除及息肉切除数目、随访时间有关。一项Meta分析发现，对比双极切除，机械切除不完全切除率更低（$OR=0.12$；$95\% CI$：$0.03～0.45$）。考虑到子宫内膜息肉的复发率高，而且单纯去除病灶并没有完全解决病因，因此后续预防复发的治疗措施是子宫内膜息肉治疗的关键，我们应该对子宫内膜息肉予以长期、综合的立体管理。术后需结合患者情况分成两类予以后续治疗：一类是有生育要求的，一类是没有生育要求的。对于有生育要求的患者，可以在孕激素调经的基础上进行促排卵治疗，让患者尽快达到妊娠目的。对于没有生育要求的患者，则需要进行长期管理来抑制复发。目前术后抑制复发的方法包括短效避孕药、孕激素制剂、孕三烯酮、促性腺激素释放激素、中药和含有孕激素的宫内节育器等，较常用的方法主要有短效口服避孕药和左炔诺孕酮缓释系统（曼月乐环）。

曼月乐环是一种安全、长效、可逆的宫内节育器，能直接作用于子宫内膜和腺体，拮抗雌激素对子宫内膜的刺激作用，诱导子宫内膜向分泌期转化，使腺体萎缩、间质水肿，导致子宫内膜萎缩和蜕膜样变性，防止子宫内膜息肉复发。Shen、Li等研究显示宫腔镜下子宫内膜息肉切除术后即刻置入曼月乐环可降低子宫内膜息肉的复发率，提高血红蛋白水平，降低子宫内膜厚度。值得注意的是，对比宫腔镜下子宫内膜息肉切除术后口服避孕药，曼月乐环治疗有更低的子宫内膜息肉复发率和子宫内膜厚度。Wang等研究提示宫腔镜术后立即放置曼月乐环和不放曼月乐环组术后1年复发率分别为1.39%和6.19%，术后2年复发率分别为

5.41% 和 19.23%，也证实了曼月乐环在术后预防息肉复发的作用。曼月乐环具有患者依从性较好、不良反应少的优势，适合于长期无生育要求女性用于预防息肉的复发。

口服避孕药物通过对 H-P-O 轴的负反馈作用抑制子宫内膜增生从而达到抑制息肉的复发。虽然研究显示在 12 个月的随访期间，口服避孕药组息肉的复发率高于曼月乐环组，但口服避孕药组临床症状改善较不治疗组更好，且其复发率显著低于不治疗组。因此，建议短期内无生育要求的女性可口服短效的避孕药预防息肉的复发。

考虑到促性腺激素释放激素的不良反应及药物价格，一般较少用于预防子宫内膜息肉的复发，其应用范围主要为无法使用孕激素制剂的乳腺癌患者。

（二）子宫内膜息肉合并慢性子宫内膜炎的治疗

有 92.6% 的子宫内膜息肉的不孕症患者合并有慢性子宫内膜炎。研究表明对于合并慢性子宫内膜炎的患者，术后不使用抗生素的患者慢性子宫内膜炎的治愈率、临床妊娠率明显高于使用抗生素的患者。因此，大多数子宫内膜息肉合并慢性子宫内膜炎的患者可通过单纯的宫腔镜下子宫内膜息肉切除术达到治愈，术后无须使用抗生素治疗。

（三）术后妊娠间隔期

有研究表明 37 例妇女中有 32 例（86%）在息肉切除术后 1 个月内膜完全愈合，术后新宫腔粘连的形成是影响子宫内膜创面愈合的重要因素。息肉切除术后妊娠治疗等待时间的把握是很重要的。若过早的妊娠治疗，未愈合的创面可能影响进一步受孕的概率，若术后等待时间过长容易导致子宫内膜息肉复发可能。因此宫腔镜手术后生育治疗的最佳等待期为子宫内膜息肉切除术后 1 ～ 2 个月。

（邓凯贤、陈熹婷、周蕾、陈永连）

微创时代的生殖外科手术图谱

参考文献

[1] TANOS V，BERRY K E，SEIKKULA J，et al. The management of polyps in female reproductive organs. Int J Surg，2017，43：7-16.

[2] KANTHI J M，REMADEVI C，SUMATHY S，et al. Clinical study of endometrial polyp and role of diagnostic hysteroscopy and blind avulsion of polyp. J Clin Diagn Res，2016，10（6）：QC01-QC04.

[3] LIENG M，ISTRE O，SANDVIK L，et al. Prevalence，1-year regression rate，and clinical significance of asymptomatic endometrial polyps：cross-sectional study. J Minim Invasive Gynecol，2009，16（4）：465-471.

[4] LOPES R G C，BARACAT E C，DE ALBUQUERQUE NETO L C，et al. Analysis of estrogen- and progesterone-receptor expression in endometrial polyps. J Minim Invasive Gynecol，2007，14（3）：300-303.

[5]　INCEBOZ U S，NESE N，UYAR Y，et al. Hormone receptor expressions and proliferation markers in postmenopausal endometrial polyps. Gynecol Obstet Invest，2006，61（1）：24-28.

[6]　MITTAL K，SCHWARTZ L，GOSWAMI S，et al. Estrogen and progesterone receptor expression in endometrial polyps. Int J Gynecol Pathol，1996，15（4）：345-348.

[7]　KıNAY T，BAŞARıR ZÖ，TUNCER S F，et al. Prevalence of endometrial polyps coexisting with uterine fibroids and associated factors. Turk J Obstet Gynecol，2016，13（1）：31-36.

[8]　DREISLER E，SORENSEN S S，LOSE G. Endometrial polyps and associated factors in Danish women aged 36-74 years. Am J Obstet Gynecol，2009，200（2）：147.e1-147.e6.

[9]　PEREZ-MEDINA T，BAJO-ARENAS J，HAYA J，et al. Tibolone and risk of endometrial polyps：a prospective，comparative study with hormone therapy. Menopause，2003，10（6）：534-537.

[10]　TAYLOR L J，JACKSON T L，REID J G，et al. The differential expression of oestrogen receptors，progesterone receptors，Bcl-2 and Ki67 in endometrial polyps. BJOG，2003，110（9）：794-798.

[11]　HU J G，YUAN R. The expression levels of stem cell markers importin13，c-kit，CD146，and telomerase are decreased in endometrial polyps. Med Sci Monit，2011，17（8）：BR221-BR227.

[12]　ALTANER S，GUCER F，TOKATLI F，et al. Expression of bcl-2 and ki-67 in tamoxifen-associated endometrial polyps：comparison with postmenopausal polyps. Onkologie，2006，29（8/9）：376-380.

[13]　ANTUNES A Jr，ANDRADE LALA，PINTO G A，et al. Is the immunohistochemical expression of proliferation （Ki-67） and apoptosis （Bcl-2） markers and cyclooxigenase-2 （COX-2） related to carcinogenesis in postmenopausal endometrial polyps? Anal Quant Cytopathol Histpathol，2012，34（5）：264-272.

[14]　MOURITS M J E，HOLLEMA H，DE VRIES E G E，et al. Apoptosis and apoptosis-associated parameters in relation to tamoxifen exposure in postmenopausal endometrium. Hum Pathol，2002，33（3）：341-346.

[15]　MIRANDA S P，TRAIMAN P，CÂNDIDO E B，et al. Expression of p53，Ki-67，and CD31 proteins in endometrial polyps of postmenopausal women treated with tamoxifen. Int J Gynecol Cancer，2010，20（9）：1525-1530.

[16]　DAL CIN P，DE WOLF F，KLERCKX P，et al. The 6p21 chromosome region is nonrandomly involved in endometrial polyps. Gynecol Oncol，1992，46（3）：393-396.

[17]　DAL CIN P，VANNI R，MARRAS S，et al. Four cytogenetic subgroups can be identified in endometrial polyps. Cancer Res，1995，55（7）：1565-1568.

[18]　METZ M，GRIMBALDESTON M A，NAKAE S，et al. Mast cells in the promotion and limitation of chronic inflammation. Immunol Rev，2007，217：304-328.

[19]　GRUBER B L，MARCHESE M J，KEW R. Angiogenic factors stimulate mast-cell migration. Blood，1995，86（7）：2488-2493.

[20]　ERDEMOGLU E，GÜNEY M，KARAHAN N，et al. Expression of cyclooxygenase-2，matrix metalloproteinase-2 and matrix metalloproteinase-9 in premenopausal and postmenopausal endometrial

第六章 子宫内膜息肉与不孕

polyps. Maturitas, 2008, 59（3）：268-274.

[21] AL-JEFOUT M, BLACK K, SCHULKE L, et al. Novel finding of high density of activated mast cells in endometrial polyps. Fertil Steril, 2009, 92（3）：1104-1106.

[22] EL-HAMARNEH T, HEY-CUNNINGHAM A J, BERBIC M, et al. Cellular immune environment in endometrial polyps. Fertil Steril, 2013, 100（5）：1364-1372.

[23] PENG X B, TINCHIU L, XIA E L, et al. Is endometrial polyp formation associated with increased expression of vascular endothelial growth factor and transforming growth factor-beta1? Eur J Obstet Gynecol Reprod Biol, 2011, 159（1）：198-203.

[24] SUN Y, ZHANG J, BAI W P. Higher prevalence of endometrial polyps in patients with fallopian tube obstruction：a case-control study. J Minim Invasive Gynecol, 2019, 26（5）：935-940.

[25] VITAGLIANO A, CIALDELLA M, CICINELLI R, et al. Association between endometrial polyps and chronic endometritis：is it time for a paradigm shift in the pathophysiology of endometrial polyps in pre-menopausal women? results of a systematic review and meta-analysis. Diagnostics（Basel）, 2021, 11（12）：2182.

[26] GUO L Y, GU F, TAN J F, et al. Multiple endometrial polyps is associated with higher risk of chronic endometritis in reproductive-aged women. J Obstet Gynaecol Res, 2021, 47（1）：389-396.

[27] HINCKLEY M D, MILKI A A. 1000 office-based hysteroscopies prior to in vitro fertilization：feasibility and findings. JSLS, 2004, 8（2）：103-107.

[28] ALANSARI L M, WARDLE P. Endometrial polyps and subfertility. Hum Fertil（Camb）, 2012, 15（3）：129-133.

[29] SALIM S, WON H, NESBITT-HAWES E, et al. Diagnosis and management of endometrial polyps：a critical review of the literature. J Minim Invasive Gynecol, 2011, 18（5）：569-581.

[30] RICHLIN S S, RAMACHANDRAN S, SHANTI A D, et al. Glycodelin levels in uterine flushings and in plasma of patients with leiomyomas and polyps：implications for implantation. Hum Reprod, 2002, 17（10）：2742-2747.

[31] JOKIMAA V, OKSJOKI S, KUJARI H, et al. Altered expression of genes involved in the production and degradation of endometrial extracellular matrix in patients with unexplained infertility and recurrent miscarriages. Mol Hum Reprod, 2002, 8（12）：1111-1116.

[32] SEPPÄLÄ M, KOISTINEN H, KOISTINEN R, et al. Glycosylation related actions of glycodelin：gamete, cumulus cell, immune cell and clinical associations. Hum Reprod Update, 2007, 13（3）：275-287.

[33] AFIFI K, ANAND S, NALLAPETA S, et al. Management of endometrial polyps in subfertile women：a systematic review. Eur J Obstet Gynecol Reprod Biol, 2010, 151（2）：117-121.

[34] VARASTEH N N, NEUWIRTH R S, LEVIN B, et al. Pregnancy rates after hysteroscopic polypectomy and myomectomy in infertile women. Obstet Gynecol, 1999, 94（2）：168-171.

微创时代的生殖外科手术图谱

[35] SPIEWANKIEWICZ B，STELMACHÓW J，SAWICKI W，et al. The effectiveness of hysteroscopic polypectomy in cases of female infertility. Clin Exp Obstet Gynecol，2003，30（1）：23-25.

[36] YANAIHARA A，YORIMITSU T，MOTOYAMA H，et al. Location of endometrial polyp and pregnancy rate in infertility patients. Fertil Steril，2008，90（1）：180-182.

[37] STAMATELLOS I，APOSTOLIDES A，STAMATOPOULOS P，et al. Pregnancy rates after hysteroscopic polypectomy depending on the size or number of the polyps. Arch Gynecol Obstet，2008，277（5）：395-399.

[38] PÉREZ-MEDINA T，BAJO-ARENAS J，SALAZAR F，et al. Endometrial polyps and their implication in the pregnancy rates of patients undergoing intrauterine insemination：a prospective，randomized study. Hum Reprod，2005，20（6）：1632-1635.

[39] KALAMPOKAS T，TZANAKAKI D，KONIDARIS S，et al. Endometrial polyps and their relationship in the pregnancy rates of patients undergoing intrauterine insemination. Clin Exp Obstet Gynecol，2012，39（3）：299-302.

[40] LAPAROSCOPISTS AAOG. AAGL practice report：practice guidelines for the diagnosis and management of endometrial polyps. J Minim Invasive Gynecol，2012，19（1）：3-10.

[41] CHECK J H，BOSTICK-SMITH C A，CHOE J K，et al. Matched controlled study to evaluate the effect of endometrial polyps on pregnancy and implantation rates following in vitro fertilization-embryo transfer（IVF-ET）. Clin Exp Obstet Gynecol，2011，38（3）：206-208.

[42] GHAFFARI F，ARABIPOOR A，BAGHERI LANKARANI N，et al. Hysteroscopic polypectomy without cycle cancellation in IVF/ICSI cycles：a cross-sectional study. Eur J Obstet Gynecol Reprod Biol，2016，205（3）：37-42.

[43] ZHANG H X，HE X Q，TIAN W Y，et al. Hysteroscopic resection of endometrial polyps and assisted reproductive technology pregnancy outcomes compared with no treatment：a systematic review. J Minim Invasive Gynecol，2019，26（4）：618-627.

[44] PEREIRA N，AMRANE S，ESTES J L，et al. Does the time interval between hysteroscopic polypectomy and start of in vitro fertilization affect outcomes? Fertil Steril，2016，105（2）：539-544.e1.

[45] DEANS R，ABBOTT J. Review of intrauterine adhesions. J Minim Invasive Gynecol，2010，17（5）：555-569.

[46] 古芳. 不孕症合并子宫内膜息肉的临床处理及预后. 中国实用妇科与产科杂志，2020，36（6）：491-495.

[47] JAKAB A，OVÁRI L，JUHÁSZ B，et al. Detection of feeding artery improves the ultrasound diagnosis of endometrial polyps in asymptomatic patients. Eur J Obstet Gynecol Reprod Biol，2005，119（1）：103-107.

[48] DREISLER E，STAMPE SORENSEN S，IBSEN P H，et al. Prevalence of endometrial polyps and abnormal uterine bleeding in a Danish population aged 20-74 years. Ultrasound Obstet Gynecol，2009，33（1）：

102-108.

[49] TJARKS M, VAN VOORHIS B J. Treatment of endometrial polyps. Obstet Gynecol, 2000, 96（6）：886-889.

[50] COHEN M A, SAUER M V, KELTZ M, et al. Utilizing routine sonohysterography to detect intrauterine pathology before initiating hormone replacement therapy. Menopause, 1999, 6（1）：68-70.

[51] SHOKEIR T A, SHALAN H M, EL-SHAFEI M M. Significance of endometrial polyps detected hysteroscopically in eumenorrheic infertile women. J Obstet Gynaecol Res, 2004, 30（2）：84-89.

[52] VALLE R F. Hysteroscopy for gynecologic diagnosis. Clin Obstet Gynecol, 1983, 26（2）：253-276.

[53] UGLIETTI A, BUGGIO L, FARELLA M, et al. The risk of malignancy in uterine polyps: a systematic review and meta-analysis. Eur J Obstet Gynecol Reprod Biol, 2019, 237：48-56.

[54] DREISLER E, RAHIMI S. The oncogenic potential of endometrial polyps: a systematic review and meta-analysis. Obstet Gynecol, 2011, 118（2 Pt 1）：361.

[55] HILEETO D, FADARE O, MARTEL M, et al. Age dependent association of endometrial polyps with increased risk of cancer involvement. World J Surg Oncol, 2005, 3（1）：8.

[56] KARAKAYA B K, OZKAN N T, KANSU-CELIK H, et al. Malignancy risk of endometrial polyps among geriatric women. Int J Gerontol, 2018, 12（3）：215-217.

[57] GREGORIOU O, KONIDARIS S, VRACHNIS N, et al. Clinical parameters linked with malignancy in endometrial polyps. Climacteric, 2009, 12（5）：454-458.

[58] BEN-ARIE A, GOLDCHMIT C, LAVIV Y, et al. The malignant potential of endometrial polyps. Eur J Obstet Gynecol Reprod Biol, 2004, 115（2）：206-210.

[59] VAN DEN BOSCH T, VAN SCHOUBROECK D, AMEYE L, et al. Ultrasound assessment of endometrial thickness and endometrial polyps in women on hormonal replacement therapy. Am J Obstet Gynecol, 2003, 188（5）：1249-1253.

[60] LA TORRE R, DE FELICE C, DE ANGELIS C, et al. Transvaginal sonographic evaluation of endometrial polyps: a comparison with two dimensional and three dimensional contrast sonography. Clin Exp Obstet Gynecol, 1999, 26（3/4）：171-173.

[61] NIJKANG N P, ANDERSON L, MARKHAM R, et al. Endometrial polyps: pathogenesis, sequelae and treatment. SAGE Open Med, 2019, 7：2050312119848247.

[62] VALENZANO M M, LIJOI D, MISTRANGELO E, et al. The value of sonohysterography in detecting intracavitary benign abnormalities. Arch Gynecol Obstet, 2005, 272（4）：265-268.

[63] BABACAN A, GUN I, KIZILASLAN C, et al. Comparison of transvaginal ultrasonography and hysteroscopy in the diagnosis of uterine pathologies. Int J Clin Exp Med, 2014, 7（3）：764-769.

[64] GOLDSTEIN S R, MONTEAGUDO A, POPIOLEK D, et al. Evaluation of endometrial polyps. Am J Obstet Gynecol, 2002, 186（4）：669-674.

[65] SCHWÄRZLER P, CONCIN H, BÖSCH H, et al. An evaluation of sonohysterography and diagnostic

微创时代的生殖外科手术图谱

hysteroscopy for the assessment of intrauterine pathology. Ultrasound Obstet Gynecol, 1998, 11（5）: 337-342.

[66] FADL S A, SABRY A S, HIPPE D S, et al. Diagnosing polyps on transvaginal sonography: is sonohysterography always necessary? Ultrasound Q, 2018, 34（4）: 272-277.

[67] SANIN-RAMIREZ D, CARRILES I, GRAUPERA B, et al.Two-dimensional transvaginal sonography vs saline contrast sonohysterography for diagnosing endometrial polyps: systematic review and meta-analysis. Ultrasound Obstet Gynecol, 2020, 56（4）: 506-515.

[68] EXALTO N, STAPPERS C, VAN RAAMSDONK L A M, et al. Gel instillation sonohysterography: first experience with a new technique. Fertil Steril, 2007, 87（1）: 152-155.

[69] SHIPP T D. Does ultrasound have a role in the evaluation of postmenopausal bleeding and among postmenopausal women with endometrial cancer? Menopause, 2005, 12（1）: 8-11.

[70] JANSEN F W, DE KROON C D, VAN DONGEN H, et al. Diagnostic hysteroscopy and saline infusion sonography: prediction of intrauterine polyps and myomas. J Minim Invasive Gynecol, 2006, 13（4）: 320-324.

[71] SVIRSKY R, SMORGICK N, ROZOWSKI U, et al. Can we rely on blind endometrial biopsy for detection of focal intrauterine pathology? Am J Obstet Gynecol, 2008, 199（2）: 115.e1-115.e3.

[72] BETTOCCHI S, CECI O, VICINO M, et al. Diagnostic inadequacy of dilatation and curettage. Fertil Steril, 2001, 75（4）: 803-805.

[73] RAZ N, FEINMESSER L, MOORE O, et al. Endometrial polyps: diagnosis and treatment options - a review of literature. Minim Invasive Ther Allied Technol, 2021, 30（5）: 278-287.

[74] KIM K R, PENG R, RO J Y, et al. A diagnostically useful histopathologic feature of endometrial polyp: the long axis of endometrial glands arranged parallel to surface epithelium. Am J Surg Pathol, 2004, 28(8): 1057-1062.

[75] OKAMURA A, YANO E, ISONO W, et al. Predictive factors of spontaneously regressed uterine endometrial polyps during the waiting period before hysteroscopic polypectomy. J Med Case Rep, 2021, 15（1）: 384.

[76] YUKSEL S, TUNA G, CELIK H G, et al. Endometrial polyps: is the prediction of spontaneous regression possible? Obstet Gynecol Sci, 2021, 64（1）: 114-121.

[77] LAGANÀ AS, VITALE S G, MUSCIA V, et al. Endometrial preparation with Dienogest before hysteroscopic surgery: a systematic review. Arch Gynecol Obstet, 2017, 295（3）: 661-667.

[78] TANOS V, BERRY K E, SEIKKULA J, et al. The management of polyps in female reproductive organs. Int J Surg, 2017, 43: 7-16.

[79] ALHILLI M M, NIXON K E, HOPKINS M R, et al. Long-term outcomes after intrauterine morcellation vs hysteroscopic resection of endometrial polyps. J Minim Invasive Gynecol, 2013, 20（2）: 215-221.

[80] TSUCHIYA A, KOMATSU Y, MATSUYAMA R, et al. Intraoperative and postoperative clinical

第六章 子宫内膜息肉与不孕

evaluation of the hysteroscopic morcellator system for endometrial polypectomy: a prospective, randomized, single-blind, parallel group comparison study. Gynecol Minim Invasive Ther, 2018, 7 (1): 16-21.

[81] SMITH P P, MIDDLETON L J, CONNOR M, et al. Hysteroscopic morcellation compared with electrical resection of endometrial polyps: a randomized controlled trial. Obstet Gynecol, 2014, 123 (4): 745-751.

[82] PAMPALONA J R, BASTOS M D, MORENO G M, et al. A comparison of hysteroscopic mechanical tissue removal with bipolar electrical resection for the management of endometrial polyps in an ambulatory care setting: preliminary results. J Minim Invasive Gynecol, 2015, 22 (3): 439-445.

[83] LARA-DOMÍNGUEZ M D, ARJONA-BERRAL J E, DIOS-PALOMARES R, et al. Outpatient hysteroscopic polypectomy: bipolar energy system (Versapoint®) versus diode laser - randomized clinical trial. Gynecol Endocrinol, 2016, 32 (3): 196-200.

[84] ZHENG F, XIN X, HE F, et al. Meta-analysis on the use of hyaluronic acid gel to prevent intrauterine adhesion after intrauterine operations. Exp Ther Med, 2020, 19 (4): 2672-2678.

[85] DEUTSCH A, SASAKI K J, CHOLKERI-SINGH A. Resectoscopic surgery for polyps and myomas: a review of the literature. J Minim Invasive Gynecol, 2017, 24 (7): 1104-1110.

[86] YANG J H, CHEN C D, CHEN S U, et al. Factors influencing the recurrence potential of benign endometrial polyps after hysteroscopic polypectomy. PLoS One, 2015, 10 (12): e0144857.

[87] GU F, ZHANG H X, RUAN S M, et al. High number of endometrial polyps is a strong predictor of recurrence: findings of a prospective cohort study in reproductive-age women. Fertil Steril, 2018, 109(3): 493-500.

[88] YANG J H, CHEN C D, CHEN S U, et al. Factors influencing the recurrence potential of benign endometrial polyps after hysteroscopic polypectomy. PLoS One, 2015, 10 (12): e0144857.

[89] SHAZLY S A M, LAUGHLIN-TOMMASO S K, BREITKOPF D M, et al. Hysteroscopic morcellation versus resection for the treatment of uterine cavitary lesions: a systematic review and meta-analysis. J Minim Invasive Gynecol, 2016, 23 (6): 867-877.

[90] SHEN Y L, FENG W G, YANG J, et al. Effect of hysteroscopic polypectomy combined with mirena placement on postoperative adverse reactions and recurrence rate of endometrial polyps: based on a large-sample, single-center, retrospective cohort study. Biomed Res Int, 2022, 2022: 1232495.

[91] LI F F, WEI S Y, YANG S Y, et al. Post hysteroscopic progesterone hormone therapy in the treatment of endometrial polyps. Pak J Med Sci, 2018, 34 (5): 1267-1271.

[92] WANG Y, YANG M, HUANG X F, et al. Prevention of benign endometrial polyp recurrence using a levonorgestrel-releasing intrauterine system in premenopausal patients: a retrospective cohort study. J Minim Invasive Gynecol, 2020, 27 (6): 1281-1286.

[93]   KURODA K，TAKAMIZAWA S，MOTOYAMA H，et al. Analysis of the therapeutic effects of hysteroscopic polypectomy with and without doxycycline treatment on chronic endometritis with endometrial polyps. Am J Reprod Immunol，2021，85（6）：e13392.

[94]   YANG J H，CHEN M J，CHEN C D，et al. Optimal waiting period for subsequent fertility treatment after various hysteroscopic surgeries. Fertil Steril，2013，99（7）：2092-2096.e3.

第六章　子宫内膜息肉与不孕

第七章　子宫畸形与不孕

　　子宫畸形为常见的女性生殖系统发育异常，是胚胎在 6 ～ 18 周时双侧副中肾管发育、融合或吸收异常所致。不同阶段、不同程度的发育或融合、吸收障碍会导致不同类型的子宫畸形。双侧副中肾管未发育或发育不良导致先天性无子宫或始基子宫、幼稚子宫；一侧副中肾管未发育或发育不良形成单角子宫或合并残角子宫；副中肾管融合不全或完全未融合形成双角子宫或双子宫；融合后不同程度的吸收障碍导致完全纵隔子宫、不完全纵隔子宫或弓形子宫。此外，一类特殊的由己烯雌酚所致的子宫发育不良，称为己烯雌酚样子宫，以 T 形子宫常见。

　　不同子宫畸形对生育率和妊娠结局有不同的影响。最严重的子宫畸形为副中肾管未发育或发育不全，该类子宫畸形引起女性终生不孕；弓形子宫是较温和的子宫畸形，宫底有朝向子宫腔的温和压痕，对生育和妊娠结局影响相对较小；其他亚型的子宫畸形存在于这两者之间，主要包括单角子宫、双角子宫、双子宫、纵隔子宫（不全纵隔子宫及完全纵隔子宫）、T 形子宫（图 7-0-1 至图 7-0-7）。

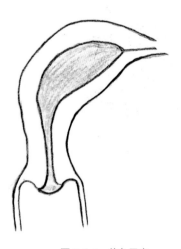

图 7-0-1　单角子宫

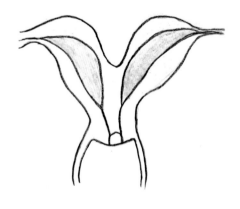

图 7-0-2　双角子宫

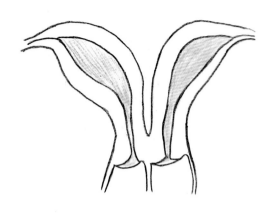

图 7-0-3　双子宫

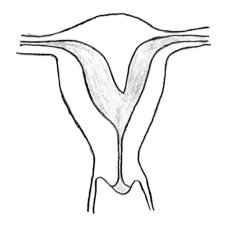

图 7-0-4　不全纵隔子宫

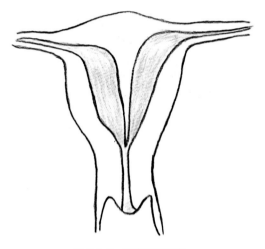

图 7-0-5　完全纵隔子宫

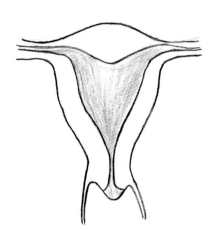

图 7-0-6　弓形子宫

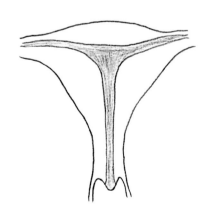

图 7-0-7　T 形子宫

不同文献报道的子宫畸形在人群中的患病率差异较大（0.16% ～ 10%），在高风险人群如不孕、复发性流产女性中患病率通常较高。在子宫发育异常的不同类型中，纵隔子宫最为多见，为35% ～ 57.5%；其次为双子宫畸形，为15% ～ 25%。有人荟萃了文献报道的1392例子宫发育异常病例，结果为纵隔子宫34.9%，双角子宫26%，弓形子宫18.3%，单角子宫9.6%，双子宫8.4%。

多数学者认为，子宫畸形与不孕、流产、早产、胎儿异常等不良生殖结局相关。随着科学技术水平的不断提高，部分导致不孕不育的子宫畸形可以通过手术，主要是宫腔镜手术进行矫正，以获得良好的生育结局。

第一节　子宫畸形与不孕的关系

一、子宫畸形与不孕

宫腔疾病和输卵管疾病是导致女性不孕的两大主要因素，其中宫腔因素约占34.8%，输卵管因素占25% ～ 35%。不论自然受孕抑或采用辅助生殖技术，宫腔正常是成功妊娠的最基本条件，宫腔因素中，先天性子宫畸形是主要的病变。先天性无子宫、始基子宫、幼稚子宫患者终生无受孕可能，而单角子宫、双子宫、双角子宫、纵隔子宫、弓形子宫、T形子宫等子宫畸形患者易出现不孕。张丽丹等报道子宫畸形在不孕女性中的发病率为2.4%，大量的研究显示不孕在子宫畸形的女性中发生率更高，提示子宫解剖结构异常对女性受孕能力影响较大。Chan 等总结了94篇相关研究的89 861例女性，不孕患者中先天性子宫畸形发生率为8%，既往有流产史的不孕患者中其发生率达24.5%。子宫畸形者的妊娠次数较正常子宫者明显偏少。Zabak 等认为纵隔子宫在不明原因的继发性不孕者中的发病率高达40%，因此不能排除纵隔子宫是导致这类患者不孕的因素。有时候子宫畸形本身可能并非直接导致不孕，因为子宫畸形患者多合并子宫内膜异位症、盆腔粘连等，也可间接导致不孕。对于子宫畸形患者，国内外均有研究表明子宫畸形合并不孕患者行辅助生殖技术（assisted reproductive technology，ART）治疗的助孕结局较子宫正常的不孕症患者差。

二、子宫畸形与复发性流产

反复自然流产是子宫畸形患者最常见的主诉。子宫畸形在复发性流产女性中发病率为6% ～ 38%，明显高于一般人群。对子宫畸形患者的妊娠相关研究发现其流产率为30% ～ 40%，约有1/3习惯性流产患者合并纵隔子宫。纵隔子宫妊娠后79%以流产结束，且大多（2/3）发生在妊娠早期。张宏展等对223例复发性流产患者进行分析，发现由解剖因素引起的原因不明习惯性流产（recurrent spontaneous abortion，RSA）发生率约占7.7%，仅次于不明原因性和内分泌因素引起的RSA。Chan 等提出在有流产史的妇女中子宫畸形的发生率是显著增高的，约为13.3%，在因流产导致不育的妇女中其子宫畸形发生率增高更显著，约为24.5%。还有研究报道流产发生率由高到低依次为纵隔子宫（60% ～ 100%）、双角子宫、单角子宫、双子宫，成功分娩的概率由高到低依次为双子宫（33.3%）、单角子宫、双角子宫。研究认为纵隔子宫及双角子宫妊娠流产的发生率均超过了妊娠总数的一半，明显高于双子宫及单角子宫。Sugiura-Ogasawara 等总结认为，在复发性流产患者中除了弓形子宫，合并其他类型子宫畸形的概率达 3.2% ～ 10.4%。一篇 Meta 分析表明先天性子宫畸形的妊娠率降低，流产率增高，和未矫正的先天性子宫畸形相比，行宫腔镜子宫纵隔切除可降低自然流产的发生。

三、子宫畸形与妊娠期并发症

子宫畸形易造成不良生育结局，如自然流产、早产、胎儿生长受限、胎膜早破、胎盘早剥、胎位异常、产程异常、子宫破裂、手术产率增加、产后出血等，甚至导致围生儿死亡、新生儿窒息等。

（一）早产

子宫畸形孕妇早产率为 12.77% ～ 19.30%。子宫畸形孕妇中，早产的发生时间更早。纵隔子宫 32 周前发生早产者多于其他类型子宫畸形，其他类型发生早产的时间多倾向于 34 周后。双子宫、单角子宫和双角子宫均存在子宫腔较小、供血不足、蜕膜形成不良、易并发宫颈功能不全的情况，明显增加晚期自然流产、胎位异常及早产的风险。

（二）新生儿体质量低， 胎儿生长受限

子宫畸形孕妇生产新生儿为小龄儿、极低体质量儿的概率均较正常子宫者明显增高。正常子宫孕妇生产新生儿大于胎龄儿的概率较子宫畸形孕妇明显偏高。子宫畸形孕妇生产的足月儿及 32 ～ 36 周新生儿平均体质量均低于正常子宫者。Venetis 等的 Meta 分析也指出，先天性子宫畸形患者生产小于胎龄儿及围产儿死亡发生风险均明显升高。子宫畸形孕妇生产的胎儿发生生长受限的概率高于正常子宫者，卵巢血管异常引起的异常子宫血流或许可以解释畸形子宫妇女胎位异常及胎儿宫内发育受限。

（三）子宫破裂

子宫畸形患者妊娠后子宫破裂的风险明显高于正常子宫者。残角子宫妊娠的子宫破裂率高达 50%，且多发生于妊娠中期。

（四）先露异常

子宫畸形孕妇发生胎儿先露异常的概率较正常子宫者显著增加，发生率为 38.8%。子宫腔的解剖异常使胎儿不能以头先露衔接。Zhang 等将 116 例子宫畸形妇女与 270 例子宫正常妇女对比，子宫畸形组臀位率（38.8%）、早产率（19.8%）及剖宫产率（78.5%）显著高于子宫正常组；胎位异常是剖宫产的主要原因；婴儿平均出生体质量显著低于子宫正常组，低体质量及极低体质量儿显著增多，正常子宫妇女妊娠孕周显著高于子宫畸形妇女，纵隔子宫妇女胎位异常发生率显著高于其他子宫畸形妇女，并且剖宫产率最高。

（五）剖宫产率增高

子宫畸形患者剖宫产率较正常子宫者显著增高。多数子宫畸形患者终止妊娠的方式为剖宫产（足月产71%，早产86%），其中先露异常是最常见的剖宫产指征，约占65.8%，而正常子宫者仅占7.4%。

四、子宫畸形对 ART 的影响

随着 ART 的发展，子宫畸形合并不孕患者 ART 助孕后的结局也受到关注。有学者认为，子宫畸形患者行 IVF 或 ICSI 的临床妊娠率和种植率低于普通不孕患者，子宫畸形合并不孕患者比普通不孕患者的助孕结局更差。

五、子宫畸形导致妊娠不良结局的原因

不同类型的子宫畸形将导致生育不良结局的情况已经得到大多数专家的共识，如自然流产、早产、胎儿生长受限、胎膜早破、胎盘早剥、胎位异常、产程异常、子宫破裂、手术产率增加、产后出血等，甚至导致死胎、死产、新生儿窒息等。研究认为畸形子宫主要从以下几个方面影响生育结局。

（一）宫腔形态异常、体积缩小

子宫畸形在不同程度上造成宫腔容积减小，失去正常形态。比如纵隔子宫的纵隔部分使宫腔变形，妊娠后腔内压力不均衡，胎囊生长受限；比如单角子宫可使宫腔轴发生变化，再加宫腔狭小；双角子宫的宫腔也比正常子宫要小，这都将使妊娠后宫腔内压力上升且宫腔内压力不均，引起胎位异常、胎膜早破等并发症。

（二）肌层发育差、神经分布不均

子宫畸形者宫体的肌肉发育不完全，肌壁张力差，扩张度小，神经分布不均，导致其收缩的对称性、极性受到影响，子宫不协调收缩，发生自然流产。

（三）内膜发育缺陷

子宫发育不良患者大多子宫内膜发育缺陷，对雌、孕激素的反应效能降低，子宫内膜发育不良，胚胎着床困难，出现不孕和早期胚胎停育。

（四）子宫卵巢血供差

子宫畸形常合并子宫或卵巢血管缺乏或走行异常，导致子宫、卵巢血液供应减少，内膜发育异常和卵巢反应不良，内膜对雌、孕激素的反应效能降低，内膜发育不良，受精卵着床于发育不健全的宫壁或纵隔上，致胎盘血供不足，引起早期胚胎停育或胎儿生长受限（intrauterinegrowthretardation，IUGR）、胎儿宫内缺氧等并发症。

（五）宫颈功能不全

畸形子宫的宫颈组织发育不佳，肌肉组织增加，结缔组织减少，压力承受能力差，宫颈无力对抗妊娠后增高的不对称宫腔压力出现宫颈功能不全引发晚期流产；再加上宫腔缩小，

空间受限制，孕中期宫腔内压力升高，继而导致的相对宫颈功能不全出现晚期流产，如纵隔子宫、双角子宫、单角子宫、双子宫等畸形。Mastrolia 等对存在宫颈功能不全高风险的子宫畸形患者行宫颈环扎术，可预防中晚期流产、早产的发生，显著提高了足月分娩率。

第二节　引起不孕的常见子宫畸形的诊断

子宫畸形种类多样，单凭妇科检查往往难以明确诊断，因而需要借助其他的辅助检查。目前诊断先天性子宫畸形的辅助检查主要有子宫输卵管造影（hysterosalpinography，HSG）、超声检查、磁共振成像、宫腔镜、腹腔镜等。恰当的影像学检查不仅能够对女性生殖系统畸形进行准确的分类，以利于制定相应的治疗方案，还能明确是否合并泌尿系统畸形等。

一、子宫输卵管造影

HSG 简单易操作，费用低，是诊断子宫畸形的经典方法。毛爱祥等以 AFS 分类系统为依据，回顾性分析了 84 例经宫腔镜或宫腹腔镜联合确诊的子宫畸形患者资料，结果显示 HSG 和经阴道 B 超用于先天性子宫畸形诊断的临床符合率分别为 94.05%（79/84）和 78.57%（66/84），误诊率分别为 3.57%（3/84）和 13.09%（11/84），认为 HSG 对于先天性子宫畸形的诊断符合率高于阴道超声。但 HSG 不能显示子宫肌层及外部轮廓，为有创操作，患者暴露于射线，并且对于诊断细微的子宫畸形敏感度较低，目前很少单独用于诊断子宫畸形。

二、超声检查

超声是目前临床中用于诊断子宫畸形最常用的辅助检查方法，尤其是近年来三维超声及彩色多普勒超声的应用，能够获得矢状面、冠状面、横断面 3 个平面的图像，还可以测量宫角间距、宫底凹陷的深度、纵隔的宽度和深度等，为子宫畸形的评估提供更多信息，临床应用价值甚至媲美 MRI。

（一）二维超声

二维超声可作为一种初筛的方法，在诊断子宫畸形上有一定的价值，但二维超声同时只能显示子宫矢状切面及横断切面，不能获得子宫的冠状面图像，对于纵隔子宫的分型及弓形子宫、单角子宫的诊断较为困难，且易受宫腔变形和宫腔线紊乱的影响，容易把内膜息肉、宫腔粘连与纵隔子宫混淆，对单角子宫显示欠佳，诊断符合率为 87.88%。

（二）三维超声

三维超声弥补了二维超声的不足，在子宫畸形的筛查及与其他子宫异常疾病的鉴别诊断中都具有明显优势。作为一种无创的检查方法，三维超声可获得子宫冠状面信息，立体显示宫腔结构及子宫外形轮廓，还可以直接对宫底部切迹深度及宫腔内纵隔的长度进行测量，为诊断提供了量化标准，从而使子宫畸形的准确诊断及分型成为可能，为手术治疗提供了参考。

李梅等研究提示，三维超声诊断不同类型子宫畸形的敏感性、特异性均很高，阴性似然比均很低，其诊断各种类型子宫畸形的 Kappa 系数为 0.94 ～ 1.00，说明三维超声对子宫畸形诊断及分型与宫（腹）腔镜结果有显著的一致性。因此，临床上对于疑似子宫畸形的患者，不需要进行侵入性的宫（腹）腔镜检查，通过三维超声便可诊断出具体子宫形态，从而指导临床处理。多项研究提示：三维超声对于子宫纵隔诊断的敏感性、特异性、阳性预测值及阴性预测值分别达到 98.4% ～ 99.27%、100%、98.38% ～ 100%、96% ～ 100%。因此，三维超声可作为诊断先天性子宫畸形的首选检查。近年来国内外文献报道经阴道三维超声对不同类型子宫畸形的诊断准确率达 86% ～ 100%。经阴道三维超声不但能够发现子宫畸形，还能根据其声像图特征对子宫畸形进行准确分类，判断其异常程度，从而指导临床处理。由于其无创、简便、准确度高、重复性好，诊断子宫畸形明显优于其他检查方法。经阴道三维超声优于经腹三维超声（图 7-2-1 至图 7-2-4）。

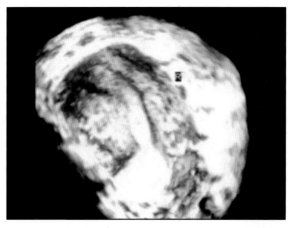

图 7-2-1　单角子宫三维超声

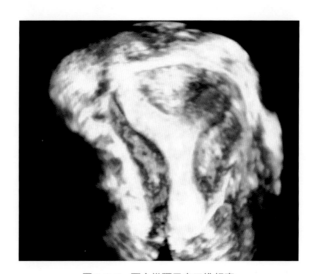

图 7-2-2　不全纵隔子宫三维超声

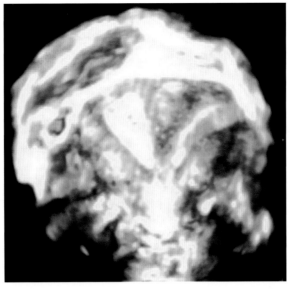

图 7-2-3　完全纵隔子宫三维超声

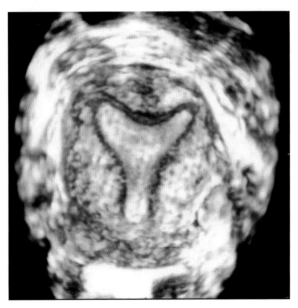

图 7-2-4　弓形子宫三维超声

（三）三维超声宫腔造影

SHG 是建立在介入性超声基础上的子宫检查方法，有研究认为 SHG 在区分纵隔子宫与双角子宫上有很高的诊断准确性。可使部分患者避免做诊断性宫腔镜检查。三维超声宫腔造影（three-dimensionalsonohysterography，3D-SHG）不仅用于子宫畸形的诊断，还可以通过量化残留宫腔长度及不全纵隔子宫宫腔变形率来预测纵隔子宫的流产风险。Salim 等报道纵隔子宫患者产科并发症的发生率与纵隔的大小无关，而与纵隔与宫腔长度的比例有关。纵隔长度在宫腔长度一半以下者的妊娠结局最差，提示宫腔整体形态更为重要。陈雁威等对 53 例不全纵隔子宫进行了 3D-SHG 宫腔测量，在反复流产组中不全纵隔子宫的剩余宫腔长度明显变短（$P < 0.001$），子宫变形率为 0.56±0.07，显著高于对照组（0.46±0.08）（$P < 0.001$）。当宫腔变形率 ≥ 51% 时，预测流产的可能性为 80%。与 Salim 相关报道结果一致。

三、MRI

MRI 检查具有无创、软组织分辨率高、多参数、多平面和多方位成像的特点，还可以进行三维图像重建，能清楚显示宫底外形轮廓和宫腔结构，同时能观察并发的其他病变如泌尿系统畸形、附件区疾病等，是诊断子宫畸形并且区分畸形类型的理想检查方法。另外，在 MRI 图像中临床医生可以对子宫畸形的各项指标进行定量分析，如双侧宫角内膜连线、双侧内膜夹角、宫底部凹陷深度、纵隔长度等，诊断准确度高达 100%。但相较于超声，MRI 价格较昂贵，设备复杂，一定程度上限制了其临床应用，不适合常规应用（图 7-2-5、图 7-2-6）。

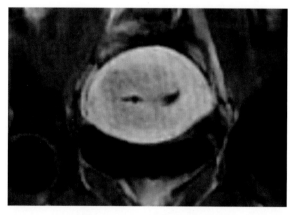

图 7-2-5　不全纵隔子宫 MRI

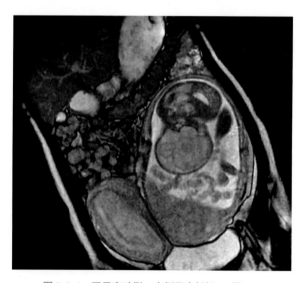

图 7-2-6　双子宫畸形，右侧子宫妊娠 18 周 MRI

（左侧竖排）微创时代的生殖外科手术图谱

四、宫腔镜

宫腔镜可对子宫腔内异常结构直视诊断，是评价宫内异常的"金标准"。Reichman 等研究认为宫腔镜对观察子宫畸形的子宫腔内解剖学变异具有其他检查方法无法比拟的优势，但宫腔镜不能观察子宫外部形态，较难区别双角子宫和纵隔子宫。腹腔镜可观察子宫的外部轮廓，但无法显示宫腔内部结构，对纵隔子宫的分型较困难。将宫腹腔镜联合应用，被认为是诊断子宫畸形的"金标准"，但两者均为侵入性检查，不适于临床上子宫畸形的筛查，仅在其他辅助检查诊断明确需进一步手术时，用于诊断的同时进行手术。

第三节　常见影响生育的子宫畸形类型及治疗原则

目前对子宫畸形处理的共识为无临床表现的子宫畸形患者，一般不予处理；对于导致不孕或影响妊娠结局的子宫畸形可行手术矫正。畸形子宫矫正手术可有效改善妊娠结局，不同类型的子宫畸形需要区别对待。

子宫畸形的传统矫治手术以开腹、切开子宫为主，手术创伤大，术后恢复较慢且术后避孕时间长，妊娠期间子宫破裂的风险增加，常需剖宫产终止妊娠。随着科学技术不断发展，子宫畸形的诊断治疗水平也不断提高。宫腔镜及腹腔镜下的子宫畸形矫治手术因手术创伤小、术后恢复快、住院时间短、再次妊娠所需时间短等优势，普遍应用于子宫畸形的治疗，成为子宫畸形治疗的一线选择，扩大了微创手段矫治子宫畸形的适用范围；对部分复杂的子宫畸形类型，在明确诊断的同时还可诊治盆腔内病变、评估输卵管功能等。在行子宫矫正手术前应先除外其他不孕因素。

此外，超声及腹腔镜监测技术在宫腔镜手术中的应用可以再次明确诊断，提高手术安全性，弥补宫腔镜手术的局限性。对畸形子宫的处理应强调个体化，选取最优的子宫畸形治疗方式。

一、纵隔子宫

纵隔子宫是最常见的子宫畸形种类，占中肾旁管发育异常的 55%。是由于在妊娠 20 周时胚胎的一对副中肾管融合后吸收失败，导致子宫下段和宫颈完全融合而宫底部没有完全融合而形成，根据纵隔尾端是否在宫颈内口以上，将纵隔子宫分为部分性和完全性。

（一）纵隔子宫对生育力的影响

纵隔子宫可引起不孕、复发性流产、早产、胎膜早破、胎位异常、胎儿宫内生长受限、胎盘早剥和胎儿围生期死亡等，明显影响妇女的生育力。一项较大样本量的研究将 698 名纵隔子宫患者与 15 060 名子宫正常女性的生殖结局进行比较，发现与对照组相比纵隔子宫患者的早期流产、晚期流产和早产的发生比率均显著增高。与子宫正常的女性相比，纵隔子宫女性的孕早期流产率更高。Homer 等认为，纵隔子宫的纵隔所覆盖内膜异常、血流异常，不足以支持胚胎种植及进一步发育。Dabirashrafi 等对纵隔及远离纵隔的宫壁活组织标本进行比较，结果表明子宫纵隔的结缔组织较少，而肌纤维组织较多。结缔组织少或许是着床处蜕膜化不完全、胎盘形成不良的原因。纵隔肌肉组织较多并相互交织，常引起不协调的子宫收缩，即造成反复流产（图 7-0-4、图 7-0-5）。

（二）宫腔镜下子宫纵隔切除术的价值

宫腔镜下子宫纵隔切除术（transcervical resection of uterine septum，TCRS）是目前治疗纵隔子宫的最佳方法。目前认为纵隔切开术可以提高不孕症或有流产史妇女的妊娠率。有复发性流产病史或年龄在 35 岁以上不明原因不孕者，计划行 ART 助孕的子宫纵隔患者，需要行 TCRS 以改善妊娠结局。Paradisi 等纳入 246 名纵隔子宫患者，分为不孕症组和复发性流产组。宫腔镜下子宫成形术后不孕症组妊娠率达 56.5%，流产率为 19.7%；复发性流产组的妊娠率为 65.3%，流产率由术前的 100% 降至 34.1%，这些均体现了手术干预的有效性。

宫腔镜下子宫纵隔切除术对 ART 的作用：许多研究发现对纵隔子宫患者行 TCRS 后，其妊娠结局较未行手术前得到显著改善，即使是小的子宫纵隔切除术后再行 ART 自然流产率也显著降低。有纵隔子宫的不孕患者行宫腔镜下纵隔切除术，术后抱婴率为 45%，有反复流产病史的纵隔子宫患者行宫腔镜下纵隔切除术后流产率下降，由 88% 降至 14%，足月活产率提高，由 3% 增至 80%。宫腔镜下切除纵隔后可明显改善妊娠结局。相对鞍形子宫和双子宫，不全纵隔子宫患者切除纵隔术后临床妊娠率更高，因此子宫纵隔患者在行 ART 治疗前应先行 TCRS。Tomazevic 等研究发现纵隔子宫患者行宫腔镜切除纵隔后再行 IVF 或 ICSI 治疗，妊娠率和活产率均显著高于未行手术前。可能是由于通过宫腔镜手术切除了纵隔后患者宫腔畸形得以纠正，胚胎更容易种植。

宫腔镜手术下子宫纵隔切除术是宫腔的整复性手术，其出血少、恢复快、并发症少，不仅能够有效地恢复宫腔的正常形态，减少着床的不利因素，同时又不破坏子宫肌壁的完整性，可使患者在术后短时间内受孕并正常妊娠，能明显改善妊娠结果，因而广泛应用于临床。

（三）宫腔镜下子宫纵隔切除术的手术原则

1. 术前常规准备：常规全身实验室检查排除身体其他疾病；手术均是在月经干净后 3～7 天子宫内膜增生早期进行；术前一晚宫颈放置宫颈扩张棒如海藻棒或米索前列醇以软化宫颈。

2. 术中监测：常规 B 超监测，除非需要同时进行盆腔手术才使用腹腔镜监测，超声引导下行 TCRS，方便，时间短，对子宫肌壁的厚薄观察更加仔细，安全性高，效果更好。

3. 手术方法。

（1）采用腰麻更为安全，若同时行腹腔镜手术则采用气管插管全身麻醉。

（2）患者取膀胱截石位，术中超声监护。

（3）宫腔镜下用小剪刀或双极针状电极沿水平方向依次切开纵隔，若合并阴道纵隔并影响性生活则先切除阴道纵隔。要特别注意剪刀或电极的方向及把握其作用在切割 / 分离纵隔组织的对称性，尽可能不偏离子宫前或后壁，避免损伤肌壁内血管。

不全纵隔子宫：可采用针状 / 水平电极或剪刀从纵隔下极对称切割基底部左右，直到宫底与前后壁厚度等同（图 7-3-1 至图 7-3-5）。

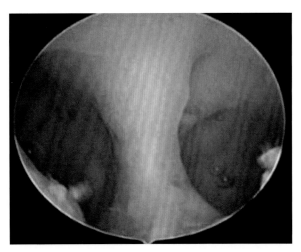

图 7-3-1　不全纵隔术前

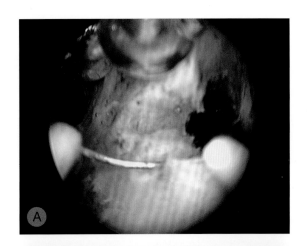

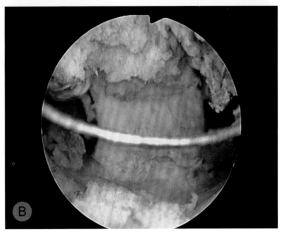

图 7-3-2　水平电极自下极对称切除纵隔至基底部

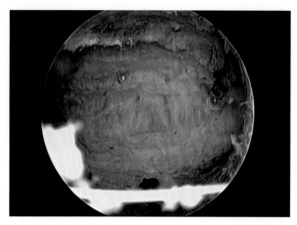

图 7-3-3　不全纵隔术后即时

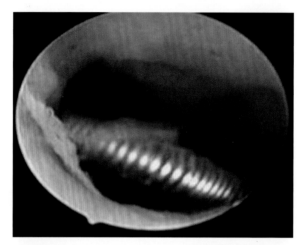

图 7-3-4　放置宫内节育器或宫腔球囊预防宫腔粘连

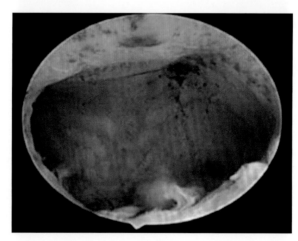

图 7-3-5　不全纵隔术后 1 个月复查

完全纵隔子宫：自宫颈内口上方 0.5 cm 处横向切开纵隔组织，使之形成不全纵隔，然后按不全子宫纵隔手术方法切除纵隔。在超声监护下，子宫纵隔切开顶点距宫底浆膜面约 1.5 cm 处即停止手术，不得 < 1.0 cm。可将一根硅胶双腔管放置右侧宫腔内，并注入 1 ～ 2 mL 亚甲蓝液体充盈球囊，在左侧宫腔的内口稍上方采用针状电极切通纵隔，可见右侧宫腔蓝色球囊，再向上切除隔膜。可采用针状电极从纵隔下级对称切割基底部左右，直到与宫底及前后壁厚度等同。手术完毕后在宫腔内放置节育环或者宫腔球囊，为促进子宫内膜修复，采用雌孕激素序贯疗法（使用 1 ～ 3 个月经周期），并在疗程结束后对患者行宫腔镜检查，观察子宫修复情况（图 7-3-6 至图 7-3-8）。

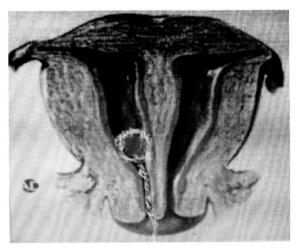

图 7-3-6　一侧宫腔置入球囊

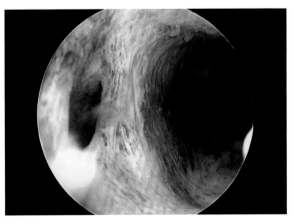

图 7-3-7　完全子宫纵隔术前

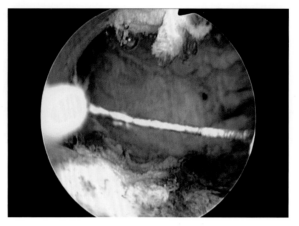
图 7-3-8　完全子宫纵隔术后即时

4. 宫腔镜下子宫纵隔切除术的常见并发症。

TCRS 已成为治疗纵隔子宫的金标准，但其也有一定的术中并发症，包括常见的宫腔镜手术的并发症，如子宫穿孔、出血、邻近脏器损伤、体液超负荷、空气栓塞及感染，在其他章节已经有所讨论，本节仅对 TCRS 术中术后常见的并发症进行总结。由于技术和设备的进步，宫腔镜手术的近期并发症呈下降趋势，2013 年美国 Wortman 等报道宫腔镜手术并发症发生率为 2.2%，2016 年法国 Capmas 等报道为 0.05%。

（1）子宫穿孔。

子宫穿孔的原因：①多数纵隔子宫的宫底呈鞍状，为子宫最薄弱的地方，与正常子宫恰恰相反，故纵隔子宫宫底部容易穿孔。②电切时偏离纵隔中线，造成子宫前壁或后壁穿孔。③子宫纵隔基底部宽大，过度切割，子宫肌壁变薄。④单极电切的不正当使用，热辐射致深部组织坏死。⑤膨宫压力过高。

子宫穿孔的预防：①术前宫颈预处理：放置宫颈扩张棒如海藻棒，阴道或直肠放米索前列醇或肌注间苯三酚软化宫颈。②B 超监护：有助于防止扩宫器和镜体置入时因方向错误所致的子宫穿孔，并能通过观察电切高温在肌层切面上形成的强回声光带以掌握电切纵隔的范围和深度，防止电切环切除子宫肌壁过深造成穿孔，在切除纵隔过程中，当宫腔镜置于宫颈内口可见双侧输卵管开口，即应适可而止。杨保军等对 107 例纵隔子宫电切治疗患者的分析认为使残存纵隔小于 0.5 cm 更好，这样对再次妊娠影响小，术后活产率高。③腹腔镜监护：通过透光试验预防子宫穿孔，并有助于子宫纵隔的诊断，发现穿孔及时修补。

（2）妊娠子宫破裂。

宫腔镜纵隔切除术后的子宫破裂是一种罕见的并发症，发生率为 1.0% ～ 2.7%。Sentilhes 等收集了 1980—2006 年文献报道的 18 例宫腔镜术后妊娠子宫破裂患者资料，其中 TCRS 和宫腔粘连松解术（trans-cervical resection of adhesion，TCRA）术后 16 例，妊娠距离手术时间平均 16 个月（1 个月～ 5 年），子宫破裂发生在孕 19 ～ 41 周，其中 4 例胎儿和 1 例产妇死亡。这些提示在宫腔镜子宫矫形术后，在妊娠的中晚期都有子宫破裂的风险，危及母胎生命。因此，对于有子宫纵隔切除术史的患者应认真随访妊娠期有无子宫破裂。TCRS

术后妊娠子宫破裂的原因可能与在初次子宫纵隔切除时过度的纵隔切除、子宫肌层的穿透、子宫壁穿孔、过度使用烧灼或激光能量有关。有学者认为小于 1 cm 的残余纵隔组织并不影响妊娠结果，术中不再继续切割可能会降低日后妊娠期子宫破裂的风险。

（3）纵隔残留。

TCRS 术后纵隔残留为常见并发症。纵隔宫底基底宽大，第一次切除后子宫收缩，会形成新的纵隔。文献报道小子宫纵隔（定义为 1.3 ～ 1.5 cm）对早产是一个很重要的危险系数，需内镜矫正。Fedele 等通过超声检查发现 0.5 ～ 1.0 cm 的残余子宫纵隔的存在，不会使生殖预后恶化。为预防子宫破裂，术者不要在一次切除纵隔时过度操作，切除标准是切开至双侧输卵管开口连线水平下，对照两侧输卵管开口，宫底连线呈水平形或略呈圆弧形内突时即可。

（4）宫腔粘连的预防。

预防措施：①宫腔注入透明质酸钠 2 mL 预防粘连。②对于纵隔比较宽、近宫底创面 ≥ 1/3 宫底径线的患者常规放置宫内节育器或者球囊支架 1 个月以预防粘连。多篇文献提出，TCRS 后放置 IUD 能够机械性分离宫壁，防止手术可能导致的宫腔粘连，术后辅以雌激素治疗，可加速切除纵隔后裸露区的上皮化，将有助于子宫内膜的生长，促进内膜修复，减少宫腔粘连，从而缩短患者术后避孕时间。③每日口服补佳乐 4 mg 或者芬吗通 2 mg，促进子宫内膜修复。国内外大多数研究均认可口服雌激素对预防宫腔粘连的积极作用。冯彦琴等也比较了雌激素、孕激素序贯疗法与持续疗法两种术后激素治疗方案，两组方案在不良反应发生率、总体妊娠率、活产率、流产率、早产率及足月产率方面的差异均无统计学意义，认为无论采用何种激素辅助治疗方案均有益于改善生殖结局。

二、双角子宫

双角子宫发生率约占子宫畸形的 13.6%，分为完全双角子宫和不完全双角子宫。其中完全双角子宫是由于胚胎发育过程中两条副中肾管融合吸收不全造成的，形成 2 个宫腔，1 个宫颈，宫腔上部及宫底部呈分叉状（图 7-0-2）。

（一）双角子宫对生育力的影响

双角子宫对生育能力及妊娠结局是有影响的，与正常女性相比，双角子宫畸形的妇女不孕率、胎儿分娩率较低，剖宫产率及复发性流产的比例较高，且更容易借助辅助生殖技术进行治疗。有研究提出双角子宫与宫颈功能不全有一定关系。最近 Mastrolia 等报道了双角子宫女性在妊娠中期和妊娠晚期的孕产妇和胎儿结局，研究共纳入了 280 106 例妊娠妇女，其中双角子宫患者为观察组，共 444 例，对照组为非子宫畸形女性，共 279 622 例。结果表明，在该研究人群中，双角子宫女性复发性流产率显著高于非子宫畸形妇女，提出双角子宫是宫颈功能不全的独立危险因素。

（一）双角子宫矫正术的价值

对于复发性妊娠丢失或妊娠结局不佳的双角子宫患者给予手术干预是必要的，其根本的治疗方法为将两个狭窄的子宫腔隙融合为一个接近正常形态的宫腔，使宫腔容积增大来有效预防流产的发生，恢复患者的生育能力。

　　传统的治疗方法为开腹双角子宫矫形术（图 7-3-9 至图 7-3-11），其手术创伤大，避孕时间长，且易形成宫腔粘连、狭窄和瘢痕，影响受孕。如今，宫腔镜下宫腔内隔板切除术已广泛应用于不全性双角子宫的矫治。而对于完全性双角子宫，Pelosi 等于 1996 年首次报道了宫腹腔镜联合阴式辅助完全性双角子宫融合术，随后，Alborzi 等报道了 2 例双角子宫经宫腔镜检查后行腹腔镜下矫形术，手术效果良好。国内夏恩兰等报道了 4 例行宫腹腔镜联合完全性双角子宫融合术患者，现均已剖宫产获得健康婴儿。Sugiura-Ogasawara 等认为，虽然矫形手术对于双角子宫妊娠患者累计活产率无明显改善，但手术可以降低早产率及低出生体重儿发生率。有研究对 22 例双角子宫患者进行腹腔镜子宫成形手术，术后分析生殖结局时纳入在访的 9 例患者，9 例患者均妊娠，其中 7 例妊娠至足月并活产，2 例流产，术后流产率显著降低。该研究还提出腹腔镜 Strassman 子宫成形术对有复发性流产或早产史的双角子宫患者来说是一种安全、可行且有效的治疗方法。宫腔镜和宫腔镜腹腔镜联合双角子宫矫形术已逐渐取代传统开腹手术，具有良好的发展前景。

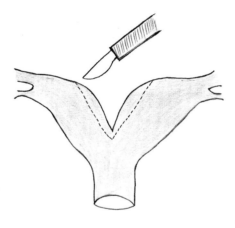

图 7-3-9　子宫中央切开

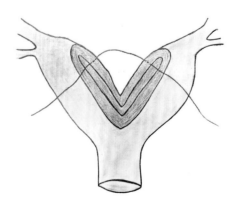

图 7-3-10　缝合拉拢子宫后壁

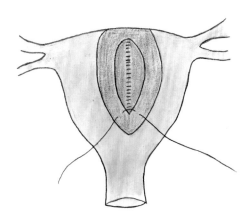

图 7-3-11　缝合拉拢子宫前壁

（三）双角子宫矫正术的手术原则

先用宫腔电切镜切开宫腔内隔板，切开子宫底肌壁和浆膜层，形成人工穿孔，然后腹腔镜横向切开宫底肌壁，达宫角内 1.5 cm，再将两侧创面纵向缝合，使子宫获得一个正常形态的宫腔。这一术式可最大限度地恢复宫腔形态，又满足了微创手术要求（图 7-3-12 至图 7-3-14）。

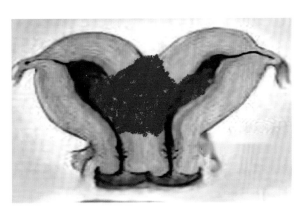

图 7-3-12　宫腔镜电切镜切开宫腔内隔板

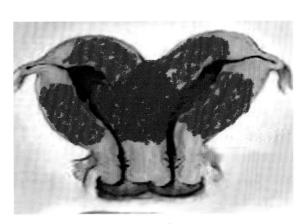

图 7-3-13　腹腔镜横向切开宫底肌壁

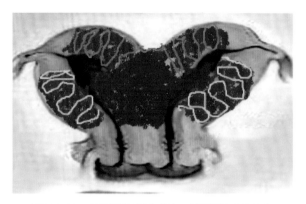

图 7-3-14　将两侧创面纵向缝合，获得正常宫腔形态

三、单角子宫

　　单角子宫占所有米勒管发育异常的 5% ～ 20%，若仅有一侧副中肾管正常发育则为单角子宫，而对侧发育异常或发育缺陷可形成残角子宫。美国生殖医学会根据有无残角子宫及残角子宫与单角子宫解剖关系分为 4 种类型：①Ⅱa型：残角子宫有宫腔，并与单角子宫腔相通（图 7-3-15）；②Ⅱb型：残角子宫有宫腔，但与单角子宫腔不相通（图 7-3-16）；③Ⅱc型：为实体残角子宫（无宫腔），仅以纤维带相连单角子宫（图 7-3-17）；④Ⅱd型：无残角子宫（独立单角子宫）（图 7-0-1）。有研究发现以上分类的发生率分别为 10%、22%、33% 和 35%。

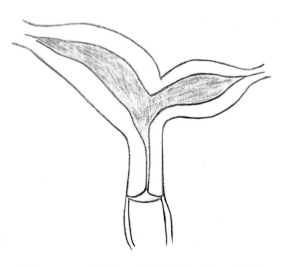

图 7-3-15　Ⅱa型残角子宫有宫腔并与单角子宫相通

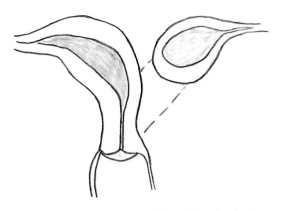

图 7-3-16　Ⅱb型残角子宫有宫腔但与单角子宫不相通

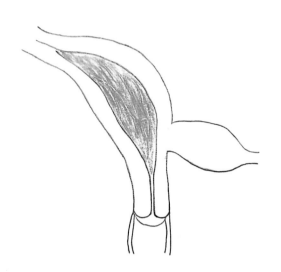

图 7-3-17　Ⅱc型单角子宫合并实体残角子宫（无宫腔）

（一）单角子宫对生育力的影响

单角子宫畸形较为罕见，易合并宫颈功能不全，导致晚期流产、早产等，另外如单角子宫合并具有正常子宫内膜的残角子宫，且与正常宫腔不相通，易造成经血潴留，导致痛经，引起子宫内膜异位症，间接导致不孕。刘奇志等对361例子宫畸形患者进行分类后分析其生育能力及妊娠结局，指出单角子宫组的不孕症发生率、早产率、胎位异常率、胎儿生长受限发生率及围生儿死亡率均高于其他子宫畸形组（$P < 0.05$），认为单角子宫对妊娠及其结局影响较大。文献报道，单角子宫的发生率约为1/4020，但在合并不孕或不良妊娠结局患者中的发生率高达25%。Reichman等对175名合并单角子宫的妇女进行评估，发现孕早期自然流产率为24.3%，孕中期的自然流产率为9.7%，异位妊娠率为2.7%，早产率为20.1%，胎儿宫内死亡率为10.5%，活产率为49.9%。大量文献报道，单角子宫患者的不良妊娠结局发生率较高，如不孕、异位妊娠、早产、胎膜早破、胎位异常、高剖宫产率、胎儿生长受限（intrauterinegrowthretardation，IUGR）、胎儿宫内死亡（intrauterinefetaldemise，IUFD）、

低出生体重儿等发生率均高于正常子宫妊娠。目前普遍认为，单角子宫合并不孕患者进行 IVF/ICSI 术后的临床妊娠率低于普通不孕患者，同时胎儿丢失率显著高于普通不孕患者。据一项回顾性研究报道，在接受 ICSI 助孕进行鲜胚或冻胚移植的患者中，50 名诊断为单角子宫的患者被设为观察组，100 名子宫正常的患者为对照组，试验对两组的妊娠、围产期和妊娠结局进行了比较：两组首次治疗周期的生化妊娠和临床妊娠率无显著差异；单角子宫组临床妊娠丢失率较高（22.0% vs. 15.9%），持续妊娠率显著降低（34.0% vs. 53.0%），因此提出患有单角子宫的患者出现流产的风险会增加。

（二）单角子宫矫正术的价值

单角子宫发生率低，手术治疗方法也较少。夏恩兰等于 2013 年报道了 3 例单角子宫患者子宫成形术后成功妊娠的病例，并于 2017 年对 33 例患有单角子宫并行单角子宫成形术后的患者的妊娠结局进行了比较，宫腔镜术前有 18 例患有不孕症，15 例有过流产史，总共妊娠 69 次，有 43 次妊娠早期流产。单角子宫成形术后流产率显著降低，有 15 例患者成功分娩并获活婴。因此认为该手术方式有较好的治疗效果，可作为单角子宫合并不良生育结局患者的推荐术式。Pados 等随访 7 例行腹腔镜下切除不交通的有功能残角子宫后妊娠患者，均于孕 33 周前早产（其中 3 例合并妊娠期高血压疾病，1 例胎儿生长受限，1 例产前出血，另 2 例为择期剖宫产），指出腹腔镜下切除不交通的有功能残角子宫后妊娠应视为高危妊娠，孕期应严密监测以确保良好的妊娠结局。目前临床上多数观点仍建议对有功能的残角子宫于妊娠前行手术切除，同时切除同侧输卵管，避免残角或残角侧输卵管妊娠的发生，减轻痛经症状，预防或减轻经血逆流所致的子宫内膜异位症。

（三）单角子宫矫正术的手术原则

单角子宫不孕症的治疗办法不多，排除其他不孕不育因素后可在宫腔镜下进行子宫腔的扩容术（图 7-3-18 至图 7-3-21）。

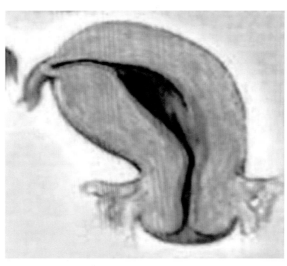

图 7-3-18　单角子宫术前模式图

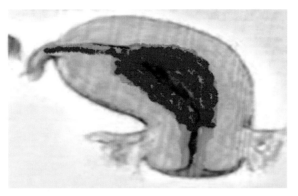

图 7-3-19 红色标记处为需要切除的部分

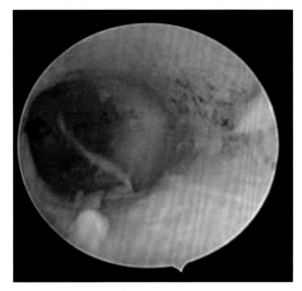

图 7-3-20 单角子宫术前

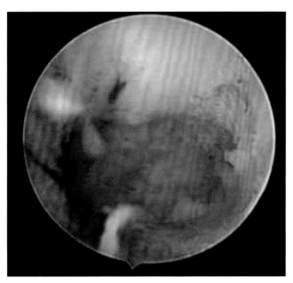

图 7-3-21 单角子宫术后宫腔

不同分型的单角子宫临床表现有所不同，相应治疗方案也有所区别。有 74% ~ 90% 单角子宫合并残角子宫。单角子宫若合并残角子宫，残角处的子宫内膜具有正常功能且与宫腔不相通时导致月经血流出受阻，往往表现为痛经、慢性盆腔疼痛和血肿等症状的逐渐加重，严重者导致子宫内膜异位症甚至不孕，对这类单角子宫，现有研究支持手术切除有功能的残角以缓解疼痛、预防及减轻内膜异位症、避免残角妊娠；为防止输卵管妊娠，建议同时切除残角侧的输卵管。有研究认为，残角有内膜者无论其是否与宫腔相通，都会增加不良妊娠的风险，若发生与宫腔相通的残角子宫妊娠，给孕妇带来的风险极大，更需行残角子宫切除术。Pados 等认为，腹腔镜下切除不交通的有腔残角子宫后妊娠应视为高危妊娠，妊娠期应严密监测，以确保良好的妊娠结局。对于单角子宫的治疗还应关注宫颈功能不全的问题。

四、弓形子宫

弓形子宫，也称鞍状子宫，是由于子宫宫底部发育不良引起，宫底外形正常或略凹陷，但其凹陷程度存在争议（图 7-0-6、图 7-3-22、图 7-3-23）。不同研究中依据的诊断方法或标准不同，因此其患病率也有所不同。有研究报道，在普通人群中采用盐水超声造影的手段进行筛查，发现约有 6.8% 的人群患有弓形子宫。

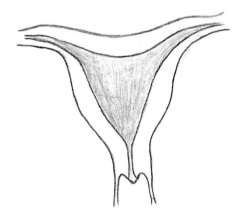

图 7-3-22　弓形子宫（宫底外形略凹陷）

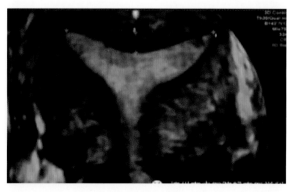

图 7-3-23　弓形子宫 MRI 表现

（一）弓形子宫对生育力的影响

弓形子宫常需与纵隔子宫、双角子宫相鉴别，其对生殖能力有无影响一直存在争议。三维超声诊断：以两侧输卵管开口的连接线为底线，测定隔板向宫腔突出部分，长度＜1 cm 为弓形子宫，≥1 cm 为纵隔子宫。不全纵隔子宫双侧内膜夹角较锐利，为64°～90°，弓形子宫内膜夹角钝圆，为103°～152°（图 7-3-24、图 7-3-25）。

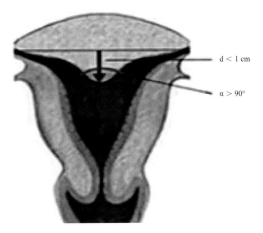

图 7-3-24　弓形子宫

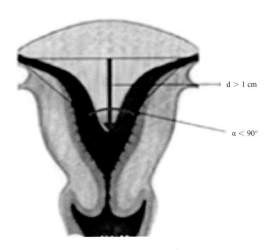

图 7-3-25　纵隔子宫

Jayaprakasan 等对 1402 例因不孕症采用辅助生殖技术（assisted reproductive technologies，ART）助孕的患者行三维超声检查，并随访妊娠的患者至 12 孕周，结果发现，子宫畸形患者占 13.3%，其中弓形子宫最常见，占所有研究对象的 11.8%，但弓形子宫并不增加 ART 术后妊娠患者早期流产的风险。刘奇志等研究认为弓形子宫对妊娠及其结局无明显影响。Chan 等发现，在非不孕症患者中有 3.9% 的妇女存在弓形子宫畸形，而不孕症患者人群中发生率并不比前者高；但 Grimbizis 等认为，弓形子宫使孕中期流产率增加，且易发生胎位异常。也有报道认为，弓形子宫与妊娠中期流产和胎儿畸形有关，对早产的影响尚存有争议。研究发现，不管是利用输卵管造影还是手术的方法都显示出不孕症患者中弓形子宫的发生率显著高于正常女性。

（二）弓形子宫治疗的价值

多篇文章报道弓形子宫增加了妊娠中期流产的风险，同时易合并胎位异常，弓形子宫矫形术后抱婴率较术前明显增加，可达 55.6%，因此，对于合并有反复流产或原发不孕的弓形子宫患者，除外其他致病因素后可行宫腔镜矫形手术改善妊娠结局，降低术后流产率，同时提高分娩率。Gergolet 等的前瞻性研究指出，弓形子宫患者行矫形术后妊娠流产率较术前明显降低，因此，在临床中弓形子宫合并复发性流产或原发不孕患者，在充分排除其他不孕不育因素后，可考虑行宫腔镜矫形手术以改善妊娠结局（图 7-3-26、图 7-3-27）。

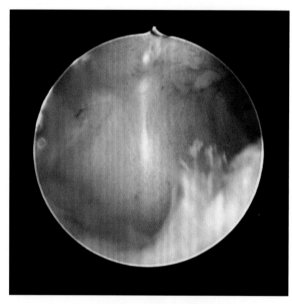

图 7-3-26　弓形子宫术前

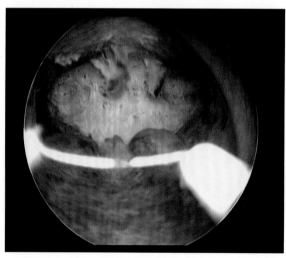

图 7-3-27　弓形子宫术后即时

五、T 形子宫

T 形子宫也称己烯雌酚相关性子宫发育异常，是目前唯一已知病因的子宫畸形，与胎儿期受己烯雌酚等因素影响有关。2011 年，Fernandez 等提出 T 形子宫可因后天因素形成，例如宫腔粘连综合征，由于宫腔粘连形成，子宫腔的上段狭窄，底部呈弓形，宫底正中与两侧壁的最近距离不足 2 cm。子宫腔中下段侧壁肌肉肥厚，呈筒形。整个宫腔呈 "T" 形改变（图 7-0-7、图 7-3-28）。

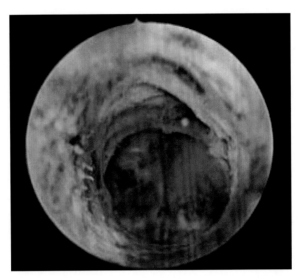

图 7-3-28　T 形子宫宫腔镜下所见

（一）T 形子宫对生育能力的影响

T 形子宫可导致不孕及不良妊娠结局，如异位妊娠、反复流产、早产、围产儿死亡等。

（二）T 形子宫矫正术的价值

宫腔镜下 T 形子宫矫形术通过切除位于子宫侧壁过多的肌肉组织或切开两侧壁肥厚的肌层来扩大宫腔容积，改善子宫内膜血流，进而改善胚胎的生长发育环境和妊娠结局，改善生殖预后。2011 年 Giacomucci 等报道，存在复发性流产病史的子宫畸形患者中，T 形子宫矫形术后抱婴率最高，可达 66.7%。国内也有相关报道，患者行 T 形子宫矫形术后均成功分娩获得活婴（图 7-3-29、图 7-3-30）。

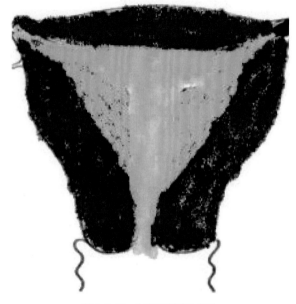

图 7-3-29　T 形子宫矫正术后

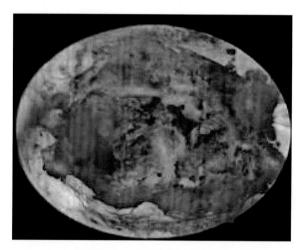

图 7-3-30　T 形子宫矫正术后宫腔

对于 T 形子宫合并不孕的患者，子宫腔切开术（transcervical uterine incision，TCUI）并不作为首选，因为可能存在其他不孕因素。对于子宫有狭窄环为唯一不孕因素、诊断不孕后治疗失败、原因不明的 ART 失败，以及有不明原因反复流产的患者，可以选择行 TCUI。另外，己烯雌酚暴露导致的 T 形子宫常伴发宫颈异常。因此，为提高治疗效果，T 形子宫矫形术后也应注意宫颈功能不全问题，可进行预防性宫颈环扎，预防早产及晚期流产，或有症状时行紧急宫颈环扎。

六、双子宫畸形

双子宫是由于双侧副中肾管在胚胎发育的过程中受到内外界因素的干扰完全没有融合，

最终各自发育成两个子宫、两个宫颈，按形态可分为双子宫双阴道、双子宫单阴道和不完全纵隔阴道。该类型在子宫畸形中占 15% ～ 25%（图 7-0-3、图 7-3-31）。

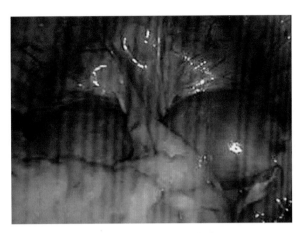

图 7-3-31 腹腔镜下双子宫畸形

（一）双子宫畸形对生育结局的影响

双子宫畸形的双侧子宫均拥有各自的输卵管及卵巢，可以自然怀孕，但两侧子宫都不具备正常的子宫形态及功能。比如双侧子宫各自的宫腔容积小、血供不足可致蜕膜形成不良；双子宫宫颈肌肉结缔组织比例异常，在孕中期时抵抗宫腔压力及不协调子宫收缩的能力差，易导致反复流产。Zhang 等报道，双子宫妇女接受不孕症治疗的概率显著高于其他子宫畸形妇女。

（二）双子宫畸形手术的意义

双子宫与其他子宫畸形相比具有较高的受孕率，通常不需要特殊手术治疗。有研究对 52 例双子宫患者和子宫正常女性的妊娠结局进行比较，两组流产率没有显著差异（7.68% *vs.* 5.56%，$P > 0.05$）。但是有研究发现双子宫患者的流产率和早产率分别为 37% 和 16.4%，因此对于复发性妊娠丢失或妊娠结局不佳的双子宫患者，手术干预仍是治疗标准。该研究对 4 例有 2 次自然流产史的双子宫患者进行成形手术，手术方式为 Strassman 子宫成形术（同双角子宫），术后共有 3 例成功妊娠，其中 2 例足月妊娠，1 例早产。因此双子宫畸形是否需要干预及手术干预是否可以改善双子宫患者的妊娠结局有待进一步研究。

七、子宫畸形与 ART

子宫畸形能够对患者的生殖能力造成不利影响，伴有子宫畸形的女性更易出现不孕不育问题。高军等回顾性分析了 64 例子宫畸形患者行体外受精 / 单精子卵泡浆注射（in-vitro fertilization/intracytoplasmic sperminjection，IVF/ICSI）治疗的临床资料及助孕结局，结果发现，子宫畸形患者行 IVF/ICSI 有比普通不孕患者更差的临床妊娠率和种植率。而冯彦琴等回顾性分析了 145 例子宫畸形行 IVF/ICSI 和胚胎移植（embryo transfer，ET）患者的临床资料，结果表明，子宫畸形组获卵数、移植胚胎数、子宫内膜厚度、临床妊娠率、多胎妊娠率、平均孕周及新生儿出生体重与对照组比较，差异均无统计学意义，但子宫畸形组妊娠期胎膜早破及低出生体重儿发生率明显增高。有学者认为，子宫畸形患者除外其他不孕因素后应行矫正手术治疗，再行 ART 治疗时其着床率、妊娠率、活产率都将升高，Ozgur 等的回顾性配对研究结果指出，宫腔镜矫形手术能够明显改善不全子宫纵隔患者 ART 的妊娠结局。因此，建议在行 ART 治疗前，应进行仔细的检查以尽早发现子宫畸形并给予纠正。随着 ART 的发展，子宫畸形合并多胎妊娠也越来越多，子宫畸形患者的分娩孕周减少、活婴体质量降低、早产率升高。因此，畸形子宫合并不孕患者行 ART 治疗时应严格控制移植胚胎数量，降低多胎妊娠的发生率，对于子宫畸形多胎妊娠患者建议行减胎术，进而降低流产、早产的风险，将有助于改善妊娠结局。

八、子宫畸形与宫颈环扎术

子宫发育畸形患者常伴有宫颈发育的异常，是宫颈功能不全的高危人群。宫颈功能不全是子宫畸形患者晚期流产的主要原因。对于既往合并有反复孕中期流产史、早产史或孕前已明确诊断为宫颈功能不全者，建议行预防性宫颈环扎术，而孕期需加强监护。连续超声评估宫颈形态十分重要，超声能动态观察宫颈长度、宫颈内口宽度，有利于孕前及孕期诊断宫颈功能不全，在发现宫颈长度 < 2.5 cm 或呈漏斗状时也应考虑行宫颈环扎术。Golan 等研究发现子宫畸形患者中 30% 合并宫颈功能不全，其中双角子宫合并宫颈功能不全可达 38%。治疗性宫颈环扎术使足月分娩率自 26% 上升至 63%，未证实有宫颈功能不全的子宫畸形患者行预防性宫颈环扎术后使足月分娩率自 64% 上升至 96%。因此，认为凡证实有先天性子宫异常者均可考虑应用环扎术以预防晚期流产及早产。

第四节 子宫畸形矫正术后的生育管理

在子宫畸形矫形手术后，妇科医师还需与生殖医师和产科医师紧密协作、沟通，根据患者子宫畸形类型及矫正术的情况，从 ART 开始，到妊娠期的严密观察，做一个详细的计划。

1. 与生殖科医师协作：严格控制移植胚胎数量，降低多胎妊娠的发生率。

2. 与产科医师协作。

（1）加强子宫畸形患者的孕期监测，预防围生期并发症。

（2）孕酮支持：2008 年 Cochrane 数据库对孕激素与流产研究的总结发现，1953 年以来的大多数临床试验都认为外源性孕激素有改善妊娠结局的趋势，但是这些临床研究的循证医学证据级别较低。循证医学认为只有对于复发性流产中合并短宫颈及黄体功能不全的患者，孕激素治疗才是必需和有效的，孕酮支持未能改善复发性流产患者妊娠结局。

（3）必要时可行预防性宫颈环扎术，尽可能延长妊娠至足月。

子宫畸形会导致妇女的不孕症发生率、胎儿丢失率、早产率、剖宫产率等较子宫正常妇女显著增高，分娩的胎儿胎龄、出生体质量、足月产率显著下降。临床中应该根据不同类型的子宫畸形区别对待并处理。对于育龄妇女特别是不孕妇女应注意检查有无子宫畸形存在，对已经怀孕的子宫畸形妇女做好孕期咨询、宣传教育和管理，避免或减少妊娠期并发症。对于有不孕史、反复流产史及曾分娩低体质量儿的子宫畸形妇女，适时适当的治疗性手术有助于其获得较好的妊娠与分娩结局。

（柳晓春、陈永连、汪洪、袁惠芝、王玉玲）

参考文献

[1] 李金玉，冯力民.宫腹腔镜在子宫畸形诊治中的应用现状.中国计划生育与妇产科，2015，7（9）：6-11.

[2] CHAN Y Y，JAYAPRAKASAN K，ZAMORA J，et al. The prevalence of congenital uterine anomalies in unselected and high-risk populations：a systematic review.Hum Reprod Update，2011，17（6）：761-771.

[3] CHAN Y Y，JAYAPRAKASAN K，TAN A，et al.Reproductive outcomes in women with congenital uterine anomalies：asystematic review.Ultrasound Obstet Gynecol，2011，38（4）：371-382.

[4] ZHANG Y，ZHAO Y Y，QIAO J.Obstetric outcome of women with uterine anomalies in China.Chin Med J（Engl），2010，123（4）：418-422.

[5] 陈正云，林俊.宫腔镜在不孕不育中的临床应用及评价.国际妇产科学杂志，2012，39（5）：460-462.

[6] 张丽丹，江秀秀.子宫畸形的发生及其对妊娠的影响.国际妇产科学杂志，2015，42（4）：374-377.

[7] VENETIS C A，PAPADOPOULOS S P，CAMPO R，et al.Clinical implications of congenital uterine anomalies：a meta-analysis of comparative studies.Reprod Biomed Online，2014，29（6）：665-683.

[8] RAGA F，CASA E M，BONILLAMUSOLES F.Expression of vascular endometrium of septate uterus.Fertil Steril，2009，92（3）：1085-1090.

[9] 刘艳华，李巧云.子宫畸形的妊娠结局分析.中国优生与遗传杂志，2014，22（3）：105-106.

[10] ZABAK K，BÉNIFLA J L，UZAN S.Septate uterus and reproduction disorders：current results of hysteroscopic septoplasty.Gynecol Obstet Fertil，2001，29（11）：829-840.

[11] HEINONEN P K，PYSTYNEN P P.Primary infertility and uterine anomalies.Fertil Steril，1983，40（3）：311-316.

[12] LAVERGNE N，ARISTIZABAL J，ZARKA V，et al.Uterine anomalies and in vitro fertilization：what are the results?Eur J Obstet Gynecol Reprod Biol，1996，68（12）：29-34.

[13] 张宏展，余姝毅，陈现，等.复发性流产的病因分析.生殖医学杂志，2017，26（9）：932-935.

[14] YUNA Z，YUHUAB S，ZIJIANGB C，et al.Effect of Müllerian duct abnormalities on fertility outcomes and mutation of HOXA13 gene.Prog Obstet Gynecol，2012，21（3）：197-199，204.

[15] 王世军，MANDAKINI OLI，蒋励，等.女性生殖管道发育异常225例临床分析.中华妇产科杂志，2008，43（7）：493-496.

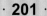

[16] 蔡兴苑，卢丹，张建萍，等.女性生殖器官发育异常 433 例临床分析.实用妇产科杂志，2011，27（10）：745-749.

[17] SUGIURA-OGASAWARA M，OZAKI Y，SUZUMORI N.Müllerian anomalies and recurrent miscarriage. Curr Opin Obstet Gynecol，2013，25（4）：293-298.

[18] REICHMAN D，LAUFER M R，ROBINSON B K.Pregnancy outcomes in unicornuate uteri：a review. Fertil Steril，2009，91（5）：1886-1894.

[19] PARK J K，DOMINGUEZ C E.Combined medical and surgical management of rudimentary uterine horn pregnancy.JSLS，2007，11（1）：119-122.

[20] 高军，徐艳文，王琼，等.辅助生殖技术治疗子宫畸形合并不孕.中山大学学报（医学科学版），2011，32（6）：772-776.

[21] HEINONEN P K，KUISMANEN K，ASHORN R.Assisted reproduction in women with uterine anomalies. Eur J Obstet Gynecol Reprod Biol，2000，89（2）：181-184.

[22] 龙凤，张海英，莫似恩，等.子宫畸形合并不孕者 IVF/ICSI-ET 治疗的结局分析.中国计划生育学杂志，2015，23（6）：387-391.

[23] HUA M，ODIBO A O，LONGMAN R E，et al.Congenital uterine anomaliesand adverse pregnancy outcome.Am J Obstet Gynecol，2011，205（6）：558.

[24] 陈瑛.子宫畸形妇女的妊娠和生育能力.临床和实验医学杂志，2013，12（17）：1426-1427.

[25] ZLOPAA G，KRABLIN S，KALAFATIĆ D，et al.Uterine anomalies and pregnancy outcome following resectoscope metroplasty.Int J Gynaecol Obstet，2007，98（2）：129-133.

[26] MASTROLIA S A，BAUMFELD Y，HERSHKOVITZ R，et al.Bicornuate uterus is an independent risk factor for cervical os insufficiency：a retro-spective population based cohort study.Matern Fetal Neonatal Med，2017，30（22）：2705-2710.

[27] 毛爱祥，任春娥，王桂玲.HSG 和经阴道超声诊断先天性子宫畸形的对比研究.中国优生与遗传杂志，2016，24（2）：94-95.

[28] 李梅，陈慧平，何国香，等.经阴道三维超声对先天性子宫畸形的诊断价值.中国妇幼健康研究，2018，29（11）：1419-1422.

[29] ABOULGHAR M M，SHOEIR I K，MOMTAZ M，et al.A comparative study of 2-dimensional sonohysterography versus 3-dimensional sonohysterography in infertile patients with uterine cavity lesions and abnormalities.Middle East Fertility Society Journal，2011，16（1）：67-71.

[30] KUPESIC S，KUIJAK A.Septate uterus：detection and prediction of obstetrical complications by different forms of ultrasonography.J Ultrsaound Med，1998，17（10）：631-636.

[31] 蔡爱露.三维超声冠状面对先天性子宫畸形的诊断价值.中国医学影像技术，2004，20（6）：818.

[32] GRAUPERA B，PASCUAL M A，HERETER L，et al.Accuracy of three-dimensional ultrasound compared with magnetic resonance imaging in diagnosis of Müllerian duct anomalies using ESHRE-ESGE consensus on the classification of congenital anomalies of the female genital tract.Ultrasound Obstet Gynecol，2015，

微创时代的生殖外科手术图谱

46（5）：616-622.

[33] SALIM R，REGAN L，WOELFER B，et al.A comparative study of the-morphology of congenital uterine anomalies in women with and without a history of recurrent first trimester miscarriage.Hum Reprod，2003，18（1）：162-166.

[34] 陈雁威，蔡爱露，杨清.经阴道三维超声宫腔造影对纵隔子宫的临床评价.中国超声医学杂志，2006，22（2）：128-131.

[35] 张卓颖，黄群英，孙明华，等.磁共振成像在子宫畸形诊断中的价值.生殖与避孕，2016，36（1）：69-73.

[36] REICHMAN D E，LAUFER M R.Congenital uterine anomalies affecting reproduction.Best Pract Res Clin Obstet Gynaecol，2010，24（2）：193-208.

[37] BOCCA S M，ABUHAMAD A Z.Use of 3-dimensional sonography to assess uterine anomalies.J Ultrasound Med，2013，32（1）：1-6.

[38] 杜丽娟，张林爱，康丽荣.畸形子宫妊娠结局的临床分析.中国药物与临床，2015，15（1）：116-117.

[39] 夏恩兰.子宫畸形诊治新纪元.国际妇产科学杂，2014，41（5）：570-574.

[40] LUDWIN A，LUDWIN I.Comparison of the ESHRE-ESGE and ASRM classifications of Müllerian duct anomalies in everyday practice.Hum Reprod，2015，30（3）：569-580.

[41] KUPESIĆ S，KURJAK A，SKENDEROVIC S，et al.Screening for uterine abnormalities by three-dimensional ultrasound improves perinatal outcome.J Perinat Med，2002，30（1）：9-17.

[42] HOMER H A，LI T C，COOKE I D.The septate uterus：a review of management and reproductive outcome.Fertil Steril，2000，73（1）：1-14.

[43] DABIRASHRAFI H，BAHADORI M，MOHAMMAD K，et al.Septate uterus：new idea on the histologic features of the septum in this abnormal uterus.Am J Obstet Gynecol，1995，172（1 Pt 1）：105-107.

[44] 王丹丹，杨清.子宫畸形矫形术对生育能力和妊娠结局的影响.中华腔镜外科杂志（电子版），2015，8（5）：354-357.

[45] PARADISI R，BARZANTI R，NATALI F，et al.Metroplasty in a large population of women with septate uterus.J Minim Invasive Gynecol，2011，18（4）：449-454.

[46] BAN-FRANGEZ H，TOMAZEVIC T，VIRANT-KLUN I，et al.The outcome of singleton pregnancies after IVF /ICSI in women before and after hysteroscopic resection of a uterine septum compared to normal controls.Eur J Obstel Gynecol Reprod Biol，2009，146（2）：184-187.

[47] WANG S，SHI X，HUA X，et al.Hysteroscopic transcervical resection of uterine septum.JSLS，2013，17（4）：517-520.

[48] LETTERIE G S.Management of congenital uterine abnormalities.Reprod Biomed Online，2011，23（1）：40-52.

[49] TOMAZEVIC T，BAN-FRANGEZ H，VIRANT-KLUN I，et al.Septate，subseptate and arcuate uterus

decrease pregnancy and live birth rates in IVF ／ ICSI.Reprod Biomed Online，2010，21（5）：700-705.

[50] WORTMAN M，DAGGETT A，BALL C.Operative hysteroscopy in an office-based surgical setting：review of patient safety and satisfaction in 414 cases.J Minim Invasive Gynecol，2013，20（1）：56-63.

[51] CAPMAS P，POURCELOT A G，GIRAL E，et al.Office hysteroscopy：a report of 2402 cases.J Gynecol Obstet Biol Reprod（Paris），2016，45（5）：445-450.

[52] 杨保军，冯力民，王明，等.子宫纵隔电切术后二探的临床观察.中国内镜杂志，2012，18（6）：605-609.

[53] PROPST A M，LIBERMAN R F，HARLOW B L，et al. Complications of hysteroscopic surgery：predicting patients at risk.Obstet Gynecol，2000，96（4）：517-520.

[54] JANSEN F W，VREDEVOOGD C B，VAN ULZEN K，et al. Complications of hysteroscopy：a prospective，multicenter study.Obstet Gynecol，2000，96（2）：266-270.

[55] SENTILHES L，SERGENT F，BERTHIER A，et al. Uterine rupture following operative hysteroscopy. Gynecol Obstet Fertil，2006，34（11）：1064-1070.

[56] ERGENOGLU M，YENIEL A O，YILDIRIM N，et al.Recurrent uterine rupture after hysterescopic resection of the uterine septum.Int J Surg Case Rep，2013，4（2）：182-184.

[57] TOMAZEVIC T，BAN-FRANGEZ H，RIBIC -PUCEL J M，et al.Small uterine septum is an important risk variable for preterm birth.Eur J Obstet Gynecol Reprod Biol，2007，135（2）：154-157.

[58] FEDELE L，BIANCHI S，MARCHINI M，et al. Residual uterine septum of less than 1 cm after hysteroscopic metroplasty does not impair reproductive outcome.Hum Reprod，1996，11（4）：727-729.

[59] CARSON G.Fertility and pregnancy outcomes following hysteroscopic septum division.J Obstet Gynaecol Can，2006，28（7）：580.

[60] ESMAEILZADEH S，DELAVAR M A，ANDARIEH M G. Reproductive outcome following hysteroscopic treatment of uterine septum.Mater Sociomed，2014，26（6）：366-371.

[61] 高霞，张毅，岳艳，等.宫腔镜下子宫纵隔切除术 123 例临床分析.蚌埠医学院学报，2013，38（3）：300-302.

[62] PREUTTHIPAN S，LINASMITA V.A prospective comparative study between hysterosalpingography and hysteroscopy in the detection of in-trauterine pathology in patients with infertility.J Obstet Gynae-col Res，2003，29（1）：33-37.

[63] PUNDIR J，EL TOUKHY T.Uterine cavity assessment prior to IVF.Womens Health（Lond Engl），2010，6（6）：841-847.

[64] 田雨.雌激素对去势大鼠骨折早期愈合及安全性的对比研究.成都：四川大学，2004.

[65] 冯彦琴，苏迎春，孙莹璞，等.先天性子宫畸形患者辅助生殖技术助孕结局分析.现代妇产科进展，2013，22（4）：302-305.

[66] GOLAN A，LANGER R，WEXLER S，et al.Cervical cerclageits role in the pregnant　anomalous uterus. Int J Fertil，1990，35（3）：164-170.

[67] PELOSI M A 3rd，PELOSI M A.Laparoscopic-assisted trans-vaginal metroplasty for the treatment of bicornuate uterus：a case study.Fertil Steril，1996，65（4）：886-890.

[68] ALBORZI S，AASDI N，ZOLGHADRI J，et al.Laparoscopic metroplasty in bicornuate and didelphicuteri. Fertil Steril，2009，92（1）：352-355.

[69] 夏恩兰，于丹，黄晓武，等.宫腹腔镜联合完全双角子宫成形术后成功分娩四例报告及文献复习.中华妇产科杂志，2015，50（10）：777-779.

[70] ALBORZI S，ASEFJAH H，AMINI M，et al.Laparoscopic metroplasty in bicornuate and didelphic uteri：feasibility and outcome.Arch Gynecol Obstet，2015，291（5）：1167-1171.

[71] SANCHEZ-FERRER M L，PRIETO-SANCHEZ M T，SANCHEZ DEL CAMPO F.Variations in clinical presentation of unicornuate uterus with non-communicating rudimentary horn（class Ⅱ B of the American Fertility Society classification）.Taiwan J Obstet Gynecol，2018，57（1）：110-114.

[72] The American Fertility Society classifications of adnexal adhesions，distal tubal occlusion，tubal occlusion secondary to tubal ligation，tubal pregnancies，Müllerian anomalies and intrauterine adhesions.Fertil Steril，1988，49（6）：944-955.

[73] KHATI N J，FRAZIER A A，BRINDLE K A.The unicornuate uterus and its variants：clinical presentation，imaging findings，and associated complicatio.J Ultrasound Med，2012，31（2）：319-331.

[74] 刘奇志,高瑞花,曾志华,等.不同类型子宫畸形及手术治疗对生育能力及妊娠结局的影响.生殖与避孕，2015，35（12）：840-845.

[75] HIERSCH L，YEOSHOUA E，MIREMBERG H，et al.The association between Müllerian anomalies and short-term pregnancy outcome.J Matern Fetal Neonatal Med，2016，29（16）：2573-2578.

[76] GRIMBIZIS G F，CAMUS M，TARLATZIS B C，et al.Clinical implications of uterine malformations and hysteroscopic treatment results.Hum Reprod Update，2001，7（2）：161-174.

[77] LIN P C，BHATNAGAR K P，NETTLETON G S，et al.Female genital anomalies affecting reproduction. Fertil Steril，2002，78（5）：899-915.

[78] LI X，OUYANG Y，YI Y，et al.Pregnancy outcomes of women with a congenital unicornuate uterus after IVF-embryo transfer.Reprod Biomed Online，2017，35（5）：583-591.

[79] LIU J，WU Y，XU S，et al.Retrospective evaluation of pregnancy outcome and clinical implications of 34 Han Chinese women with unicornuate uterus who received IVF-ET or ICSI-ET treatment.J Obstet Gynaecol，2017，37（8）：1020-1024.

[80] OZGUR K，BULUT H，BERKKANOGLU M，et al.Reproductive outcomes of IVF patients with unicornuate uteri.Re-prod BioMed Online，2017，34（3）：312-318.

[81] 夏恩兰，彭雪冰.宫腔镜手术治疗单角子宫成功妊娠三例报告及文献复习.中华妇产科杂志，2013，48（9）：689-691.

[82] XIA E L，LI T C，CHOI S S，et al.Reproductive outcome of transcervical uterine incision in unicornuate uterus.Chin Med J，2017，130（3）：256-261.

[83] PADOS G, TSOLAKIDIS D, ATHANATOS D, et al. Reproductive and obstetric outcome after laparoscopic excision of functional, non-communicating broadly attached rudimentary horn: a case series. Eur J Obstet Gynecol Reprod Biol, 2014, 182: 33-37.

[84] JAYASINGHE Y, RANE A, STALEWAKI H, et al.The presentation and early diagnosis of the rudimentary uterine horn.Obstet Gynecol, 2005, 105（6）: 1456-1467.

[85] DREISLER E, STAMPE SORENSEN S.Müllerian duct anomalies diagnosed by saline contrast sonohysterography: prevalence in ageneral population.Fertil Steril, 2014, 102（2）: 525-529.

[86] JAYAPRAKASAN K, CHAN Y Y, SUR S, et al.Prevalence of uterine anomalies and their impact on early pregnancy in women conceiving after assisted reproduction treatment.Ultrasound Obstet Gynecol, 2011, 37（6）: 727-732.

[87] DIETRICH J E, MILLAR D M, QUINT E H.Non-obstructive Müllerian anomalies.J Pediatr Adolesc Gynecol, 2014, 27（6）: 386-395.

[88] RAGA F, BAUSET C, REMOHI J, et al.Reproductive impact of congenital Müllerian anomalies.Hum Reprod, 1997, 12（10）: 2277-2281.

[89] GIACOMUCCI E, BELLAVIA E, SANDRI F, et al.Term delivery rate after hysteroscopic metroplasty in patients with recurrent spontaneous abortion and T-shaped, arcuate and septate uterus.Gynecol Obstet Invest, 2011, 71（3）: 183-188.

[90] GERGOLET M, CAMPO R, VERDENIK I, et al.No clinical relevance of the height of fundal indentation in subseptate or arcuate uterus: a prospective study.Reprod Biomed Online, 2012, 24（5）: 576-582.

[91] FERNANDEZ H, GARBIN O, CASTAIQNE V, et al.Surgical approach to and reproductive outcome after correction of a T-shaped uterus.Hum Reprod, 2011, 26（7）: 1730-1734.

[92] 夏恩兰, 刘玉环, 马宁, 等. 宫腔镜手术治疗 T 型子宫成功分娩 3 例报告及文献复习 . 中华妇产科杂志, 2013, 48（6）: 457-459.

[93] 连岩, 王谢桐 . 双子宫和纵隔子宫与复发性流产的关系及处理 . 中国实用妇科与产科杂志, 2013, 29（2）: 82-86.

[94] ALLEN V M, WILSON R D, CHEUNG A, et al. Pregnancy outcomes after assisted reproductive technology.J Obstet Gynaecol Can, 2006, 28（3）: 220-233.

[95] 林少梅, 吴福 . 双子宫畸形妊娠与分娩结局 52 例临床分析 . 当代医学, 2009, 15（19）: 56-57.

[96] OZGUR K, ISILOGLU M, DONMEZ L, et al.Is hysteroscopic correction ofan incomplete justified prior to IVF.Reprod Biomed Online, 2007, 14（3）: 335-340.

[97] CHIFAN M, TÍRNOVANU M, GRIGORE M, et al.Cervical incompetence associated with congenital uterine malformations.Rev Med ChirSoc Med Nat Iasi, 2012, 116（4）: 1063-1068.

微创时代的生殖外科手术图谱

第八章 宫颈功能不全

子宫颈功能不全（cervical insufficiency，CI）是指在妊娠中期非分娩状态下宫颈病理性松弛和扩张，不能维持妊娠进展的现象，其在所有孕妇中的发病率为 0.5% ～ 1%，但在有早产史妇女中可高达 75%。宫颈功能不全是导致复发性晚期流产和早产的主要病因之一。因此，宫颈功能不全的正确诊治有着重要的临床意义。

第一节 宫颈功能不全的原因及对生育的危害

一、宫颈功能不全的病因及高危因素

迄今为止，宫颈功能不全的发生机制至今仍未完全阐明。目前根据可能的病因将其分为先天性宫颈组织发育不良和后天性宫颈损伤。

1. 先天性宫颈功能不全：宫颈结缔组织成分的构成缺陷及部分存在基因缺陷导致胶原蛋白的合成与产生障碍，引起先天性宫颈发育障碍。先天性因素可能与宫颈胶原蛋白缺乏与比例失调等因素有关，如 Ehlers-Danlos 综合征，可使宫颈组织中羟脯胺酸含量显著下降，胶原纤维合成受阻及功能障碍，进而破坏宫颈组织的完整性，诱导宫颈功能不全发生。

2. 不良妊娠史：不良妊娠史宫颈功能不全的典型病史是复发性中期妊娠流产或极早产史，对于有妊娠 32 周前发生的胎膜早破及妊娠 27 周前宫颈长度 < 25 mm 病史的患者应给予重视。

3. 宫颈手术史：宫颈锥切术后、多次人工流产及术中反复机械性宫颈扩张、引产及急产导致的宫颈裂伤修复不当后。宫颈口完全扩张的紧急剖宫产也与随后的宫颈功能不全有关。

4. 感染因素：新理论表明，炎症和正常阴道微生物组的变化可能导致子宫颈结构完整性的变化。在维持妊娠的过程中，除宫颈肌纤维发挥机械承托作用外，宫颈黏液栓作为天然屏障，能抵御生殖道上行性感染，80% 的急性宫颈功能不全与羊膜腔感染密切相关。由于亚临床感染、局部炎症、激素及遗传等单个或多个潜在因素导致宫颈免疫学或力学完整性遭到破坏，启动宫颈成熟过程，临床上表现为宫颈无法维持妊娠至足月而发生流产。因此建议有反复孕中期流产且流产时胎儿有生机的患者，孕前常规进行生殖道病原体培养，并根据致病病原体药敏试验结果进行预防性治疗。

5. 其他病因：先天性米勒管发育不全、宫颈胶原与弹力蛋白缺乏及宫内己烯雌酚暴露等。但是这些因素与宫颈功能不全并非特异性相关。有研究显示，在南亚和非洲，多囊卵巢综合征患者宫颈功能不全的发病率较高；另外，妊娠合并宫颈肌瘤也会造成宫颈功能不全。

二、宫颈功能不全对生育的危害

1.宫颈功能不全对孕妇而言，因反复丢失胎儿，大大影响了患者的心理，家庭关系紧张，增加经济支出，社会及家庭负担加重。

2.围产儿结局中早产增多，早产儿存在低出生体重、免疫力低下、神经体格发育不全等情况，导致围产儿死亡率高、并发症多，需要长期治疗，花费高，给家庭增加压力，提高了社会成本。

因此，需要采取有效的治疗手段，以改善妊娠结局，有效预防早产，降低非自愿流产。

第二节　宫颈功能不全的临床表现、诊断原则

一、临床表现

1.典型临床表现：妊娠中晚期无痛性、进行性宫颈管扩张（图8-2-1），伴或不伴胎膜早破、羊膜囊外凸出宫颈口（图8-2-2），最终导致中期妊娠流产及早产。因症状常常隐匿而危害性极大。

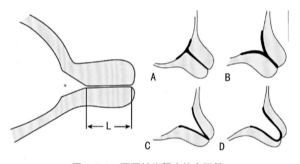

图 8-2-1　不同扩张程度的宫颈管

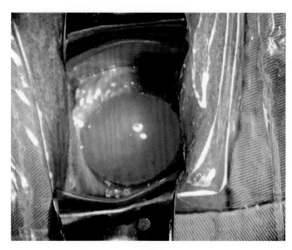

图 8-2-2　羊膜囊突出宫颈外口

2.体格检查：孕前妇科检查发现宫颈外口松弛明显，可将 7 号宫颈扩张器无阻力地置入宫颈管内直至宫腔。

二、诊断原则

目前应用的临床诊断方法众多，包括子宫输卵管造影测定宫颈管宽度、7 号宫颈扩张棒无阻力通过宫颈管、经宫颈峡部牵拉球囊或 Foley 导尿管的施力评估等；经阴道超声是诊断与早产风险相关的宫颈缩短、评估宫颈功能的有效手段。但以上均不能作为客观诊断该病的"金标准"。宫颈功能不全主要依靠病史、临床表现及超声检查，在排除其他流产因素（如宫缩、感染、胎盘因素、胎膜早破、外力碰撞等）后方可诊断。

（一）基于病史进行诊断

两次及以上的早孕晚期无痛性宫颈扩张继之孕中期无宫缩、产兆和出血、感染、破膜等明确的病理因素，以及有妊娠物排出的典型病史，即可进行诊断。中孕期流产多发生在相同的孕周，且无明显腹痛和宫缩、产程进展很快。发病前患者常仅有盆腔压迫感，阴道黏液分泌物增多，宫颈阴道段短，宫口已扩张，有时羊膜囊已突出宫颈口外，不过这些体征并非诊断宫颈功能不全所必须。

（二）基于孕中期宫颈长度和宫颈缩短等超声标志进行诊断

该方法是近年尝试使用的。宫颈短通常是作为早产的标志，而不是宫颈功能不全的特殊标志。几乎所有孕妇的早期或中期妊娠的早期宫颈长度是正常的。宫颈缩短常见于孕 18 ～ 22 周。宫颈长度开始测量的时间应是 14 ～ 16 周，宫颈长度的临界值为 25 mm。宫颈功能不全患者于孕中晚期出现宫颈进行性缩短（图 8-2-3），超声检查可显示宫颈长度与形态变化，能及时发现并诊断首次妊娠患者宫颈功能不全，且能动态监测有孕晚期流产与早产病史的高危人群情况。故在妊娠期间采用超声检查宫颈长度能及时发现宫颈变化，对临床治疗有重要指导价值，能及时发现宫颈功能不全的患者，避免其发生流产及早产。目前超声检查技术逐渐成熟，对宫颈疾病诊断确切。经会阴超声能动态观察宫颈长度及内口宽度等情况，已成为近年来诊断宫颈功能不全的主要手段。

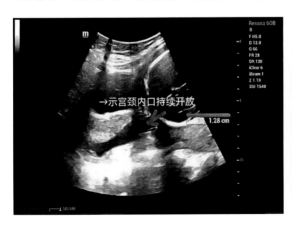
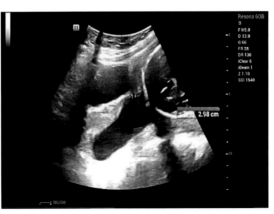

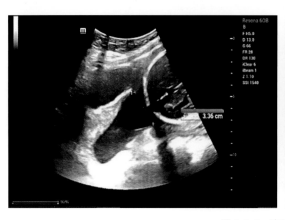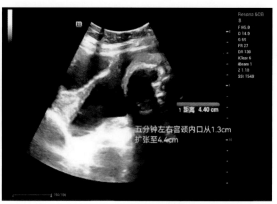

五分钟左右宫颈内口从1.3cm
扩张至4.4cm

图 8-2-3　宫颈进行性缩短

（三）非孕期的试验性诊断

非孕期的试验性诊断包括子宫输卵管造影术（hysterosalpingography，HSG）、宫颈球囊牵引摄像、黄体期用 7 号宫颈扩张器评估、球囊回弹试验和宫颈扩张分级计算宫颈阻力指数、超声测量宫颈内口水平的颈管宽度等方法。但是没有任何一种方法经过严格的科学研究验证。因此，这些都不能当作诊断宫颈功能不全的标准，至少不是单一的高危因素。宫颈功能不全的诊断通常仅限于单胎妊娠，因为多胎妊娠时中孕期胎儿丢失或早产的发病机制通常与宫颈功能弱化无关。

第三节　宫颈功能不全的手术时机与治疗策略

一、宫颈功能不全的治疗方式

对于宫颈功能不全的治疗方式学术界仍然存在争议，主要包括宫颈环扎术、药物治疗、期待治疗或子宫托支持治疗等，目前普遍认为宫颈环扎术是治疗宫颈功能不全的唯一有效手术方式。

（一）宫颈环扎术的发展史

1950 年 Lash 等报道了在非妊娠期为对宫颈薄弱区域进行部分切除修复手术，但这种手术方式术后不孕症的发生率可能较高。

1955 年 Shirodkar 提出黏膜下绑带治疗宫颈功能不全的方法，最初他采用羊肠线作为缝线，后来改用慕丝林环扎带在宫颈内口水平进行缝合。

1957 年 McDonald 报道了荷包式宫颈缝合环扎术，这种术式不需要游离膀胱，在宫颈和阴道交界处进行荷包式缝合，更易于在妊娠期操作。

1965 年，经腹宫颈环扎术首先由 Benson 和 Durfee 首次在临床上使用，有文献报道此法成功率为 81% ～ 100%，但是此术式需要经腹，且术后还需要再次经腹行剖宫产术终止妊娠，若手术失败或流产，可能需要行剖宫取胎术来终止妊娠。

1998 年 Lesser 和 Scibetta 等报道经腹腔镜的宫颈环扎术，现如今由于腹腔镜的应用，经腹宫颈环扎术仅适用于孕周过大、不宜行腹腔镜宫颈环扎的患者。近 10 年，国内外有少量报道机器人辅助腹腔镜下宫颈环扎术，但由于开展时间较短，效果仍不明确，需大量临床数据证实。

（二）宫颈功能不全的保守治疗

1. 期待治疗：病史提示可能有宫颈功能不全但尚不具备行预防性环扎手术指征的患者，可考虑以超声监测宫颈长度为主的保守观察治疗。治疗原则：建议适当卧床休息或减少体力活动，自妊娠 16 周起，或从既往最早流产孕周至少 2 周前开始，每 1 ~ 2 周行连续经阴道超声检查。

2. 孕激素治疗：目前并无证据支持孕激素联合宫颈环扎术治疗宫颈功能不全有效。有研究指出，单独应用孕激素治疗对早产的预防无明显改善，相反，也有研究提示，孕激素治疗有助于维持早产高危女性的宫颈长度，使早产发生风险降低。

3. 子宫托：尽管近期有研究提出子宫托在改善宫颈功能障碍、早产及短宫颈方面有一定作用，但将子宫托用于宫颈功能不全治疗措施的循证医学证据尚不充分，不推荐其作为常规治疗方法。

4. 卧床休息：限制活动、卧床休息等在治疗宫颈功能不全方面的有效性均未得到证实，且长期卧床易引起下肢静脉血栓及肌肉萎缩等并发症。

二、宫颈环扎术的手术机制

正常宫颈在妊娠期主要有两大屏障功能：纤维结缔组织的机械屏障和宫颈黏液栓的免疫屏障。在孕激素的作用下妊娠期宫颈黏液形成一种更黏稠的结构——宫颈黏液栓，具有独特的黏弹性和免疫特性，可以防止妊娠期间的上行性感染和潜在的早产。

宫颈环扎术其主要作用是借助缝合技术加强宫颈张力，纠正宫颈结构的薄弱和缺陷，阻止宫颈的缩短和扩张；同时可以减少胎膜接触阴道菌群的机会，形成新的宫颈黏液栓对抗微生物；术后同时使用抑制宫缩的药物降低子宫肌纤维的张力。

三、宫颈环扎术的手术分类

（一）根据手术途径分类

1. 经阴道宫颈环扎术：经阴道宫颈环扎的标准包括 McDonald 术式、Shirodkar 术式、改良的宫颈环扎术、褥式 U 形缝合法，目前并不明确哪种术式更有优势。

（1）Shirodkar 术式需切开宫颈阴道前后壁黏膜，将膀胱从宫颈前方向上推，达宫颈内口水平以上，在此水平缝扎缩窄松弛的宫颈内口，使其不受宫内压升高的影响而扩张，优点是术后较少发生流产或早产，效果较好；缺点是手术有一定创伤及出血，需推开膀胱及切开宫颈阴道部前后壁黏膜，技术有一定难度，大部分患者需行剖宫产分娩，通常需在产后拆除环扎缝线（图 8-3-1）。

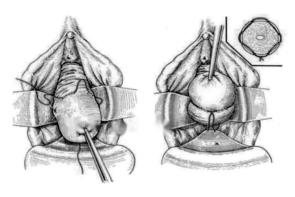

图 8-3-1　Shirodkar 术式

（2）McDonald 术式不切开宫颈阴道部黏膜，优点是创伤小、出血少，方法较简单，更适用于紧急宫颈环扎术；缺点是环扎位置较低，往往只能在宫颈管水平环扎，胚胎发育导致宫内压升高后，仍可将宫颈内口及宫颈管上段膨胀扩张造成流产及早产（图 8-3-2）。

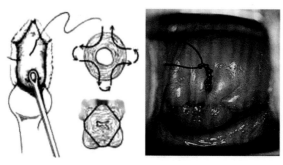

图 8-3-2　McDonald 术式

（3）改良的宫颈环扎术结合了 Shirodkar 及 McDonald 两种术式的优点，只切开宫颈阴道部前壁以上推膀胱，在宫颈内口水平进行环扎。优点是取 McDonald 术式的简便，不切开宫颈阴道后壁，又取 Shirodkar 术式的效果好以提高疗效。可经阴道拆除环扎带，不影响早期妊娠时因胚胎停育而行清宫术；孕中期需要终止妊娠也可以通过阴道拆除环扎带经阴道分娩；足月产时也可经阴道拆除宫颈环扎带，增加经阴道分娩的机会（图 8-3-3）。

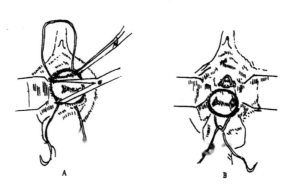

图 8-3-3　改良的宫颈环扎术

（4）褥式 U 形缝合法适用于宫颈内口松弛无损伤者。大号三角针 10 号双丝线自后唇 5 点处进针，在前唇 1 点处（膀胱沟下 0.3 cm）出针，后套一直径 0.2 cm、长 1.0 ～ 1.5 cm 的橡皮管，以防线嵌入宫颈。然后由前唇 11 点缝至后唇 7 点再套一相应的橡皮管，于后唇进针处打结，线结松紧以关闭宫内口为度。如遇有宫颈裂伤严重，可在裂伤外缝合 1 ～ 3 针（图 8-3-4）。

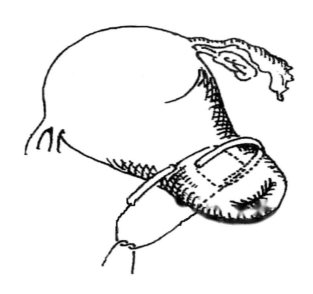

图 8-3-4　褥式 U 形缝合法

经阴道宫颈环扎缝线选择多种多样，常用慕丝林环扎带 MERSILENE，但是慕丝林环扎带比较宽，植入患者体内可能导致感染风险增加。另外也有学者使用更细的 Prolene 缝线或不可吸收的 Ethibond 缝线或者普通丝线套小胶管进行缝扎（图 8-3-5）。目前没有环扎缝线选择对宫颈环扎手术影响的相关随机对照研究。

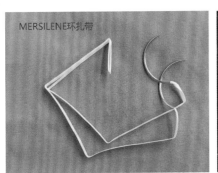 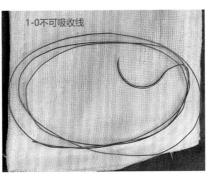 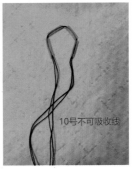

图 8-3-5　不同类型宫颈环扎线展示

缝合方法可选择单线缝合也可以选择双线缝合。GIRALDO-ISAZAMA 等研究认为双线缝合和单线缝合组间自发性早产的发生率没有差别。BRIXN 等研究认为在宫颈外口水平第二重缝合虽然可以维持宫颈黏液栓，但是对手术效果没有显示出优势。

2. 腹腔镜下宫颈环扎术：腹腔镜下宫颈环扎术可分为一般的腹腔镜下宫颈环扎术和机器人辅助腹腔镜下宫颈环扎术。腹腔镜下宫颈环扎术一般在孕前或孕 7 ～ 10 周进行。与经阴道宫颈环扎术相比，经腹腔镜宫颈环扎术在子宫峡部位置相当于宫颈内口水平，更符合宫颈生理解剖结构特点，且阴道里面没有伤口，减少了经阴道宫颈环扎术造成感染及胎膜早破的风险；孕期患者不需严格卧床，生活可以自理。但是足月妊娠需要剖宫产，若发生死胎或胎儿畸形等问题需要再次手术拆除宫颈环扎线。如果患者有再次妊娠的需要，在剖宫产时也可以不拆除环扎带，以便再次妊娠不需再次环扎。有学者建议经阴道环扎失败者都应该行经腹腔镜环扎以改善妊娠结局。

3. 开腹宫颈环扎术：开腹宫颈环扎术的适应证为已诊断宫颈功能不全，因宫颈解剖异常（如宫颈过短、广泛性宫颈切除术后、宫颈瘢痕挛缩坚硬等）无法行经阴道宫颈环扎或反复经阴道宫颈环扎失败，或孕周过大，不适宜腹腔镜下宫颈环扎的患者。

（二）根据手术时机分类

宫颈环扎术根据手术时间可以分为妊娠期环扎和非妊娠期环扎。妊娠期宫颈环扎术一般在孕 12 ～ 24 周进行，非妊娠期宫颈环扎术一般在准备怀孕前实施。根据手术时机不同，可以将环扎手术分为预防性宫颈环扎术、治疗性宫颈环扎术和紧急宫颈环扎术。

1. 预防性宫颈环扎术：预防性宫颈环扎术主要是根据病史指征进行环扎，超声测量宫颈长度未发生明显变化，通常在孕 16 周前实施手术，目的是延长孕周，降低早产发生率。KYRGIOU M 等研究认为病史指征环扎不能降低总体流产率和自发性流产率。加拿大妇产科医师学会提出，对于仅有一次中期妊娠流产史的患者行宫颈环扎术可能增加早产和围产儿发病及死亡的风险。对病史指征的经阴道宫颈环扎术的评价，目前仍存在争议。

2. 治疗性宫颈环扎术：治疗性宫颈环扎术指既往有中孕流产或早产病史，本次妊娠 24 周前超声检查提示宫颈管长度缩短 < 25 mm。研究表明妊娠 24 周前宫颈长度 ≤ 25 mm 超声指征环扎可降低 30% 的早产发生率，围产儿的发病率和死亡率降低 36%。宫颈环扎的益处与宫颈长度有明显关系，宫颈长度 < 15 mm 时获益较大。

3. 紧急宫颈环扎术：紧急宫颈环扎术是体格检查宫颈扩张时所行的环扎，即救援性环扎。EHSANIPOOR R M 等的研究认为宫颈口已扩张的环扎可明显延长孕周，时间约为 1 个月。Althuisius 等对 27 周前羊膜囊凸出宫颈口的女性进行了随机临床试验，单双胎均被纳入标准。他们发现在环扎组与卧床休息组中从出现宫颈扩张到分娩的平均间隔分别为 54 天和 20 天（P=0.046），两组新生儿的生存率分别为 56%（9/16）和 29%（4/14）。

总之，虽然体格检查指征的环扎或许有效，但是很大程度是根据经验来决定的。当宫颈扩张到足够看到羊膜囊或羊膜囊凸出到阴道时，宫颈环扎难度较大，但也应该被考虑。因临床需要，手术实施时间不定，世界各地新生儿科救治水平不同，个别学者建议在孕 26 周前施行宫颈环扎术，美国和加拿大的相关指南均建议紧急宫颈环扎的时机在孕 24 周之前。孕 24 周后、宫颈扩张 ≥ 4 cm 且伴有宫缩的患者不建议行宫颈环扎术。

第四节　宫颈功能不全的手术技巧

一、经阴道宫颈环扎术手术步骤

（一）孕前预防性经阴道宫颈环扎术

1.术前准备。

月经干净后3～10天内进行，术前7天禁止性生活；入院后完善相关检查检验，如三大常规、血型、凝血功能、免疫八项、肝肾功能、阴道分泌物常规、心电图、胎儿及宫颈超声（孕期）等，术前禁食禁饮6～8小时。排除手术禁忌证。阴道冲洗2～3天。

2.手术步骤。

（1）麻醉：腰硬联合麻醉。

（2）选择膀胱截石位。注意双腿外展不超过90°，充分暴露会阴部及肛门。

（3）常规消毒、铺单，导尿。

（4）置入阴道拉钩暴露宫颈，宫颈钳钳夹宫颈、牵引宫颈前后唇（图8-4-1）。观察并记录宫颈前后唇长度、宫颈管是否松弛、宫颈表面是否光滑、有无接触性出血等。

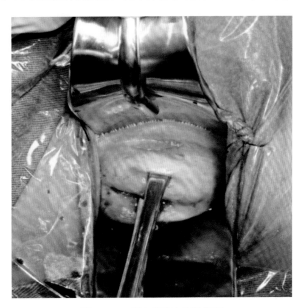

图 8-4-1　钳夹牵引宫颈前后唇

（5）阴道黏膜下注射生理盐水（图8-4-2、图8-4-3）：于拟切开处宫颈局部黏膜下层注射稀释后的垂体后叶素或者稀释的肾上腺素生理盐水（100 mL：含缩宫素10 U或肾上腺素0.2 mg）。

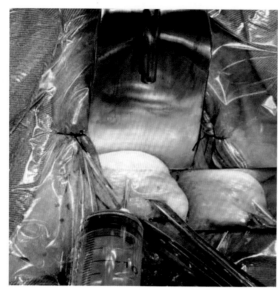
图 8-4-2　阴道黏膜下注水（前壁）

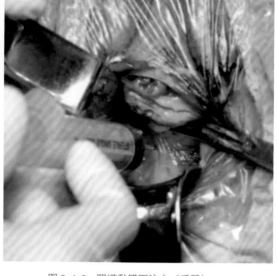
图 8-4-3　阴道黏膜下注水（后壁）

（6）切开宫颈上阴道黏膜（图 8-4-4、图 8-4-5）：在宫颈阴道段反折上方 1.5～2 cm 处切开前后壁阴道黏膜，宫颈两侧阴道黏膜不切开。

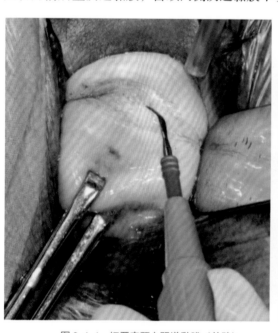
图 8-4-4　切开宫颈上阴道黏膜（前壁）

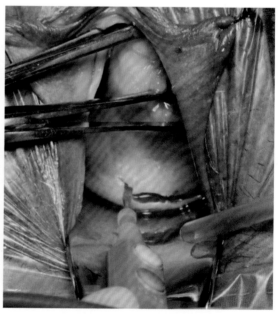
图 8-4-5　切开宫颈上阴道黏膜（后壁）

（7）分离子宫前后间隙（图 8-4-6、图 8-4-7）：分别提起阴道前后壁黏膜切缘上缘，紧贴宫颈筋膜向上分离子宫膀胱间隙及子宫直肠间隙。

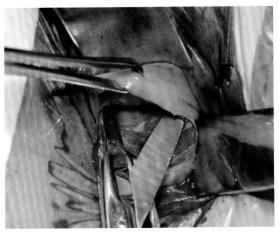

图 8-4-6 分离子宫前间隙

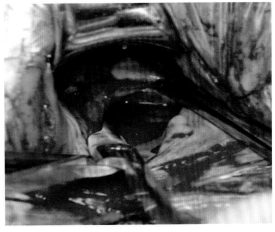

图 8-4-7 分离子宫后间隙

（8）剪开子宫膀胱腹膜反折（图 8-4-8）和子宫直肠腹膜反折（图 8-4-9）。

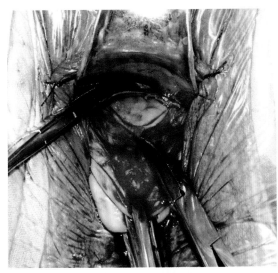

图 8-4-8 剪开子宫膀胱腹膜反折

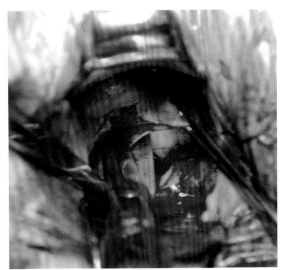

图 8-4-9 剪开子宫直肠腹膜反折

（9）U 形缝合子宫峡部，用其中一端针自宫颈 5 点入针、1 点出针，再用另一端针自7 点入针、11 点出针，剪掉两端针头，在宫颈阴道穹隆顶 12 点处打结，结打在子宫峡部后壁或者前壁，缩紧宫颈内口（图 8-4-10）。

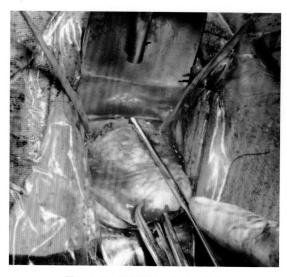

图 8-4-10 测宫颈外口至线结距离

（10）打结时宫颈管松紧度以 5 号宫颈扩张棒进出宫颈稍有阻力为度。打结前先行宫腔镜检查，以防缝线穿透宫颈管内（图 8-4-11）。

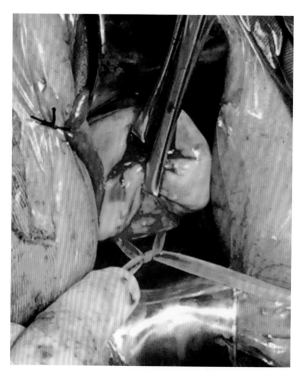

图 8-4-11 打结缩紧宫颈内口

（11）检查术野无活动性出血，用 2-0 可吸收线分别连续缝合腹膜反折及阴道前后壁黏膜切缘。宫颈周围置碘伏纱布 2 块压迫止血（图 8-4-12）。

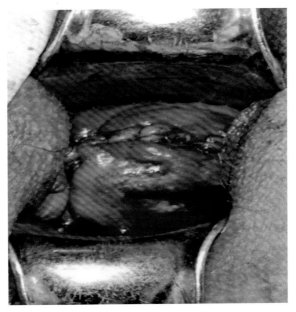

图 8-4-12　缝合黏膜切缘后

（二）孕期紧急经阴道宫颈环扎术

孕期紧急宫颈环扎术多采用经阴道手术，一般选择褥式倒 U 或者 McDonald（M 法）。褥式倒 U 术式关键手术步骤如下。

（1）碘伏棉球消毒阴道和突出的羊膜囊，可用安尔碘液浸泡羊膜囊 3 ～ 5 分钟（图 8-4-13）。

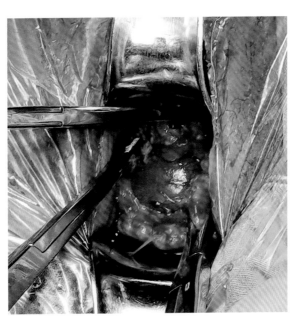

图 8-4-13　宫颈环扎前羊膜囊突出

（2）宫颈钳钳夹宫颈，卵圆钳钳夹碘伏纱布将突出的羊膜囊缓慢推回宫颈管内（图 8-4-14）。

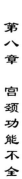

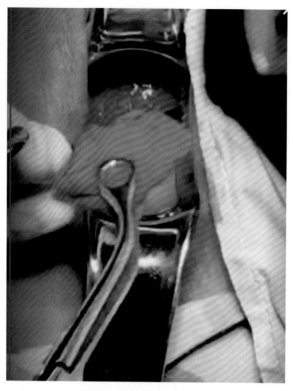

图 8-4-14　卵圆钳钳夹碘伏纱布上推回纳突出的羊膜囊

（3）慕丝林环扎带分别从宫颈外口上至少 2 cm 处逆时针分别于 4 点 -2 点，10 点 -8 点，7 点 -5 点环绕宫颈缝合 3 针（图 8-4-15 至图 8-4-17）。

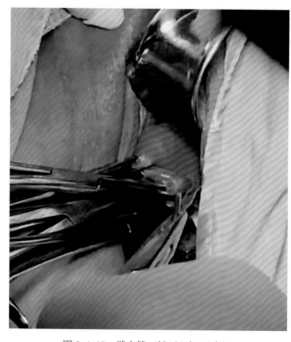

图 8-4-15　缝合第一针（4 点 -2 点）

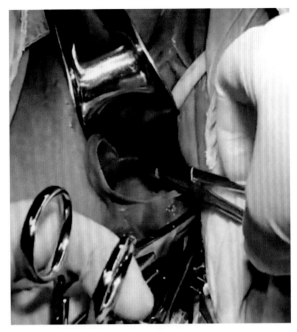

图 8-4-16　缝合第二针（10 点 -8 点）

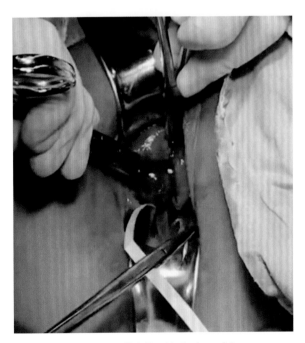

图 8-4-17　缝合第三针（7 点 -5 点）

（4）第一个结打后，先退出宫颈管内纱布，明确羊膜囊无外突后再将结打紧，以宫颈口仅可容一尾指尖为宜（图 8-4-18、图 8-4-19）。若行双重缝扎，则在第一次缝扎线外，距第一次缝扎线上方 3 ～ 5 mm 处进行缝扎（图 8-4-20）。

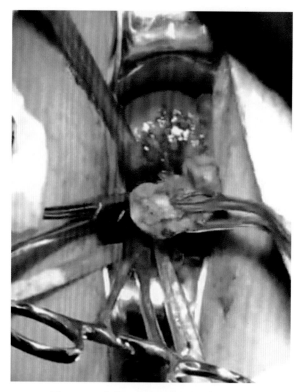

图 8-4-18　打第一个结后退出宫颈管内纱布

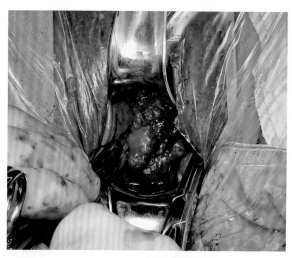

图 8-4-19　经阴道宫颈环扎后

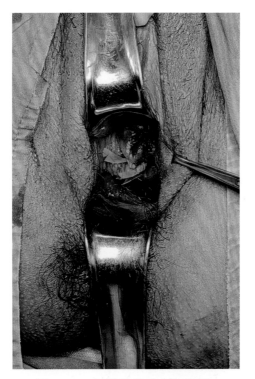

图 8-4-20　宫颈环扎术后（双重缝扎）

宫颈扩张患者术中需还纳羊膜囊。还纳羊膜囊方式有以下几种：

①膀胱截石位和头低臀高位，利用重力作用还纳羊膜囊。

②用 4 把无损伤皮钳钳夹宫颈 12 点、6 点、9 点和 3 点边缘，向外轻拉宫颈，皮钳缓慢上下轻轻用力挤压，将凸出的羊膜囊还纳于宫颈内口。

③用卵圆钳将碘伏湿润的 1 号小方纱裹住凸出的羊膜囊，并上推羊膜囊入宫颈内口。

④用小儿导尿管置入宫颈管内口，膨胀小儿导尿管的气囊，将羊膜囊回纳至宫颈管内，然后向膀胱内注入 300 ～ 500 mL 的生理盐水使水囊上移。

二、经腹腔镜宫颈环扎手术步骤

1. 术前准备。

术前需胃肠道准备，余同经阴道宫颈环扎术。

2. 手术步骤。

（1）麻醉：气管插管全身麻醉。

（2）选择膀胱截石位。常规消毒、铺单，导尿。

（3）置入穿刺器，探查腹腔。

（4）使用双针慕丝林带环扎线，一针从右侧子宫骶韧带根部外侧、宫颈峡部水平进针，右侧子宫动脉内侧子宫浅肌层出针（图 8-4-21）。

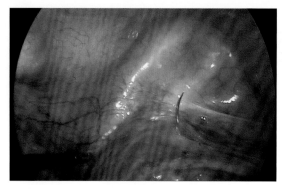

图 8-4-21　腹腔镜下宫颈环扎右侧出针位置

（5）同法左侧相应位置进出针（图 8-4-22）。

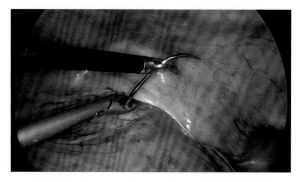

图 8-4-22　腹腔镜下宫颈环扎左侧出针位置

（6）剪除双针，缝线的两端于宫颈内口 12 点处打结（图 8-4-23 至图 8-4-25）。

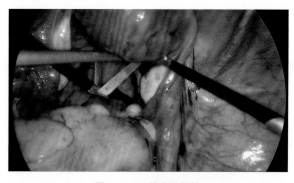

图 8-4-23　检查环扎带

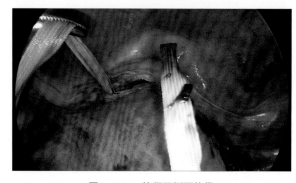

图 8-4-24　拉紧双侧环扎带

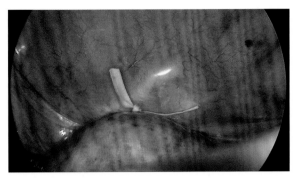

图 8-4-25　宫颈内口 12 点处打结

（7）确认环扎带位置，必要时行宫腔镜检查宫颈管内有无环扎线穿过（图 8-4-26）。

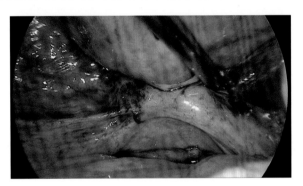

图 8-4-26　腹腔镜下宫颈环扎术毕

三、特殊宫颈环扎术

（一）双胎妊娠宫颈环扎

我国的《早产诊断与治疗指南》《双胎妊娠临床处理指南》中均指出，没有证据显示宫颈环扎术可以预防双胎妊娠早产；但双胎妊娠有晚期流产史者仍然是环扎术的指征。2019 年加拿大妇产科协会《宫颈机能不全与宫颈环扎术临床实践指南》中提及双胎妊娠早产的预防中，子宫托并未显示出明显优势；即使合并宫颈短的患者也未能由此获益。预防性宫颈环扎术对于宫颈长度＜ 25 mm 的双胎妊娠患者并无显著益处，反而有可能增加早产风险。目前国内外紧急环扎的指征仍不十分明确，临床上将进行性宫颈扩张、不伴有临产征兆及胎盘早剥的患者作为紧急环扎的候选者。病例如下。

患者，29 岁，孕 2 产 0，既往早孕流产一次，本次自然受孕双胎妊娠，早孕期无特殊，孕 21+周自觉下腹胀，入院予解痉安胎对症治疗，孕 23+周复查彩超提示双活胎，均相当 23+周，羊水量未见异常，宫颈功能不全未除，长约 2.8 cm，宫颈内口呈 V 形扩张，最宽约 1.5 cm。考虑宫颈功能不全可能，与患者及家属沟通病情后患者选择行宫颈环扎术。

术中情况：

1.用宫颈钳钳夹宫颈前后唇，在宫颈前唇膀胱沟处注入无菌生理盐水约 20 mL，在其稍上方横行切开一长约 2 cm 的切口，分离膀胱宫颈间隙后上推膀胱。

2. 用 3 条 7 号线在宫颈前唇膀胱沟处以 7 点 -5 点，4 点 -2 点，1 点 -11 点，10 点 -8 点进出针。进针水平从膀胱沟下沿宫颈一周，只缝合宫颈部分肌层，不穿透宫颈管黏膜，每一针均套入橡皮管减压，然后打结，使宫颈内口缩小，但能通过小指指尖。

3. 用 3 条 10 号线在宫颈前唇膀胱沟下 11 点处进针，在后唇相应部位 7 点出针，再从后唇 5 点处进针，前唇相应部位 1 点处出针，在前唇打结加固。

术后予抑制宫缩等对症处理，34+ 周出院，剖宫产得双胎健康女婴。

（二）羊膜腔穿刺减压联合宫颈环扎术

目前尚未有临床诊疗指南规定宫口开多大后不能实施宫颈环扎术。紧急宫颈环扎术的成功率与术前宫口开大程度、宫颈前后唇剩余长度及组织厚薄密切相关。有研究认为，术前宫口开大 < 4 cm 者胎龄的延长较宫口开大 ≥ 4 cm 者长，分析其原因是当宫口明显扩张、羊膜囊明显凸出时，手术困难，在反复向上推压回纳羊膜囊时，使羊膜自子宫下段分离，容易造成胎膜早破。

有报道紧急宫颈环扎术前进行羊膜腔穿刺术，进行羊膜腔减压，可能对提高紧急宫颈环扎术的成功率有一定效果。1999 年 Locatelli 等关于 15 例妊娠 16 ～ 26 周病例对照研究结果表明，羊水穿刺羊膜腔减压术后行紧急宫颈环扎术降低了极早早产率及胎儿发病率。2020 年 Medjedovic 等报道 1 例宫颈短、宫口开 3 cm、羊膜囊凸入阴道内的患者，通过羊水减量减轻羊膜腔内压力后行紧急宫颈环扎术使孕周从 18 周延长至 35 周。

目前羊水减量对紧急宫颈环扎术影响的随机对照研究尚少，多集中于病例报道研究。2019 年加拿大妇产科医师学会在关于宫颈环扎术的指南中指出：紧急宫颈环扎术术前行羊膜腔穿刺术，可通过羊水减量降低羊膜囊的压力，甚至使已突出的羊膜囊复位，有利于宫颈环扎时的进针。同时可将羊水送化验，以指导安胎及后续治疗。羊水减量并不是紧急宫颈环扎术术前的常规操作，虽然羊水减量可减少羊膜腔内压力，但羊膜腔穿刺术本身对子宫具有刺激性，可能诱发宫缩，导致胎膜早破、宫颈口进一步开大或羊膜囊凸入阴道部分增加，使随后的紧急宫颈环扎术难以实施或增加手术难度。此外。羊膜腔穿刺术本身可导致宫内感染的发生。总之，羊水减量联合紧急宫颈环扎术治疗宫颈功能不全的治疗效果需要更多的临床数据支持。

（三）宫颈锥切术联合宫颈环扎术

我国专家共识认为宫颈癌保留生育功能手术患者是否行宫颈环扎术，取决于残留宫颈长度和宫颈功能状态。肿瘤直径 ≤ 2 cm 的低危早期宫颈癌，宫颈锥切术或广泛子宫颈切除术等非根治性保留生育功能手术后 5 年总生存率为 97.9%，无进展生存率为 97.6%，术后妊娠率为 73% ～ 87%，活产率为 64% ～ 80%，足月产率为 72% ～ 75%，早产率为 7.5% ～ 10%，中孕期流产率为 2.5% ～ 6%，肿瘤学和妊娠结局良好，宫颈环扎术并非必要。腹腔镜辅助经阴道广泛子宫颈切除术、腹式广泛子宫颈切除术或腹腔镜广泛子宫颈切除术对于宫颈和宫旁组织切除范围广，残留宫颈上段或部分子宫峡部组织难以维持宫颈功能，故推荐在广泛子宫颈切除术术中常规行宫颈环扎术，可有效预防足月前胎膜早破所致晚期流产和早产，足月产率为 31.6% ～ 60%，部分高达 86%，中孕期流产或早产率为 0 ～ 11%，未行宫颈环扎或松弛环扎者中孕期流产或早产率高达 60% ～ 100%。广泛子宫颈切除术术中经阴道宫颈环扎术困难者可选择经腹或腹腔镜途径；残留宫颈长度 ≥ 1.5 cm 者宫颈功能不全概率较低，无须宫颈环扎术；广泛子宫颈切除术术中未能行宫颈环扎术者，推荐于自然受孕或辅助生殖技术助孕前和孕早期评估宫颈长度和功能状况，孕期仍需继续监测；宫颈功能不全者，非孕期或孕早期行经腹或腹腔镜宫颈环扎术也有良好的预防效果；已发生未足月胎膜早破者，行紧急经腹宫颈环扎术后严密控制宫缩和预防感染也有较好疗效，但难免流产率较高。宫颈环扎术应在宫颈内口水平环扎，并将环扎带 / 线置于腹膜外，以 6.0 ～ 6.5 号扩宫棒顺利通过宫颈管为宜。

某医院近期收治一名早期宫颈癌患者，有保留生育功能愿望。患者，37 岁，G3P1A2，2012 年孕 29+ 周剖宫产 1 子，既往药流 1 次，自然流产 1 次，配偶体健。患者因 "宫颈 HPV 感染 3 年，发现宫颈病变 3 月余" 于 2022 年 2 月 9 日入院。患者 3 月余前在外院行阴道镜检查 + 宫颈活检，病理报告提示宫颈高级别鳞状上皮内瘤变（CIN Ⅱ ～ Ⅲ）。于 2021 年 11 月 17 日在我院行宫颈环形电切术，术后病理提示微小浸润癌（浸润灶深度约 1 mm）。

既往史：2012 年行剖宫产术；2014 年因不全纵隔子宫行宫腔镜下纵隔电切术，具体不详。乙肝病史多年。

入院诊断：宫颈鳞状细胞癌 Ⅰ A1 期；宫颈高危型 HPV 感染（16 型）；阴道低级别鳞状上皮内病变（VAIN Ⅰ）；不全纵隔子宫；瘢痕子宫；乙肝病毒携带者。

入院后完善相关检查、检验，盆腔 MR 及 PET-CT 未见肿瘤影像。患者有强烈生育需求，遂于 2022 年 2 月 14 日行经阴道子宫颈切除术 + 经宫腔镜子宫纵隔电切术 + 腹腔镜子宫颈环扎术 + 腹腔镜下盆腔粘连松解术。

术中首先在腹腔镜监测下行宫腔镜下子宫纵隔电切术，再行经阴道子宫颈切除术，切除宫颈组织底部宽约 3 cm，锥高约 2.5 cm，送病理检查。最后腹腔镜下松解盆壁粘连积液，使用双针慕丝林带环扎线，一针从右侧子宫骶韧带根部外侧、宫颈峡部水平进针，右侧子宫动脉内侧子宫浅肌层出针；另外一侧从左侧相对应组织进出针。剪除双针，缝线的两端于宫颈内口 12 点处打结。环扎后宫颈管能通过 7 号扩宫条，并有紧缩感。术程顺利，术后病理回报：（宫颈锥切组织）慢性宫颈炎，未见上皮内病变。

（四）孕期经腹环扎术

经腹宫颈环扎术适用于解剖结构异常无法经阴道宫颈环扎或反复经阴道宫颈环扎失败的患者。腹腔镜下环扎具有微创、阴道内无伤口的特点，可避免感染和胎膜早破的风险，患者如有再次妊娠需求可以不拆除宫颈环扎线。但是足月妊娠需要剖宫产，若发生死胎或胎儿畸形等问题需要再次手术拆除宫颈环扎线。由于腹腔镜的运用，开腹宫颈环扎术仅适用于孕周过大，不适宜腹腔镜下宫颈环扎的患者。病例如下。

患者，32 岁，因 "停经 12^{+5} 周，阴道流血半天" 入院，患者孕 5 产 0。2011 年孕 18 周自然流产一次；2012 年孕 13 周因宫颈功能不全在外院行经阴道宫颈环扎术，效果欠佳，于孕 16 周再次行经阴道宫颈环扎术，至孕 18 周时流产；同年再次妊娠，于孕 17 周时于外院行经阴道宫颈环扎术，至孕 26 周自然流产；2013 年孕 17 周自然流产一次。

考虑患者既往已有 3 次经阴道宫颈环扎术均失败病史，估计再次经阴道行宫颈环扎术成功率极低，且患者现孕周较大，腹腔镜下宫颈环扎术手术难度较大，遂与患者及家属沟通病情后行经开腹宫颈环扎术使宫颈环扎的位置更高，提高成功率。

术中采用腰硬联合麻醉，取下腹部纵切口，依次入腹。探查见子宫明显增大，如孕 13+ 周大。打开膀胱反折腹膜，向下及两侧推开膀胱，暴露子宫颈峡部两侧的子宫血管。在子宫颈峡部两侧，子宫血管内侧，避开血管，用慕丝林环扎带 U 形环扎峡部，将线结打在宫颈上方，然后连续缝合反折腹膜，将线结埋在腹膜下。手术顺利，术后住院安胎治疗至孕 29+ 周出院，孕 37+ 周足月剖宫产 1 男婴，体健。

第五节　宫颈功能不全环扎术后的维护

宫颈环扎术手术效果和围手术期护理之间息息相关，互相影响。在术前应充分与患者及家属沟通，评估患者的身心健康，提前进行心理疏导，避免不良结果发生。流产次数多的患者会产生严重程度不一的焦虑抑郁，术前对患者及家属进行健康宣教很重要，可通过讲述手术过程、如何配合手术及配合手术的意义，介绍成功病例，使患者以最佳状态配合手术。保持外阴清洁，禁止性生活。

1. 根据患者的身体情况建议患者绝对或适当卧床休息，必要时抬高臀部，预防性宫颈环扎和治疗性宫颈环扎术后一般建议卧床 1 ～ 2 天，紧急宫颈环扎术后建议卧床至 28 周或分娩。

2. 适当活动促进胃肠蠕动，多吃膳食纤维类食物，预防便秘。指导患者在床上排便，排便时用力呼气避免增加腹压。

3. 指导肢体运动，在床上进行上肢或下肢运动，预防静脉血栓发生。

4. 每 2 ～ 4 周复查一次阴道分泌物，必要时局部用药治疗。

5. 每 2 ～ 4 周复查胎儿超声及宫颈超声，做好早产的预防和准备。

6. 拆线时机：经阴道宫颈环扎术如已出现产兆或临产应立即拆除宫颈环扎线，避免宫颈撕裂，建议在产房拆线。经腹腔镜环扎术可在剖宫产术中同时拆除缝线或保留环扎线。择期拆线建议双胎妊娠以 33 ～ 35 周为宜，单胎妊娠以 36 ～ 37 周为宜。

（邓凯贤、谢宁、王月祉、周蕾、陈永连）

[1] DEBIÈVE F，JOSKIN A，STEENHAUT P，et al. Trans-abdominal cerclage for cervical insufficiency in twins：series of seven cases and literature review.J Matern Fetal Neonatal Med，2020，33（21）：3579-3583.

[2] KIMBER-TROJNAR Z.Management of concomitant cervical insufficiency and intrauterine adhesions.Ann Transl Med，2020，8（8）：526.

[3] LEE S E，ROMERO R，PARK C W，et al. The frequency and significance of intraamniotic inflammation in patients with cervical insufficiency.Am J Obstet Gynecol，2008，198（6）：633-638.

[4] MANCUSO M S，OWEN J.Prevention of preterm birth based on a short cervix：cerclage.Semin Perinatol，2009，33（6）：325-333.

[5] YANG L，ZHENG A，ZHANG X，et al. Clear cell carcinoma of the uterine cervix：a clinical and pathological analysis of 47 patients without intrauterine diethylstilbestrol exposure.Int J Gynecolog Cancer，2017，27（5）：1009-1014.

[6] WANG Y，GU X，TAO L，et al.Co-morbidity of cervical incompetence with polycystic ovarian syndrome（PCOS）negatively impacts prognosis：a retrospective analysis of 178 patients.BMC Pregnancy Childbirth，2016，16（1）：308.

[7] 任晓林，孙飞，姜英浩，等 .宫颈机能不全临床诊治研究进展 . 人民军医，2021，11：1137-1141.

[8] 许萍 .宫颈环扎术治疗宫颈机能不全对妊娠结局的影响 . 南昌：南昌大学，2021.

[9] A F，LASH S R.Habitual abortion：the incompetent internal os of the cervix.Am J Obstet Gynecol，1950，59（1）：68-76.

[10] SHIRODKAR V N.A new method of operative treatment for habitual abortions in the second trimester of pregnancy.Antiseptic，1955，52：299.

[11] MCDONALDIA.Suture of the cervix for inevitable miscarriage.J Obstet Gynaecol Br Emp，1957，64（3）：346-350.

[12] BERGHELLA V，RAFAEL T J，SZYCHOWSKI J M，et al.Cerelage for short cervix on ultrasonography in women with singleton gestations and previous preterm birth：a meta-analysis.Obstet Gynecol，2011（117）：663-671.

[13] BROWN R，GAGNON R，DELISLE M F，et al.No.373-cervical insufficiency and cervical cerclage.J Obstet Gynaecol Can，2019，41（2）：233-247.

[14] TO M，ALFIREVIC Z，HEATH V，et al.Cervical cerclage for prevention of preterm delivery in women with short cervix：randomised controlled trial.Lancet，2004，5（9424）：1849-1853.

[15] GIRALDO-ISAZA M A，FRIED G P，HEGARTY S E，et al.Comparison of 2 stitches vs l stitch for trans-vaginal cervical cerclage for preterm birth prevention.Am J Obstet Gynecol，2013，208（3）：209.e1-e9.

[16] BRIX N，SECHER N，MCCORMACK C，et al.Randomised trial of cervical cerclage，with and without occlusion，for the prevention of preterm birth in women suspected for cervical insufficiency.BJOG，2013，

120（5）：613-620.

[17] CARTER J F, SOPER D E, GOETZL L M, et al.Abdominal cerelage for the treatment of recurrent cervical insufficiency：laparoscopy or laparotomy? Obstet Gynecol, 2009, 201（1）：111.

[18] ACOG Practice Bulletin No.142：Cerclage for the management of cervical insufficiency.Obstetrics and gynecology, 2014, 123（1）：372-379.

[19] BROWN R, GAGNON R, DELISLE M F, et al.No.373- cervical insufficiency and cervical cerclage.J Obstet Gynaecol Can, 2019, 41（2）：233-247.

[20] KYRGIOU M, KOLIOPOULOS G, MARTIN-HIRSCH P, et al.Obstetrie outcomes after conservative treatment for intraepithelial or early invasive cervical lesions：systematic review and meta-analysis.Lancet, 2006, 367（9509）：489-498.

[21] DIAGO-ALMELA V J, MARTINEZ-VAREA A, PERALES-PUCHALT A, et al.Good prognosis of cerclage in cases of cervical insufficiency when intra-amniotic inflammation/infection is ruled out.J Matern Fetal Neonatal Med, 2015, 28（13）：1563-1568.

[22] EHSANIPOOR R M, SELIGMAN N S, SACCONE G, et al.Physical examination-indicated cerelage：a systematic review and meta-analysis.Obstet Gynecol, 2015, 126（1）：125-135.

[23] ALTHUISIUS S M, DEKKER G A, HUMMEL P, et al.Final results of the cervical incompetence prevention randomized cerclage trial（CIPR ACT）：therapeutic cerclage with bed rest versus bed rest alone.Am J Obstet Gynecol, 2001, 185（5）：1106-1112.

[24] 中华医学会妇产科学分会产科学组.早产临床诊断与治疗指南（2014）.中华妇产科杂志, 2014, 49（7）：481-485.

[25] 中华医学会围产医学分会胎儿医学学组, 中华医学会妇产科学分会产科学组.双胎妊娠临床处理指南（第一部分）双胎妊娠的孕期监护及处理.中华妇产科志, 2015, 50（8）：561-567.

[26] 张梦莹, 时春艳.宫颈机能不全的诊治进展.中华围产医学杂志, 2016, 19（7）：548-551.

[27] LOCATELLI A, VERGANI P, BELLINIP, et al.Amnioreduction in emergency cerclage with prolapsed membranes：comparison of two methods for reducing the membranes.Am J Perinatol, 1999, 16（2）：73-77.

[28] MEDJEDOVIC E, BEGIC Z, SULJEVIC A, et al.Amnioreduction in emergency rescue cervical cerclage with bulging membranes.ARCH MED SCI, 2020, 74（2）：151-152.

[29] 中国医师协会微无创医学专业委员会妇科肿瘤（学组）专业委员会, 中国妇幼保健协会生育力保存专业委员会.早期子宫颈癌保留生育功能手术的中国专家共识.中国微创外科杂志, 2021, 21（8）：673-679.

[30] PLANTE M, RENAUD M C, SEBASTIANELLI A, et al.Simple vaginal trachelectomy：a valuable fertility-preserving option in early-stage cervical cancer.Int J Gynecol Cancer, 2017, 27（5）：1021-1027.

[31] SHIM S H, LIM M C, KIM H J, et al.Can simple trachelectomy or conization show comparable survival

rate compared with radical trachelectomy in ⅠA1 cervical cancer patients with lymphovascular space invasion who wish to save fertility? A systematic review and guideline recommendation.PLoS One，2018，13（1）：e0189847.

[32]　PLANTE M，RENAUD M C，SEBASTIANELLI A，et al.Simple vaginal trachelectomy in women with early-stage low-risk cervical cancer who wish to preserve fertility：the new standard of care? Int J Gynecol Cancer，2020，30（7）：981-986.

[33]　THEOFANAKIS C，HAIDOPOULOS D，THOMAKOS N，et al.Minimizing fertility-sparing treatment for low volume early stage cervical cancer.Is less the （r）evolution? Anticancer Res，2020，40（7）：3651-3658.

[34]　YAN H，LIU Z，FU X，et al.Long-term outcomes of radical vaginal trachelectomy and laparoscopic pelvic lymphadenectomy after neoadjuvant chemotherapy for the ⅠB1 cervical cancer：a series of 60 cases．Int J Surg，2016，29：38-42.

[35]　ISHIOKA S，KIM M，MIZUGAKI Y，et al.Trans-abdominal cerclage（TAC）for patients with ultra-short uterine cervix after uterine cervix surgery and its impact on pregnancy.J Obstet Gynaecol Res，2018，44（1）：61-66.

[36]　TAMADA S，MASUYAMA H，HAYATA K，et al.Successful delivery after abdominal radical trachelectomy，using trans-abdominal cerclage in early pregnancy.Acta Med Okayama，2019，73（2）：173-176.

[37]　SHINKAI S，ISHIOKA S，MARIYA T，et al.Pregnancies after vaginal radical trachelectomy（RT）in patients with early invasive uterine cervical cancer：results from a single institute.BMC Pregnancy Childbirth，2020，20（1）：248.

第九章 剖宫产瘢痕部位妊娠诊治策略

第一节 剖宫产瘢痕部位妊娠简介

剖宫产瘢痕部位妊娠（cesarean scar pregnancy，CSP）是指受精卵着床于前次剖宫产子宫切口瘢痕处生长发育而引起的病症，是一种特殊类型的异位妊娠。本文所指仅限于对早孕期（≤ 12 周）的子宫切口瘢痕妊娠诊断及治疗（图 9-1-1）。

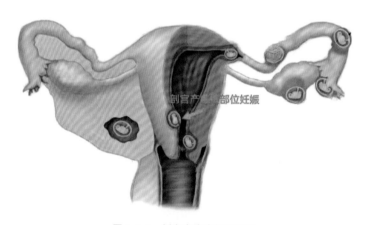

图 9-1-1 剖宫产瘢痕部位妊娠

1978 年 Larson 和 Solomon 首次报道了剖宫产瘢痕部位妊娠在中国，由于前 10 年左右剖宫产率每年达到 200 万～ 400 万，CSP 的发病率显著高于其他国家。目前，CSP 的发生率已经达到了 1/2216 ～ 1/1800，超过宫颈妊娠。剖宫产瘢痕妊娠虽少见，但随着剖宫产率的增加及生育政策的放开，CSP 的发病率呈明显增长趋势。CSP 常引起胎盘异常、子宫破裂、大出血，甚至死亡，是剖宫产术后一种严重的并发症，若处理不当，对患者的再次生育及生命安全极为不利。所以，早期诊断、早期采取有效和安全的处理方法对于降低 CSP 患者不良事件的发生率、减少孕产妇死亡显得尤为重要。而目前，对于剖宫产瘢痕部位妊娠尚无统一治疗方案。有学者发现，不同的治疗方法对 CSP 有不同的疗效，针对性地选择治疗方案，可以增加患者的生育率和减少母婴危害的发生。

微创时代的生殖外科手术图谱

· 232 ·

第二节　剖宫产瘢痕部位妊娠的病因及发生机制

目前，剖宫产瘢痕部位妊娠患者的发病机制还不明确。有报道指出，子宫瘢痕愈合不良引起的憩室（previous cesarean scar defect，PCSD）是导致 CSP 的直接诱因。PCSD 是指在既往剖宫产术后子宫切口处形成的与子宫腔相通的缺陷。任何干扰子宫瘢痕机化的因素，如手术方式、缝合方法、机体抵抗力、产科因素、切口感染、手术缝合时将内膜带入切口内、切口血肿形成、子宫位置等均可导致瘢痕发生不同程度缺陷，形成憩室。PCSD 一旦形成，可使经血积聚于憩室腔内，患者表现为月经期延长、淋漓不尽、月经间期出血、性交后阴道流血，甚至导致不孕及早期胚胎停育。

虽然 CSP 最常见于剖宫产术后，但是刮宫术、子宫肌瘤切除术、子宫成形术、宫腔镜手术及手术切除胎盘等也可导致子宫内膜及肌层受损，引起 CSP 的发生。有报道称子宫手术次数越多，越容易发生 CSP。据统计在 CSP 的患者中有 72% 的妇女有 2 次或 2 次以上的剖宫产史。因此，减少瘢痕子宫首先应降低剖宫产率，严格掌握剖宫产手术指征，手术医生提高剖宫产技术，减少人流手术，加强避孕健康宣传是预防的重要措施。

第三节　剖宫产瘢痕部位妊娠的病理过程及临床表现

一、病理过程

子宫瘢痕妊娠一旦形成有两种发展形式：一种是受精卵种植于瘢痕处或憩室腔内，向子宫腔内生长，这种生长方式的妊娠可以持续到中晚期，但这种方式常会出现前置胎盘、胎盘植入，形成凶险性前置胎盘，引起子宫大出血、产后大出血而导致子宫切除，甚至危及孕产妇的生命，潜在的风险更大；另一种则是在早期就向深肌层及浆膜方向生长，可以侵蚀膀胱及腹腔内进行生长，这种生长方式的妊娠患者常常在妊娠早期或中期出现阴道流血，或由于 B 超的普及和医师警惕性的提高而在早期就被发现，早期得到处理，形成胎盘植入 - 凶险性前置胎盘等较大风险的概率反而较小，但这一型如果没有被及时发现，在进行人流术时或持续到妊娠中期，也可发生子宫破裂及大出血现象。

二、临床表现

阴道流血和腹痛等类似先兆流产的表现是 CSP 患者早期常见症状，但是有 1/3 的患者是没有任何症状的，大多在常规检查时由 B 超医师提示。妇科检查可发现子宫略小于停经月份或与停经月份相符，宫颈管外观正常，偶有患者在妇检中发现明显膨大的子宫峡部。

第四节　剖宫产瘢痕部位妊娠的诊断、临床分型、鉴别诊断

一、诊断

CSP 诊断主要依靠病史、临床表现及相关辅助检查，绝大多数患者有剖宫产史，早期诊断需要彩超、MRI 检查，必要时行宫腔镜或腹腔镜协助诊断。

（一）经阴道超声检查

经阴道超声检查（trans-vaginal sonography，TVS）是 CSP 的首选诊断方法，据报道敏感性达 84.6% ～ 85%，约 1/3 的 CSP 患者妊娠早期是没有任何症状的。因此超声对于早期 CSP 的诊断尤为重要。TVS 容易操作、成本较低、侵入性较小，对 CSP 的诊断具有高度可重复性，经阴道三维超声成像可非常清晰地显示妊娠囊的具体形态及其与宫颈管、子宫下段瘢痕肌壁等的位置关系及子宫下段前壁肌层的厚度，可有效提高 CSP 临床诊断的准确率及指导分型（图 9-4-1）。

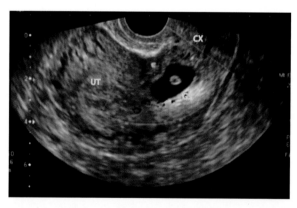

图 9-4-1　超声下瘢痕妊娠（活胎）

阴道 B 超诊断标准如下。

（1）子宫内膜清晰，宫腔内、子宫颈管内未见妊娠囊；

（2）妊娠病灶位于子宫下段及子宫峡部前壁；部分可见胎芽和心管搏动；

（3）子宫前壁肌层连续性中断，妊娠病灶与膀胱之间的子宫肌层变薄，甚至消失；

（4）彩色多普勒血流成像显示妊娠病灶周边高速（＞ 20 cm/s）低阻（脉动指数＜ 1）血流信号。

（二）血 β-hCG 测定

hCG 测定主要用于治疗方法的选择和治疗效果的监测。血 β-hCG 检测对于妊娠的诊断敏感性较高，但对于 CSP 的诊断无特异性，数值从几千到数十万不等，有胎心的 CSP 血清 β-hCG 水平可以高过 100 000 U/L。对于异常升高的 β-hCG 也要警惕是否合并妊娠滋养细胞肿瘤。β-hCG 在治疗后的随诊中评价治疗效果时非常重要。

（三）磁共振成像

虽然超声检查作为CSP的第一诊断方法，但当CSP不能确认妊娠病灶与子宫及膀胱的关系时，MRI可作为补充诊断的手段。研究表明MRI可更好地评估孕囊的位置、大小及子宫肌层浸润程度及膀胱受累的情况，对治疗方案的选择及效果提供指导帮助。

（四）宫腔镜

宫腔镜可以在直视下看到妊娠病灶的大小、位置及子宫腔的情况，并且可用于部分病例的治疗。但是宫腔镜成本高，属于侵入性操作，存在感染、大出血的风险，且不能测量子宫下段前壁最薄肌层的厚度，因此宫腔镜不作为诊断CSP的首选方法（图9-4-2至图9-4-4）。

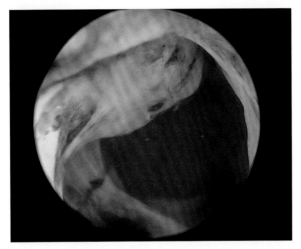

图9-4-2　宫腔镜下瘢痕妊娠案例1

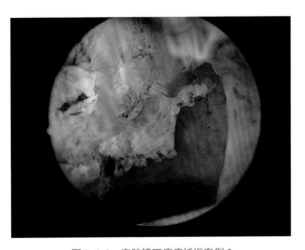

图9-4-3　宫腔镜下瘢痕妊娠案例2

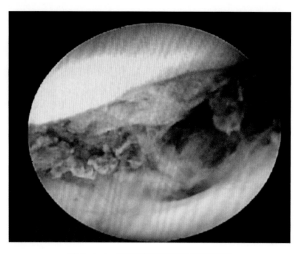

图 9-4-4　宫腔镜下陈旧性瘢痕妊娠

二、分型

CSP 的分型对于指导和选择临床治疗方法有重要的意义，但不宜分得过于复杂，不利于临床使用。因此，结合近年来国内外学者的研究结果及作者的临床处理经验，根据患者就诊时超声检查显示着床于子宫前壁瘢痕处的妊娠病灶（妊娠囊或混合性包块）的生长方向、侵入肌层的深度及子宫前壁病灶与膀胱间子宫肌层的厚度，将 CSP 分为以下 3 型，而病灶处血流信号对于分型没有明显的实际意义，但可作为选择治疗方式时的重要参考指标。

Ⅰ 型：①妊娠囊部分着床于子宫瘢痕处，部分或大部分位于宫腔内，少数甚或达宫底部宫腔；②妊娠囊可明显变形、拉长、下端成锐角；③妊娠囊与膀胱间子宫肌层变薄，厚度＞3 mm；④ CDFI：瘢痕处见滋养层血流信号（低阻血流）（图 9-4-5）。

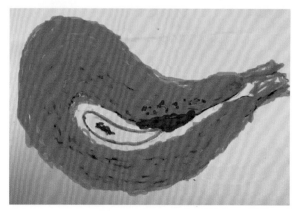

图 9-4-5　Ⅰ 型瘢痕妊娠

Ⅱ 型：①妊娠囊部分着床于子宫瘢痕处，部分或大部分位于宫腔内，少数甚或达宫底部宫腔；②妊娠囊明显变形、拉长、下端成锐角；③妊娠囊与膀胱间子宫肌层变薄，厚度≤3 mm；④ CDFI：瘢痕处见滋养层血流信号（低阻血流）（图 9-4-6）。

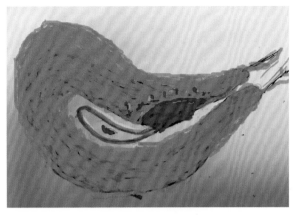

图 9-4-6　Ⅱ型瘢痕妊娠

Ⅲ型：①妊娠囊完全着床于子宫瘢痕处肌层并深入肌层，可向膀胱方向外凸；②宫腔及子宫颈管内空虚；③妊娠囊与膀胱之间子宫肌层明显变薄甚或缺失，厚度 ≤ 3 mm；④ CDFI：瘢痕处见滋养层血流信号（低阻血流）（图 9-4-7）。

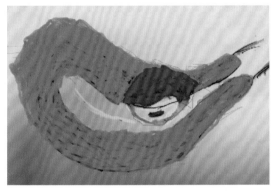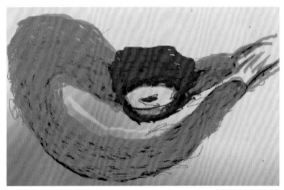

图 9-4-7　Ⅲ型瘢痕妊娠

特殊类型的Ⅲ型瘢痕妊娠（包块型）：①位于子宫下段瘢痕处的混合回声（呈囊实性）包块，有时呈类实性；②包块可向膀胱方向隆起，包块与膀胱间子宫肌层明显变薄甚或缺失；③ CDFI：包块周边见较丰富的血流信号，可为低阻血流，少数也可仅见少许血流信号或无血流信号。包块型多见于 CSP 流产后（如药物流产后或负压吸引术后）子宫瘢痕处妊娠物残留并出血所致（图 9-4-8）。

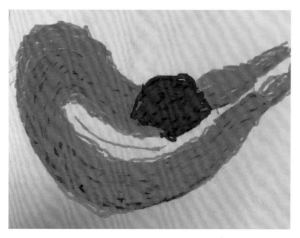

图 9-4-8　Ⅲ型瘢痕妊娠（包块型）

三、鉴别诊断

1. 宫颈妊娠：宫颈妊娠指受精卵在宫颈管内着床和发育，其临床特点为妊娠早期无痛性阴道出血，因宫颈收缩力较差，出血常较多、较严重。盆腔检查：子宫颈显著膨大呈桶状，变软变蓝，宫颈外口扩张，边缘很薄，内口紧闭，子宫体大小及硬度正常。与 CSP 的区别在于孕囊与膀胱壁间肌性组织完整；B 超可见孕囊位于颈管内；病理诊断标准为绒毛着床于宫颈腺体上。若未见宫颈腺体包绕，即可除外宫颈妊娠而明确 CSP 的诊断。

2. 早孕流产：早孕流产常有停经史及阴道出血史，伴有阵发性下腹正中胀痛，有时可见绒毛排出。检查：子宫增大变软，宫口松弛。血或尿 hCG 阳性，B 超可见宫腔内有妊娠囊或排出组织物见到妊娠囊。难免流产时孕囊可脱落位于子宫峡部瘢痕处，但孕囊变形，胎儿多已死亡，宫颈内口多已开放，彩色多普勒血流显像示孕囊周围血流信号不丰富。滑动脏器征阳性。

3. 滋养细胞疾病：CSP 清宫不全或不全流产后残留的妊娠物继续生长在子宫前壁下段形成包块，其超声影像类似于妊娠滋养细胞肿瘤的表现（如与肌层无明显界线、局部肌层缺如或变薄、局部血流信号极其丰富、可探及高速低阻血流，甚至出现动静脉瘘的花色血流信号等），易误诊为妊娠滋养细胞肿瘤。但 CSP 有明确的剖宫产史，常常有人工流产或药物流产史，包块位于子宫前壁下段，与子宫瘢痕关系密切，且血 β-hCG 水平通常不会很高，很少超过 100 000 U/L。结合病史和辅助检查，应首先考虑 CSP 的可能，不要盲目按照妊娠滋养细胞肿瘤进行化疗。

4. 肌壁间妊娠：肌壁间妊娠的患者可出现持续性腹痛，检查时可发现子宫上有不规则的块物伴压痛，如肌壁间妊娠破裂，可导致腹腔内出血，超声检查可见受精卵在子宫肌壁层着床，与子宫腔不通。MRI 可协助明确诊断。

第五节　剖宫产瘢痕部位妊娠的治疗策略

一、概述

剖宫产瘢痕部位妊娠是近年才逐渐增多的医源性疾病，对 CSP 缺乏足够的认识和有力的循证医学依据，目前尚无统一和确切的治疗方案。但总的治疗原则是早诊断，早终止，早清除，减少并发症（三早一少）。一旦诊断为 CSP，就应给出终止妊娠的医学建议：尽早清除妊娠物，不建议期待治疗。因为瘢痕妊娠持续到中晚期常常会给孕妇带来巨大的生命危险。

一般来说，CSP 的治疗分为药物治疗和手术治疗，不建议盲目刮宫。Fylstra 综述文献后认为手术清除瘢痕部位异位妊娠病灶同时修补子宫切口，是治疗瘢痕妊娠的最佳办法。由于近年人们对瘢痕部位妊娠引起的危害越来越重视，越来越警惕，许多患者在还没有出现症状前即被发现，大多数在早孕期即得到合理、及时的治疗，发展到中晚期的瘢痕部位妊娠也越来越少。同时，由于中孕期瘢痕部位妊娠的病理情况已经不同于早期妊娠，治疗方法也有所不同，因此，本文的治疗方法也参考了 2016 年中华医学会妇产科分会公布剖宫产瘢痕部位妊娠治疗专家共识，仅适用于早期瘢痕妊娠（孕 12 周内）。

二、子宫瘢痕部位妊娠的治疗选择

（一）保守治疗

1. 药物治疗。

公认的治疗药物是甲氨蝶呤（MTX）。但单纯的 MTX 药物治疗容易出现化疗的不良反应，且治疗疗程相对较长，患者 β-hCG 转阴时间长，治疗过程中有发生大出血和浆膜破裂的潜在风险，所以药物治疗常常仅作为手术前预处理的一种方法，单纯药物治疗的适应证要严格把握。

MTX 治疗的适应证：①Ⅰ型及部分Ⅱ型 CSP；② hCG ≤ 5000 IU/L，B 超病灶局部血运不丰富；③生命体征平稳，血常规、肝肾功能正常；④作为手术前或超声聚焦刀（海扶）前的预处理，降低术中出血的风险；⑤手术治疗后血 β-hCG 水平下降缓慢 / 再次升高且不适合再次手术的患者。

MTX 的用法：①全身治疗单次给药：单次剂量为 50 mg/m²，肌内注射 1 次，成功率高达 87% 以上，可加用或不用四氢叶酸。若效果不明显可于 1 周后再次给药 1 次。②分次给药：剂量为 0.4 mg/kg，肌内注射，每日 1 次，共 5 次。③局部注射：包括妊娠囊内注射、宫颈局部注射。超声监测下经阴道或经腹部穿刺或腹腔镜下局部妊娠囊内注射 MTX 起效快，局部药物浓度高，剂量为 20 ～ 50 mg/ 次。局部注射 MTX 能有效杀死胚胎，且用药量少。

MTX 治疗期间随时会发生严重的子宫出血，需在有条件进一步处理的医院进行。在药物治疗中需采用经阴道彩超监测妊娠囊或包块周围血流信号的变化, 定期检测血 β-hCG 水平, 以了解治疗效果。如治疗效果满意（每周检测 1 次，每次 β-hCG 下降幅度 > 15%，可视为有效），则血流明显减少甚至消失，包块逐渐缩小；如血 β-hCG 下降不满意或高速低阻血流信号持续存在，提示患者对 MTX 治疗反应差，可 1 周后增加药物治疗次数或改变治疗方法。应用 MTX 保守治疗的 CSP 患者，在血 β-hCG 下降至 50 U/L 或正常后可在 B 超监护下行清宫手术以缩短治疗时间，减少大出血的风险。

2. 超声聚焦刀（海扶）治疗。

超声聚焦刀（海扶）治疗是利用高频超声波的热能定位、破坏、凝固胚胎和胎盘组织，其适应证如下：①Ⅰ型及部分Ⅱ型 CSP，hCG 值 ≤ 5000 IU/L 的可以直接进行海扶；②Ⅰ型及部分Ⅱ型 CSP，hCG 值较高 > 5000 IU/L，B 超提示病灶局部血流丰富，可先用 MTX 预处理后再进行海扶；③海扶后 3 天可进行清宫术或宫腔镜手术或病灶切除术。

3. 子宫动脉栓塞治疗。

子宫动脉栓塞术（uterine artery embolization，UAE）是近年用于治疗急性子宫大出血的保守性治疗方法。UAE 已被推荐应用，是一种行之有效的治疗方法，几乎适用于所有的 CSP，但由于 UAE 对子宫内膜及卵巢功能的损伤时有报道，故要慎用。血管栓塞设备及人员在许多基层医院都没有，UAE 治疗目前远远不能够普及，更不可能广泛使用，因而不能作为一种常规的治疗方法进行推行。

有条件的医院，CSP 经过 UAE 预处理，对清宫或手术切除病灶减少术中出血有好处，是处理 CSP 一种较为理想的方法。建议在 UAE 术后 72 小时内完成清除 CSP 妊娠物的手术清除操作，以免侧支循环的建立降低了止血效果。研究结果显示，无论单独应用 MTX 或联合 UAE，治疗 CSP 具有一定的效果，但治疗总时间长，并且有治疗失败的可能，成功率在 71% ～ 83%。

（二）剖宫产术后子宫瘢痕部位妊娠的手术治疗

1. 清宫术。

清宫术的优点：简便，费用低廉，损伤小，恢复快。

清宫术的缺点：子宫瘢痕处的缺损仍然存在。多数学者认为 CSP 确诊后直接行清宫术常导致阴道大出血、子宫穿孔、临近脏器损伤等并发症；严重出血的发生率为 76%，其中 14.2% 的患者行子宫切除术。

清宫术的适应证：①孕周 < 8 周的Ⅰ型的 CSP 及部分Ⅱ型 CSP，hCG 值 < 5000 IU/L，可直接清宫；②hCG 值较高 > 5000 IU/L，B 超提示病灶局部血流丰富，可先预处理后再清宫。

清宫术的注意事项：①B 超监测下清宫；②做好阴式、腹腔镜或开腹的准备；③开放静脉通道，在手术室进行；④改变手术方法时需知情告知。

如发生术中出血多时，可使用缩宫素静脉或子宫颈局部注射促进子宫收缩，也可使用球囊压迫子宫下段瘢痕处或即刻行病灶切除止血。

对于Ⅱ型和Ⅲ型 CSP，即妊娠深入肌层或凸向膀胱者，则清宫术为绝对禁忌。Wang 等认为突向宫腔的 CSP 是选择直接清宫手术的唯一指征。Yang 等认为术前血 β-hCG > 5000 IU/L 者，清宫时其发生大出血的风险是其他患者的 17 倍。

2. 宫腔镜手术。

宫腔镜下吸胚具有以下优点：①可视性强，能够清晰明确孕囊着床的部位；②针对孕囊部位着重吸引，减少了手术操作时间，减少子宫穿孔的风险；③有效电凝止血，减少了术中出血；④可反复检查，避免了宫内残留，能更安全、更彻底清除妊娠物。

由于宫腔镜下吸胚是定位后吸胚，并不能直接在宫腔镜直视下吸胚，故若是深入肌层或者向浆膜下突出的瘢痕妊娠病灶或者病灶较大、滋养细胞活力强、局部血运丰富者，宫腔镜手术出血及穿孔的风险较高，必须严格掌握适应证。

宫腔镜手术的适应证：①孕周＜ 8 周的 I 型的 CSP 及部分 II 型 CSP，hCG 值≤ 5000 IU/L，可直接进行；② hCG 值较高＞ 5000 IU/L，B 超提示病灶局部血流丰富，可先预处理后再手术。

文献报道对 I 型 CSP 采用宫腔镜下妊娠物清除术，取得了一定的效果。宫腔镜对施术者要求高，术中必须联合超声监视，可降低手术并发症的风险。宫腔镜下妊娠物清除术无法修复薄弱的子宫前壁瘢痕处的肌层。宫腔镜手术慎用于血运丰富的 II 型（活胎），禁用于 III 型 CPS。

3. 海扶治疗加宫腔镜下妊娠物电切术。

由于拥有海扶治疗的医院很少，此方法也不能作为常规的治疗方法。但有条件的医院，这不失为一种无创、有效的预处理治疗方法。

海扶治疗就是超声聚焦刀手术。超声聚焦刀是利用超声原理能像真刀一样切割人体内部组织的超声波。在治疗剖宫产术后 CSP 中，可以将妊娠组织杀死，又不会影响子宫其他正常的组织。对于瘢痕妊娠病灶局部血运比较丰富或者活胎的患者，在手术前先进行海扶定位，定位成功后先行盆腔 MRI 进一步检查，确诊后向宫颈注射 MTX 50 mg，隔 1 天对患者进行 1 次血 β-hCG 检查，一般注射 MTX 后第 3 天行海扶术，海扶术后第 3 天行宫腔镜下妊娠残留物电切术。如果患者在海扶治疗加宫腔镜下妊娠残留物电切术后出现大出血或患者海扶术定位不成功时，可采用病灶局部切除加子宫修补的手术。海扶技术禁用于 III 型活胎的瘢痕妊娠患者。

4. Foley 气囊导尿管的应用。

研究发现宫腔内放置 Foley 气囊导尿管可作为预防或控制大出血、辅助治疗 CSP 的方法。清宫术后于宫腔内留置 Foley 气囊导尿管压迫止血能够有效预防出血。对于急性出血的 CSP 患者，如肌层未完全断裂、仍有一定厚度者，可在超声监测下于宫腔内放置气囊压迫止血，然后行经阴道或者腹腔镜下病灶切除及缝合修补。宫腔内放置气囊压迫出血病灶，可起到止血的作用，减少手术过程中的失血，使妊娠病灶外凸向子宫浆膜层，使术野暴露清晰，有利于腹腔镜手术切除妊娠病灶及瘢痕处缺损组织的缝合修补（图 9-5-1）。

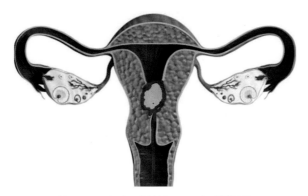

图 9-5-1　宫腔下段放置 Foley 气囊导尿管

5. 子宫瘢痕妊娠物切除及子宫修补术。

本手术可以彻底清除切口妊娠组织，同时修复缺损，术后血 β-hCG 水平也可迅速降至正常（2～3 周）。手术不仅切除旧瘢痕，避免了妊娠部位的胎物残留，而且行子宫前壁的修补术，修复了薄弱的前壁肌层，恢复正常的解剖结构，消除了瘢痕部位的微小腔隙，减少了复发，是希望保留生育功能 CSP 患者的最佳治疗方案。

1978 年 Larsen 等首次报道采用经腹子宫楔形切除修补术成功治疗 CSP，此后陆续有采用此方法并取得成功的报道，即使是孕周较大的 CSP，子宫楔形切除仍有效。目前手术的途径有阴式手术、腹腔镜手术及开腹手术。手术者可根据患者的情况及自身的手术技术水平选择合适的手术途径，但若掌握了阴式手术技巧，在合适的条件下，应该首选经阴道手术。

（1）经阴道子宫瘢痕妊娠物切除及子宫修补术 。

自 2009 年中山大学附属第一医院报道首例经阴道手术治疗 CSP 取得成功，之后的相继报道使此术式得到妇产科界医师的广泛认可。2011 年鲁海燕等报道阴式手术 CSP 病灶清除术 +子宫壁修补术 24 例，手术成功率为 100%，膀胱损伤等并发症发生率为 0。2013 年 Le 等总结报道了阴式手术治疗 CSP 15 例，手术时间、术中出血量均小于既往相关报道，对该 15 例患者进行长期随访，其中 3 例再次正常妊娠。佛山市妇幼保健院近 10 年对 300 多例阴式子宫瘢痕妊娠患者进行病灶切除术，手术成功率为 99%，膀胱损伤发生率为 0.5%。

阴道子宫瘢痕妊娠物切除及子宫修补术的优点：①利用人体天然通道，腹壁无切口，符合循证医学发展原则并充分体现微创优势；②切口距病灶近，分离子宫膀胱间隙范围较小，能较快找到病灶，手术快捷，疗效确切；③能用手指直接触摸病灶界限，较完整修剪病灶，缝合子宫切口到位，较好预防再次子宫瘢痕憩室形成，减少切口再次妊娠的风险；④手术创伤小，术后患者恢复快，住院时间短，费用低廉；⑤无须昂贵设备，简单易行，适于基层推广，但需要术者具有一定阴式手术经验。

尽管经阴道途径可完成妊娠物清除术及子宫瘢痕修补术，相比腹腔镜和开腹手术有许多优势，但阴道操作空间小，要求术者要有丰富的经阴道手术的经验，同时，适应证的选择也非常重要。

经阴道子宫瘢痕妊娠切除术的适应证：①术者有丰富的经阴道手术经验；②妊娠周数

≤ 10周；③局部病灶包块单条径线≤ 10 cm；④子宫活动度好，无粘连于前腹壁的指征。

（2）腹腔镜下瘢痕妊娠病灶切除加子宫局部修补。

腹腔镜手术处理子宫瘢痕妊娠疗效确切，有效率可达 92.9% ～ 100%。对于 II 型 CSP，有学者通过腹腔镜切除病灶达到良好的效果。但腹腔镜技术对于子宫瘢痕妊娠，操作仍有一定难度，因剖宫产瘢痕大多低于膀胱腹膜反折，存在手术视野暴露困难、操作难度增加及大出血等风险，特别在活胎，局部绒毛活性较高时，控制出血的速度不及开腹和阴式手术。术者需要一定的腹腔镜手术经验。适应证的选择也非常重要。

腹腔镜下瘢痕妊娠病灶切除术的适应证：①患者不适合经阴道手术: a.子宫粘连于前腹壁，活动性差；b.有近期人流史，不排除子宫穿孔、腹腔内出血者。②术者对于腹腔镜技术的掌握熟练度高于经阴道手术。③局部妊娠病灶包块单条径线≤ 8 cm 的患者。④停经≤孕 10 周的患者。

腹腔镜下可先阻断子宫动脉血流，有效减少病灶血运，切除陈旧瘢痕组织的同时进行缝合，既安全有效又能保留子宫。

（3）开腹子宫瘢痕妊娠病灶切除加子宫局部修补。

开腹妊娠病灶切除术是 CSP 最早期的治疗方法，优点是可在直视下快速切除病灶，充分止血，严密缝合创面，还能避免日后再次发生 CSP，而且修复子宫后能保留患者的生育能力，在紧急情况下及一些特殊情况下适用。但开腹手术创伤大，患者恢复较慢，不应该作为首选的术式。

开腹子宫瘢痕妊娠病灶切除术的适应证：①停经周数超过 10 孕周的 II 型或 III 型活胎患者；②病灶包块最大径线≥ 8 cm 的活胎；③子宫活动差，严重粘连于腹壁者；④术者对阴道手术及腹腔镜手术操作技巧不熟练；⑤ CSP 患者经保守治疗失败、子宫大出血、可疑先兆子宫破裂或子宫破裂等情况，需迅速抢救患者生命时；⑥行腹腔镜或者阴式手术中出现困难者。

（4）子宫切除术。

子宫全切术仅适用于子宫破裂和发生难以控制出血时，为抢救患者生命而采取的紧急措施。应作为 CSP 治疗的最后选择。因此，对于瘢痕妊娠患者选择治疗方法前应该充分评估可能出现大出血的风险，并向患者及家人交代，同时做好子宫切除的准备。

第六节　阴式子宫瘢痕妊娠病灶切除术手术步骤

一、术前准备

1.胚胎活性高时可"预处理"：彩超提示富血流型、hCG 值较高、活胎时，可以使用 MTX 及血管介入等降低胚胎活性，减少术中出血。

2.评估病灶与膀胱的关系：盆腔彩超、MRI、膀胱镜。

3.评估子宫是否与腹壁粘连，必要时行腹腔镜辅助检查。

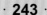

4. 包块较大、活胎、血运丰富时备血、中心静脉插管等。

5. 知情告知，强调有大出血风险、开腹可能，以及有子宫切除风险。

二、手术步骤

1. 腰麻联合硬膜外麻醉或全麻。

2. 取膀胱截石位，置金属导管排空膀胱。

3. 阴道拉钩暴露阴道、宫颈，宫颈钳钳夹宫颈上唇，并向下拉暴露阴道前穹隆（图9-6-1）。

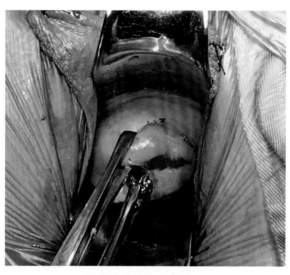

图 9-6-1　暴露并牵拉宫颈

4. 于膀胱宫颈间隙处的阴道黏膜下局部浸润注射肾上腺素生理盐水（0.2 mg ∶ 200 mL），水压分离膀胱宫颈间隙（图9-6-2）。

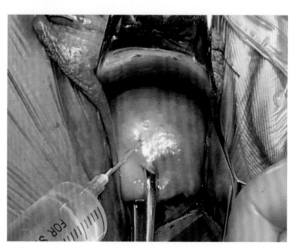

图 9-6-2　膀胱宫颈间隙处的阴道黏膜下注水

5. 膀胱横沟稍上方做横行切口切开阴道黏膜全层（图9-6-3）。

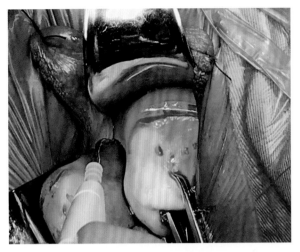

图 9-6-3　横行切开阴道前壁黏膜

6. 分离膀胱子宫间隙至膀胱腹膜反折（图 9-6-4）。

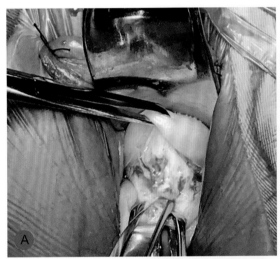

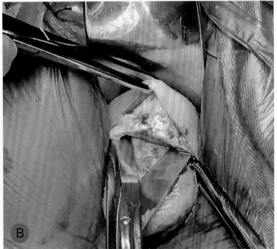

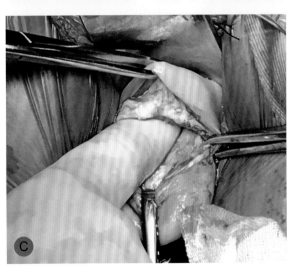

图 9-6-4　分离子宫膀胱间隙

7. 打开腹膜（瘢痕切口位置低时可不打开腹膜）（图 9-6-5）。

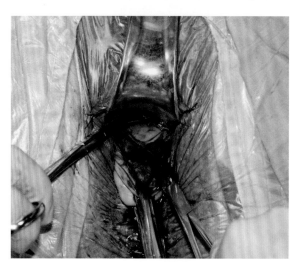

图 9-6-5　打开子宫膀胱腹膜反折

8. 暴露病灶：置入阴道拉钩。可见子宫峡部局部隆起，菲薄，浆膜层表面呈紫蓝色，有时见怒张血管（图 9-6-6）。

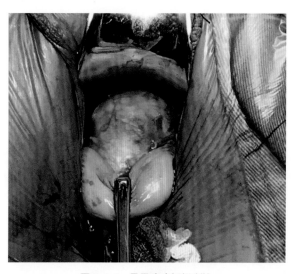

图 9-6-6　暴露瘢痕妊娠病灶

9. 垂体后叶素 6 单位注射于子宫肌壁，组织钳钳夹两侧子宫血管处（图 9-6-7）。

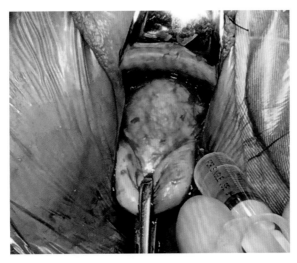

图 9-6-7　病灶两侧注射垂体后叶素

10.横行或纵行切开病灶最突出处,可见妊娠组织伴血块突出,常可见绒毛组织(图9-6-8)。

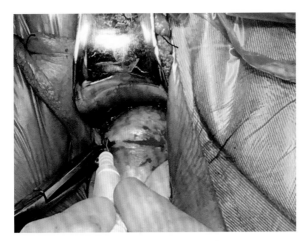

图 9-6-8　横行切开病灶下缘

11.钳夹切口边缘止血,小卵圆钳或弯钳夹出切口内妊娠组织。吸管清理宫腔(图9-6-9)。

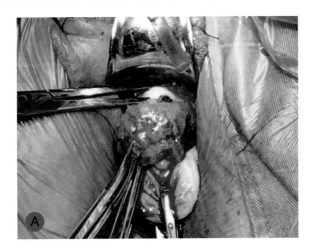

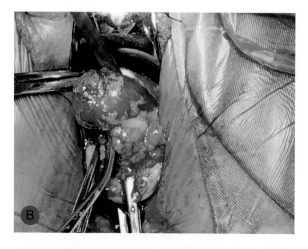

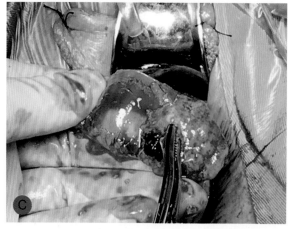

图 9-6-9　清除切口内妊娠组织物

12. 修剪病灶处瘢痕组织（图 9-6-10）。

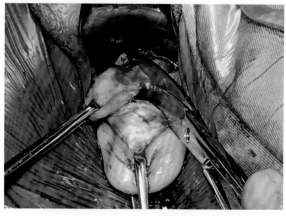

图 9-6-10　修剪病灶处瘢痕组织

13. 生理盐水冲洗病灶局部（图 9-6-11）。

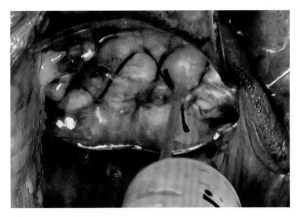

图 9-6-11　冲洗病灶局部

14. 放尿管或通液管入宫腔做支架以防止缝闭宫腔（图 9-6-12）。

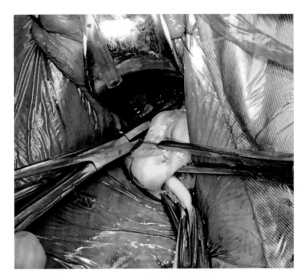

图 9-6-12　放置尿管入宫腔

15. 以 2-0 薇乔线全层连续缝合或间断缝合子宫壁切口（图 9-6-13）。

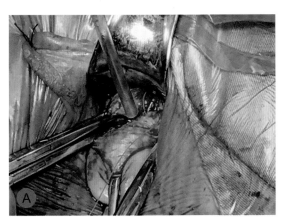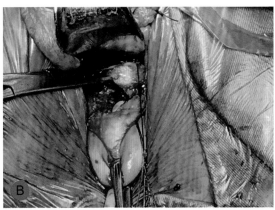

图 9-6-13　缝合子宫壁切口

16. 以 2-0 薇乔线连续缝合阴道壁及腹膜（图 9-6-14）。

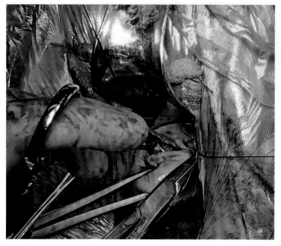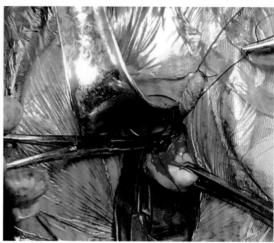

图 9-6-14　缝合阴道壁及腹膜

17. 留置尿管。

第七节　剖宫产瘢痕部位妊娠术后随访及生育管理

一、术后随诊

术后每周监测 1 次血 β-hCG 下降情况，其恢复正常的时间应同早孕期人工流产后（3～4 周）。如果术后每次 β-hCG 下降幅度不满意（即 < 15%），或下降至某个水平波动，或术后 4 周仍未恢复正常，则需结合临床、超声检查结果等以决定是否需要进一步干预。部分患者在清宫手术后短期内会出现子宫瘢痕处的小血肿，表现为超声下的瘢痕处低回声，但无血流信号，如无活跃阴道出血可不予特殊处理，反之，建议使用止血药物，而非再次手术治疗。术后的超声随访建议每月 1 次，直至血 β-hCG 恢复正常。

二、治疗后的生育管理

CSP 患者再次妊娠面临着种种风险，特别是再次 CSP。所以，对于无生育要求的妇女，推荐使用长期且有效的避孕方法，以避免 CSP 的发生。所有的避孕方法均适用，根据患者的生育要求可选择复方短效口服避孕药、宫内节育器、皮下埋植剂、阴道避孕环、输卵管结扎术等。瘢痕子宫是宫内节育器放置时的高危情况，放置时较困难者，建议超声引导下进行，以避免宫内节育器嵌入子宫瘢痕的缺损处。对于有生育要求的妇女，建议治愈半年后再妊娠，并告知再次妊娠有发生 CSP、胎盘植入、晚孕期子宫破裂的风险。

（柳晓春、黄晓斌、陈永连、林少英、耿榕）

参考文献

[1] 中华医学会妇产科学分会计划生育学组.剖宫产术后子宫瘢痕妊娠诊治专家共识.中华妇产科杂志，2016，51（8）：568-572.

[2] LARSEN J V，SOLOMON M H.Pregnancy in a uterine scar sacculus-an unusual cause of postabortal haemorrhage.A case report.S Afr Med J，1978，53（4）：142-143.

[3] HELLERSTEIN S，FELDMAN S，DUAN T.China's 50% caesaren delivery rate：is it too high.BJOG，2015，122（2）：160-164.

[4] KATHRINE B P，ELISE H，CHRISTIAN R L，et al.Cesarean scar pregnancy：a systematic review of treatment studies.Fertility and sterility，2016，105（4）：958-967.

[5] ARIKAN DENIZ CEMGIL，TURGUT EMRE，KRAN GURKAN，et al.Cesarean scar pregnancy treated with methotrexate and dilation-curettage：case report.Dicle Med J，2012，39（1）：102-104.

[6] AGARWAL N，SHAHID A，ODEJINMI F.Caesarean scar pregnancy（CSP）：a rare case of complete scar dehiscence due to scar ectopic pregnancy and its management.Arch Gynecol Obstet，2013，288（1）：231-232.

[7] SUN Y Y，XI X W，YAN Q，et al.Management of type Ⅱ unruptured cesarean scar pregnancy：comparison of gestational mass excision and uterine artery embolization combined with methotrexate.Taiwan J Obstet Gynecol，2015，54（5）：489-492.

[8] 曹耀萍，李强.剖宫产术后子宫瘢痕妊娠的临床治疗及护理.护士进修杂志，2013，（22）：2060-2061.

[9] 周应芳，杨慧霞.重视剖宫产术后子宫瘢痕妊娠的预防和处置.中华妇产科杂志，2014，49（1）：3-5.

[10] SURAPANENI K，SILBERZWEIG J E.Cesarean section scar diverticulum：appearance on hysterosalpingography.Am J Roentgenol，2008，190（4）：870-874.

[11] 陶峰，周颖，胡卫平，等.子宫切口瘢痕憩室的研究进展.中华妇产科杂志，2014，49（1）：64-66.

[12] MCKENNA D A，PODER L，GOLDMAN M，et al.Role of sonography in the recognition，assessment，and treatment of cesarean scar ectopic pregnancies.Ultrasound Med，2008，27（5）：779-783.

[13] SINGH D，KAUR L.When a cesarean section scar is more than an innocent bystander in a subsequent pregnancy：ultrasound to the rescue.Clin Ultrasound，2017，45（6）：319-327.

[14] ASH A，SMITH A，MAXWELL D.Caesarean scar pregnancy.BJOG，2007，114（3）：253-263.

[15] 吕玉璇，李焱.剖宫产瘢痕妊娠的治疗分析.中国妇幼保健，2014，29（10）：1539-1540.

[16] ROTAS M A，HABERMAN S，LEVGUR M.Cesarean scar ectopic pregnancies：etiology，diagnosis，and management.Obstet Gynecol，2006，107（6）：1373-1381.

[17] MA Y，SHAO M，SHAO X.Analysis of risk factors for intraoperative hemorrhage of cesarean scar pregnancy.Med，2017，96（25）：e7327.

[18] WU R，KLEIN M A，MAHBOOB S，et al.Magnetic resonance imaging as an adjunct to ultrasound in evaluating cesarean scar ectopic pregnancy.Clin Imaging Sci，2013，3：16.

[19] YANG H, QIU N, CHEN Q, et al.Indicator analysis of hysteroscope electrotomy for previous cesarean scar defect.Int J Clin Exp Med, 2016, 9（9）: 18233-18238.

[20] 袁岩, 戴晴, 蔡胜, 等.超声在剖宫产瘢痕妊娠诊断的诊断价值.中华超声影像学杂志, 2010, 19（4）: 321-324.

[21] 刘真真, 戴晴, 王铭, 等.包块型剖宫产瘢痕妊娠临床及超声特征分析.中国医学影像技术, 2013, 29（6）: 1006-1010.

[22] VIAL Y, PETIGNAT P, HOHLFELD P.Pregnancy in a cesarean scar. Ultrasound Obstet Gynecol, 2000, 16（6）: 592-593.

[23] 梁致怡, 苏继颖, 杨华.剖宫产术后子宫瘢痕妊娠清宫治疗的可行性分析.中华医学杂志, 2015, 95（37）: 3045-3049.

[24] FYLSTRA D L.Ectopic pregnancy within a cesarean scar: a review. Obstet Gynecol Surv, 2002, 57（8）: 537-543.

[25] 杨靓.介入联合宫腔镜治疗剖宫产瘢痕处妊娠的疗效观察.海南医学, 2013, 17（16）: 2388-2390.

[26] CHANG Y, KAY N, CHEN Y H, et al. Resectoscopic treatment of ectopic pregnancy in previous cesarean delivery scar defect with vasopressin injection. Fertil Steril, 2011, 96（2）: e80-e82.

[27] YIN X H, YANG S Z, WANG Z Q, et al. Injection of MTX for the treatment of cesarean scar pregnancy: comparison between different methods. Int J Clin Exp Med, 2014, 7（7）: 1867-1872.

[28] JURKOVIC D, HILLABY K, WOELFER B, et al. First-trimester diagnosis and management of pregnancies implanted into the lower uterine segment cesarean section scar. Ultrasound Obstet Gynecol, 2003, 21（3）: 220-227。

[29] 石一复.剖宫产瘢痕妊娠及相关问题.北京: 人民军医出版社, 2016, 138-172.

[30] KUTUK M S, UYSAL G, DOLANBAY M, et al. Successful medical treatment of cesarean scar ectopic pregnancies with systemic muhidose methotrexate: single—center experience. J Obstet Gynaecol Res, 2014, 40（6）: 1700-1706.

[31] LIU S, SUN J, CAI B, et al. Management of cesarean scar pregnancy using ultrasound-guided dilation and curettage. J Minim Invasive Gynecol, 2016, 23（5）: 707-711.

[32] 李源, 向阳, 万希润, 等.包块型剖宫产术后子宫瘢痕妊娠39例临床分析.中华妇产科杂志, 2014, 49（1）: 10-13.

[33] WANG M, YANG Z, LI Y, et al. Conservative management of cesarean scar pregnancies: a prospective randomized controlled trial at a single center. Int J Clin Exp Med, 2015, 8（10）: 18972-18980.

[34] WANG J H, XU K H, LIN J, et al.Methotrexate therapy for cesarcan section scar pregnancy with and without suction curettage.Fenil Steril, 2009, 92（4）: 1208-1213.

[35] YANG X Y, YU H, LI K M, et al.Uterine artery embolisation combined with local methotrexate for treatment of caesarean scar pregnancy.BJOG, 2010, 117（8）: 990-996.

[36] 李瑾瑾, 刘欣燕.剖宫产瘢痕妊娠的治疗选择.中国医学科学院学报, 2014, 36（2）: 209-213.

微创时代的生殖外科手术图谱

[37] 段华，孙馥箐．内镜在剖宫产瘢痕妊娠诊治中的应用．实用妇产科杂志，2014，30（4）：249-252。

[38] WEILIN C，LI J.Successful treatment of endogenous cesarean scar pregnancies with transabdominal ultrasound guided suction curettage alone.Eur J Obstet Gynecol Reprod Biol，2014，183（1）：20-22.

[39] BAYOGLU T Y，METE U U，BALI K，et al.Management of cesarean scar pregnancy with suction curettage：a report ot four cases and review of the literature.Arch Gynecol Obstet，2014，289（6）：1171-1175.

[40] 黄建美，徐大宝．剖宫产术后子宫瘢痕妊娠诊断与治疗．中国社区医师，2015，31（5）：52-53.

[41] TIMOR-TRITSCH I E，MONTEAGUDO A，CALI G，et al.Cesarean scar pregnancy and early placenta accreta share common histology.Ultrasound Obstet Gynecol，2014，43（4）：383-395.

[42] LI H，GUO H Y，HAN J S，et al.Endoscopic treatment of ectopic pregnancy in a cesarean sear.J Minim Invasive Gynecol，2011，18（1）：31-35.

[43] 王光伟，刘晓菲，王丹丹，等．选择性子宫动脉栓塞术联合宫腔镜手术治疗外生型剖宫产术后子宫瘢痕妊娠 67 例临床分析．中华妇产科杂志，2015，50（8）：576-581.

[44] HUDECEK，FELSINGEROVD Z，FELSINGER M，et al.Laparoscopie treatment of cesarean scar ectopic pregnancy.J Gynecol Surg，2014，30（5）：309-311.

[45] HUANXIAO Z，SHUQIN C，HONGYE J，et al.Transvaginal hysterotomy for cesarean sear pregnancy in 40 consecutive cases.Gynecol Surg，2015，12（1）：45-51.

[46] HE Y，WU X，ZHU Q，et al.Combined laparoscopy and hysteroscopy *vs.* uterine curettage in the uterine artery embolization-based management of cesarean scar pregnancy：a cohort study.Int J Clin Exp Med，2014，7（9）：2793-2803.

[47] 谢洪哲，詹雁峰，姚书忠．经阴道子宫瘢痕妊娠物切除一例报告及文献复习．中华妇产科学杂志，2010，45（8）：618-619.

[48] 鲁海燕，张文华，单君，等．经阴道手术治疗剖宫产术后子宫瘢痕妊娠 31 例临床分析．中华妇产科杂志，2011，46（12）：917-922.

[49] LE A，SHAN L，XIAO T，et al.Transvaginal surgical treatment of cesarean scar ectopic pregnancy. Archives of Gynecology and Obstetrics，2013，287（4）：791-796.

第十章　宫内宫外同时妊娠的诊断及治疗

　　宫内宫外同时妊娠（heterotopic pregnancy，HP）是双卵双胎在两个部位发育（宫腔内妊娠和异位妊娠同时存在）的一种病理妊娠性疾病，在自然妊娠中非常罕见，发生率约为1/30 000，随着辅助生殖技术广泛开展，其发生率明显增高，达 1% 左右。

　　宫内宫外复合妊娠中最常见类型为宫内合并输卵管妊娠，约占 88.2%，少见类型包括宫内妊娠合并宫角妊娠、宫颈妊娠、子宫瘢痕妊娠、卵巢妊娠、残角子宫妊娠、腹腔妊娠等。随着科学技术水平的不断提高，通过腹腔镜、宫腔镜等相关医疗技术，均可得到安全、有效的治疗（图 10-0-1 至图 10-0-3）。

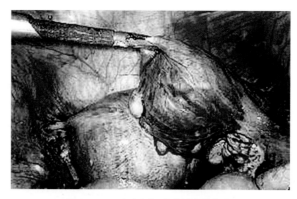

图 10-0-1　宫内妊娠合并输卵管妊娠

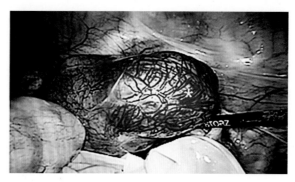

图 10-0-2　宫内妊娠合并宫角妊娠

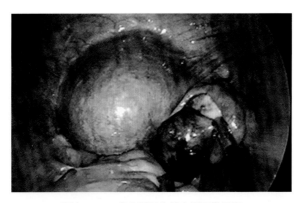

图 10-0-3　宫内妊娠合并右侧卵巢妊娠

第一节　宫内宫外同时妊娠的高危因素

辅助生殖技术广泛开展使宫内宫外同时妊娠越来越受到关注。孙小丽对 1476 例体外受精-胚胎移植（in vitro fertilization-embryo transfer，IVF-ET）后妊娠者进行分析，其中 12 例（0.81%）发生宫内宫外复合妊娠。肖红梅等对 2322 例 IVF-ET 后妊娠者进行分析，异位妊娠发生率为 4.05%，其中宫内宫外复合妊娠发生率为 0.86%。有学者提出，71% 的 HP 患者至少有一个危险因素。输卵管相关因素（感染、输卵管手术、既往异位妊娠、绝育）是宫内宫外同时妊娠的最重要的危险因素。而外源性激素、卵巢因素、受精卵异常、子宫内膜异位症、单侧输卵管切除术和盆腔异常也是其他的常见因素。

一、输卵管因素

输卵管的炎症、病变引起输卵管解剖结构和生理功能的改变是不孕症行辅助生殖技术治疗的主要原因。同时也是导致宫内宫外同时妊娠的重要病因。自然受孕情况下，受精卵在形成后 5～6 天可通过输卵管蠕动及纤毛摆动游回宫腔，确保胚胎着床于子宫内。但输卵管受损时纤毛减少、蠕动受限，不能将胚胎适时送回宫腔，胚胎滞留于输卵管内而发生异位妊娠。输卵管有与子宫内膜相似的种植窗，具有适合胚胎着床的结构基础，增加了异位妊娠的发生率。

刘风华对该中心 7 例宫内宫外同时妊娠的病例进行分析，其中 5 例为输卵管因素（占 71.43%）。王璐等对该中心接受 IVF-ET 异位妊娠的病例进行相关因素分析，研究发现，单纯宫外孕组及宫内宫外同时妊娠组中有输卵管病变及宫外孕病史者均高于宫内妊娠组。辅助生殖技术（assisted reproductive technology，ART）将胚胎直接植入宫腔中，胚胎一般在移植后 3～5 天着床，而排卵后 2～3 天输卵管纤毛向伞端运动，胚胎有机会游走到输卵管。炎症造成输卵管受损使得胚胎无法正常返回宫腔，这就为输卵管中胚胎的滞留提供了可能。同时输卵管积水患者其输卵管内膜表达了子宫内膜种植窗期的一些特异性分子，所以胚胎可以在输卵管种植并继续发育（图 10-1-1）。

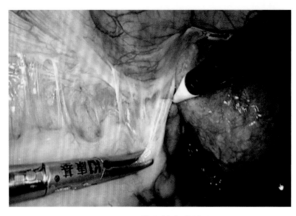

图 10-1-1　输卵管炎症粘连

二、辅助生殖技术

随着辅助生殖技术的广泛开展，宫内宫外同时妊娠发生率明显增加，在 IVF-ET 过程中胚胎被直接放入宫腔，3 ～ 5 天后种植，此期间胚胎处于游离状态，有向输卵管游走及通过输卵管向腹腔游走从而继发腹腔妊娠、卵巢妊娠等的可能。

（一）超促排卵

辅助生殖技术中促排卵药物的使用改变了体内的内分泌水平。这不仅影响了胚胎的着床，还影响了输卵管的蠕动。控制性超排卵（controlled ovarian hyperstimulation，COH）后体内的高雌激素环境导致子宫平滑肌收缩敏感性和输卵管峡部肌层节律性收缩幅度增加、纤毛活动减弱，使进入输卵管的胚胎不能被及时输送回宫腔，从而导致宫内宫外同时妊娠。

（二）胚胎移植

卫生部关于辅助生殖技术移植胚胎的规定要求每次胚胎移植的个数为 1 ～ 3 个。单纯胚胎移植数目与辅助生殖技术后发生宫内宫外同时妊娠并无正相关性，但是一次移植 2 个及以上胚胎为宫内宫外同时妊娠的发生提供了前提条件。Guan Y 等回顾性研究了 2010 年 1 月至 2015 年 12 月期间接受 IVF-ET 术后诊断为宫内宫外同时妊娠行手术治疗的 56 名患者发现，与新鲜胚胎移植周期相比，冻融胚胎移植周期中宫内宫外同时妊娠的发生率显著降低。但 2018 年的一项纳入 12 484 名女性的回顾性队列研究经过探究得出结论：新鲜 IVF 周期与冻融周期宫内宫外同时妊娠的发生率没有显著差异。故鲜胚移植与冻胚移植是否对宫内宫外妊娠产生影响仍需进一步探究。有的学者认为 B 超引导下胚胎移植可提高妊娠率，移植位置为距离宫底 15 ～ 20 mm 的内膜最厚处时可降低异位妊娠率。此外，移植导管诱导的子宫收缩、胚胎直接被注入输卵管、移植液量过多、胚胎移植数量多、注射压力过大、移植管顶端太靠近宫底等都会影响体外受精后异位妊娠的发生率（图 10-1-2）。

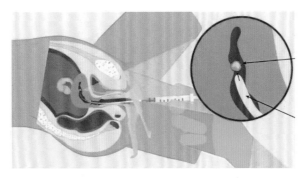

图 10-1-2　胚胎移植手术

三、既往异位妊娠病史

文献报道有异位妊娠病史的患者再次发生异位妊娠的危险增加 6 ～ 8 倍，并且随着复发次数的增加而进一步增加。因此对于有异位妊娠病史的患者，在确定妊娠之后要加强随访，警惕宫内宫外同时妊娠的可能。

四、盆腔炎性疾病病史及盆腔手术史

一项纳入 12 484 名女性的意在探究进行辅助生殖技术后宫内宫外同时妊娠的相关危险因素的回顾性队列研究认为，宫内宫外同时妊娠的危险因素包括异位妊娠史和盆腔炎性疾病病史。盆腔炎性疾病或盆腔手术史造成盆腔粘连，影响到一侧输卵管的蠕动，致使胚胎无法在特定的时间游回宫腔着床，从而导致宫内宫外同时妊娠（图 10-1-3）。

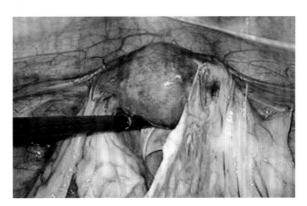

图 10-1-3　盆腔炎性疾病后遗症

五、其他

黏膜下子宫肌瘤、子宫内膜息肉影响宫内环境从而导致胚胎无法在宫腔着床，卵巢子宫内膜异位改变盆腔免疫微环境，输卵管子宫内膜异位可增加受精卵着床于输卵管的可能性，以及其他一些未知因素等（图 10-1-4）。

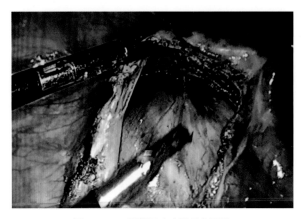

图 10-1-4　卵巢子宫内膜异位囊肿

第二节　宫内宫外同时妊娠的临床表现及诊断

宫内妊娠合并输卵管妊娠常常在孕早期被诊断，至中期妊娠发现输卵管妊娠未破裂者极为罕见，Tal 等发现 70% 的宫内宫外同时妊娠者在妊娠 5 ～ 8 周确诊，20% 在 9 ～ 10 周，只有 10% 在 11 周之后发现。中期妊娠合并宫外孕的案例罕见。查阅文献发现，目前报道的宫内宫外同时妊娠最晚被诊断的是在孕 26 周。其主要表现常是停经后腹痛及阴道流血。患者 β-hCG 可高于正常单纯宫内妊娠或宫外孕者。

一、临床表现

宫内宫外同时妊娠可无症状，最常见的表现常是停经后腹痛及阴道流血（都是非特异性的症状）。陈对 2003 年 1 月至 2016 年 12 月浙江大学医学院附属女子医院 144 例宫内宫外同时妊娠患者进行回顾性分析，51 名患者（35.4%）没有临床症状，93 名患者（64.6%）有临床症状（包括阴道出血、腹痛和腹腔出血引起的失血性休克）。Soriano 等比较了腹腔镜确诊的 12 例宫内宫外复合妊娠和 210 例异位妊娠患者，发现两组在腹痛、阴道流血的发生率及类型差异无统计学意义。当低血容量性休克出现时常提示宫外妊娠破裂，需要紧急治疗。

（一）症状

（1）停经：多有停经史及辅助生殖技术助孕史，还有部分患者把不规则阴道流血误认为月经，或由于月经过期仅数日而不认为是停经。

（2）腹痛：是宫内宫外同时妊娠患者的主要症状，提示异位妊娠包块可能发生流产或破裂，可表现为一侧下腹隐痛或剧痛，严重时波及全腹，伴或不伴肛门坠胀感。故当影像学已明确看到宫内妊娠囊时，如出现突发腹痛症状，需考虑到有宫内宫外同时妊娠的可能，B 超检查时应充分扫描双侧附件区有无包块或盆腔积液存在。

（3）阴道流血：部分患者有阴道流血。当宫内或宫外妊娠的胚胎发育潜能下降或稽留流产时，常有不规则的阴道流血，一般量少呈点滴状、不超过月经量；当出现宫内妊娠不全流产或难免流产时，可能阴道流血增多，甚至超过平素月经量。

（4）晕厥与休克：由于腹腔内出血及剧烈疼痛，轻者出现晕厥，严重者出现失血性休克。出血量越多越快，症状出现越迅速越严重，但与阴道流血不成正比。

（二）体征

（1）一般情况：当腹腔内出血不多时，血压可代偿性轻度升高；内出血较多时，可出现面色苍白、脉搏快而细弱、心率增快和血压下降等休克表现。

（2）腹部检查：下腹有明显压痛及反跳痛，尤其以患侧为著；出血较多时，叩诊有移动性浊音。有些患者腹部可触及包块。

（3）妇科检查：如有阴道流血，妇检阴道内可见血污，子宫增大如孕周大小或更大，质软。当异位妊娠包块未发生流产或破裂时，妇科检查异常附件区可扪及胀大的输卵管，患者有轻度压痛；异位妊娠包块发生流产或破裂者，阴道后穹隆饱满，宫颈有触痛及摇摆痛，内出血多时，检查子宫有漂浮感。

二、诊断

宫内宫外同时妊娠易被漏诊。一项对 82 例宫内宫外复合妊娠患者进行的回顾文献报道显示，有 33% 复合妊娠者在第 1 次超声检查时漏诊，仅发现 1 个或多个宫内妊娠。

漏诊的常见的原因可能是：①对宫内宫外复合妊娠的警惕性不足，超声医生或妇产科医生超声发现宫内妊娠存在的证据，因而认为能够同时排除异位妊娠的存在；②宫内宫外复合妊娠缺乏特异性的症状和体征；③早期 β -hCG 及孕酮升高同宫内胚胎发育同步，单靠血液检查难以发觉；④逐渐增大的子宫可能干扰或遮挡 B 超对双附件区的扫描；⑤宫内妊娠和宫外妊娠发育不同步可能，导致超声诊断困难；⑥辅助生殖技术后宫内宫外同时妊娠可能更难诊断，因为受刺激增大的卵巢可能会因卵巢过度刺激或出血引起腹痛症状。另外在 B 超下，增大的卵巢组织可能会掩盖异位妊娠的包块而导致误诊。

在临床工作中，若出现以下情况需要警惕宫内宫外同时妊娠的存在：①辅助生殖技术后妊娠；②在人工流产、自然流产进行诊刮确认宫内妊娠后 hCG 持续不降或升高；③子宫明显大于停经天数；④在自然妊娠后出现不止 1 个黄体；⑤影像学支持宫内妊娠，而存在明显的腹痛症状和腹膜刺激征体征时。

（一）超声检查

超声是目前临床中用于诊断宫内宫外同时妊娠最常用的辅助检查方法，还有助于明确宫内胚胎的发育情况及异位妊娠部位和包块大小。B 超诊断宫内宫外同时妊娠的敏感性和特异性分别为 71% ～ 100% 和 41% ～ 99%。

宫内宫外同时妊娠的早期诊断具有挑战性，因为血清 β -hCG 水平升高和 B 超下所见的宫内妊娠胚胎会导致医师考虑正常妊娠，特别是当患者无症状时。所以 B 超下看到宫内胚胎时，同样仔细检查双附件也是至关重要的。经阴道彩超在早期诊断方面优于经腹超声检查，它可以检测到近 70% 的妊娠第 5 ～ 8 周的病例。

宫内宫外同时妊娠的典型 B 超表现为宫内见妊娠囊的同时，宫旁或附件区探及混合回声。若混合回声内见卵黄囊、胚芽及原始心管搏动，可确诊宫内宫外同时妊娠；宫内见妊娠囊的同时，若宫旁探及混合回声，子宫直肠窝见游离暗区，虽未见胚芽及心管搏动，也应高度警惕宫内宫外同时妊娠。由于子宫内有时见到假妊娠囊（蜕膜管型与血液形成），如同时合并附件区包块也注意鉴别单纯异位妊娠。综上所述，建议在胚胎移植后 4 ～ 6 周进行高分辨率的经阴道超声（trans-vaginal ultrasound，TVUS）检查和进行仔细的附件区扫描，以发现潜在的宫内宫外同时妊娠，这也利于异位妊娠的早期诊断，减少不必要的并发症（图 10-2-1、图 10-2-2）。

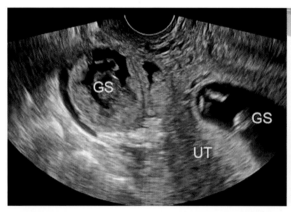
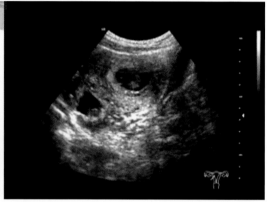

图 10-2-1　宫内妊娠合并盆腔妊娠 B 超

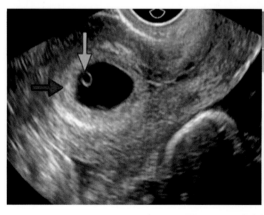
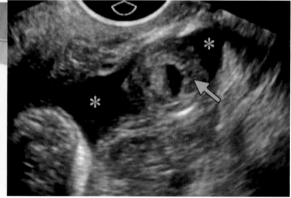

图 10-2-2　宫内妊娠合并输卵管妊娠 B 超

（二）hCG 及孕酮测定

hCG 测定对诊断宫内宫外同时妊娠没有特异性。根据宫内及宫外妊娠胚胎的质量，hCG 可以比正常妊娠时高、持平或低。β -hCG 联合经阴道彩超可以提高宫内宫外同时妊娠诊断的敏感性。孕酮测定可以帮助鉴别单纯的异位妊娠。Ilias 等综合多项孕酮值诊断单纯异位妊娠的研究发现大多数研究孕酮临界值在 10 ng/mL 左右具有较高的灵敏度和特异度。当孕酮及

hCG 均较高，B 超提示宫内孕囊样回声合并附件区包块时，需高度警惕宫内宫外同时妊娠的可能。患者 β-hCG 可高于正常单纯宫内妊娠或宫外孕者。同时警惕人工流产或自然流产行刮宫术明确宫内妊娠后，β-hCG 不降或反升的情况。

（三）腹腔镜检查

B 超检查结合腹腔镜检查几乎可诊断 98% 的宫内宫外同时妊娠，但当孕周较小或患者症状不典型时，B 超联合腹腔镜检查也可能会漏诊极少部分宫内宫外同时妊娠。患者可能因异位妊娠囊过小而被漏诊，也可能因输卵管扩张和颜色改变而误诊为异位妊娠。

（四）经阴道后穹隆穿刺术

宫内宫外妊娠诊断不明确伴有腹腔内出血时，当 B 超检查提示宫内见妊娠囊同时宫旁或附件区探及混合回声、子宫直肠窝见游离暗区，此时可行后穹隆穿刺明确有无腹腔内出血，如提示腹腔内出血，可考虑宫内宫外同时妊娠的可能，但也应同宫内妊娠合并黄体破裂相鉴别。当无内出血、内出血量少、血肿位置较高或直肠子宫凹有粘连时，可能抽不出血液，因此阴道后穹隆穿刺阴性亦不能完全排除宫内宫外同时妊娠的可能。

三、鉴别诊断

宫内宫外同时妊娠应与异位妊娠、宫内妊娠合并卵巢囊肿破裂、宫内妊娠合并卵巢囊肿扭转、宫内妊娠合并阑尾炎、宫内妊娠合并急性输卵管炎等相鉴别，详见表 10-2-1。

表 10-2-1　宫内宫外妊娠的鉴别诊断

症状及检查	宫内宫外同时妊娠	异位妊娠	宫内妊娠合并卵巢囊肿破裂	宫内妊娠合并卵巢囊肿扭转	宫内妊娠合并阑尾炎	宫内妊娠合并急性输卵管炎
停经	有	多数有	有	有	有	有
腹痛	一侧下腹痛，可向全腹扩散	突然撕裂样疼痛，自一侧下腹向全腹扩散	一侧下腹突发疼痛	一侧下腹突发疼痛	从上腹开始经脐周转移至右下腹	双侧下腹持续性疼痛
阴道流血	量可多可少	量少，暗红色	一般无	一般无	一般无	一般无
休克	程度与外出血不成正比	程度与外出血不成正比	无或轻度	无	无	无
体温	正常或低热	正常或低热	正常或低热	正常	升高	正常
查体	宫颈举痛，附件区压痛	宫颈举痛，附件区压痛	宫颈举痛，附件区压痛	宫颈举痛，附件包块边缘清晰，压痛点固定	麦氏点压痛	举宫颈时双侧下腹疼痛
白细胞计数	正常或稍高	正常或稍高	正常或稍高	稍高	升高	升高
血红蛋白	下降或正常	下降或正常	下降	正常	正常	正常
阴道后穹隆穿刺	可抽出不凝血	可抽出不凝血	可抽出不凝血	阴性	阴性	可抽出血性渗出液或脓液
hCG	与孕周相符或稍高	与孕周相符或较低	与孕周相符	与孕周相符	与孕周相符	与孕周相符
超声	宫内妊娠囊，同时合并附件区包块，有或无盆腔积液	宫内膜增厚或宫腔积液，附件区包块，有或无盆腔积液	宫内妊娠囊，同时合并附件区包块，有或无盆腔积液	宫内妊娠囊，同时合并附件区包块，无盆腔积液	宫内妊娠囊，同时合并右附件区包块，无盆腔积液	宫内妊娠囊，有或无附件区包块

第三节　宫内宫外同时妊娠的处理策略及手术技巧

宫内宫外复合妊娠治疗方式的选择首要取决于宫内妊娠情况及患者保留宫内妊娠的意愿。若宫内妊娠发育不良或不需要保留宫内妊娠，则复合的异位妊娠的治疗方式无异于一般的异位妊娠；若宫内妊娠发育正常且患者需要保留，则宫内宫外同时妊娠的治疗重点是保留宫内妊娠的同时，解决异位妊娠的包块问题。因异位妊娠的部位最常见于输卵管（59.0%）和间质部分（33.3%），故下文重点针对宫内妊娠合并子宫外妊娠的情况进行介绍。治疗的方案包括期待治疗、保守治疗、手术治疗及少见的治疗方式。当异位妊娠位于宫颈、子宫瘢痕处、宫角等部位时，与宫腔关系密切，治疗时需要特别考虑对宫内妊娠的影响，故在下一节中单独阐述。

一、期待治疗

较少采用，文献报道见于宫内合并子宫瘢痕妊娠、宫角妊娠、宫内妊娠合并输卵管妊娠等病例。异位妊娠包块不大，无胎心，无破裂，密切随访患者预后良好。Li J 对 81 例宫内妊娠合并输卵管妊娠的患者进行回顾性分析，29 名采取期待治疗，期待治疗组流产率、异位妊娠包块破裂率和抢救治疗率分别为 10.34%（3/29）、21.14%（7/29）和 34.48%（10/29）；其中 EP 肿块增大 ≥ 50% 患者的抢救治疗率明显高于 EP 肿块增大 < 50% 的患者。由此看出，对于宫内妊娠合并输卵管妊娠实施期待治疗，有较高的失败风险，而异位妊娠肿块增大 ≥ 50% 可能是需要抢救治疗的潜在预测指标，故常规不推荐期待治疗。

二、保守治疗

若诊断明确，并且患者生命体征平稳、无内出血表现，可以考虑保守治疗。多选择超声引导下减胎术，穿刺包块局部，吸出囊液及胚芽和 / 或包块内注入氯化钾、高浓度氯化钠、高渗葡萄糖、甲氨蝶呤（methotrexate，MTX）等。一项 2019 年发表的研究报道了 6 名接受非手术治疗的宫内宫外同时妊娠的病例，3 例在超声引导下于包块内注入氯化钾，2 例采取期待治疗，另 1 例四胎妊娠（宫内双胎、左侧间质部妊娠和左侧输卵管妊娠）采取超声引导下注入氯化钾和腹腔镜左侧输卵管切除术治疗。其中超声引导下注入氯化钾治疗的 3 例患者均宫内妊娠到足月并经阴道分娩，无并发症；1 例期待治疗足月分娩，1 例自然流产；四胎妊娠患者术后孕 37 周择期剖宫产，成功宫内双胎妊娠，孕育健康宝宝。由此看出，超声引导下氯化钾注射对于血流动力学稳定伴胎儿心管搏动的宫内宫外同时妊娠患者可能是安全的。对于无胎儿心管搏动的患者，期待治疗也可能是一种选择。

因 MTX 对宫内妊娠存在潜在的毒性，故仅有极少数病例选择使用 MTX。Adam 等报道了 1 例宫内宫外复合妊娠患者，分别在孕 8、10 周接受 MTX 治疗，发生胎儿畸形。因此，考虑到 MTX 有明确的胚胎毒性，可导致宫内妊娠流产、死胎或先天胎儿畸形，对需保留宫内妊娠患者应尽量避免使用 MTX 治疗。

保守治疗成功者仍有可能发生远期异位妊娠包块破裂、晚期出血及治疗失败转手术治疗的风险，尤其是对于宫内合并宫角妊娠、宫颈妊娠、子宫瘢痕部位妊娠者，需要严密监测，应有良好的随访及急诊条件，保障孕妇安全。

三、手术治疗及腹腔镜相关手术技巧

手术治疗是目前 HP 主要、有效的治疗手段。若保守治疗无效或有腹腔内出血或宫外包块诊断不明确时，需进行手术治疗。

（一）手术途径

常见手术途径包括开腹手术和腹腔镜手术。由于多数宫内宫外复合妊娠发生在孕早期，临床医生、麻醉医生担心气腹及麻醉药物会对宫内妊娠产生影响，但有证据表明，与剖腹手术相比，腹腔镜手术治疗妊娠期良性疾病在短期胎儿不良事件、输血发生率、手术时间和住院时间方面具有优势。美国胃肠外科医师协会认为，手术时间小于 60 min 及气腹压力小于 $1.33 \sim 1.60$ kPa 时，对胎儿影响小。另外，随访研究显示，孕早期接受腹腔镜手术的孕妇分娩的胎儿未发现远期不良结局。

不管是开腹手术还是腹腔镜手术，手术的关键点均在于能否安全清除宫外妊娠组织并保留宫内妊娠，以及手术对宫内妊娠的安全性。陈对 2003 年 1 月至 2016 年 12 月浙江大学医学院附属女子医院 144 例宫内宫外同时妊娠患者进行回顾性分析，144 例患者中，期待治疗者 13 例，手术治疗者 131 例 [包括腹腔镜（$n=56$）、剖腹探查术（$n=52$）、减胎术（$n=23$）]。131 例手术患者中，6 例术前发现宫内妊娠不可避免流产。术后早期流产率为 14.4%（18/125），二次手术率为 3.1%（4/131）。107 个宫内胎儿术后存活，术后活产率为 85.6%（107/125）。早产 29 例，早产率为 24.2%（29/120）。Li J 对 81 例宫内妊娠合并输卵管妊娠的患者进行回顾性分析，其中 29 例采取期待治疗，52 例采取手术治疗（36 例腹腔镜和 16 例剖腹手术）。期待治疗组流产率 10.34%，手术治疗组所有患者流产率为 15.38%。故手术治疗是宫内妊娠合并输卵管妊娠的相对安全治疗选择。Yeon 报告了一名 32 岁 IVF-ET 术后孕 5 周的宫内妊娠合并右侧卵巢妊娠的病例，通过单孔腹腔镜手术进行了右侧卵巢楔形切除术。宫内妊娠保持完好，孕足月成功分娩了一活婴，没有其他并发症。故在拥有训练有素的妇科腹腔镜医师和经验丰富的支持团队的机构中进行单孔腹腔镜手术是可行的。

（二）手术适应证

手术治疗适用于：①有保留宫内妊娠意愿者；②生命体征不稳定或有腹腔内出血征象者；③异位妊娠包块 ≥ 4 cm，或异位妊娠包块内见胚芽或心管搏动；④随诊不可靠者；⑤禁忌药物治疗或药物治疗无效者。

（三）手术方式选择

宫内宫外同时妊娠以宫内妊娠合并输卵管妊娠最为常见。针对宫内妊娠合并输卵管妊娠，根据是否保留患侧输卵管，分为保守手术和根治手术。手术方式应选择对宫内妊娠最为安全的术式，尽可能缩短手术时间。与患侧输卵管保留的手术相比，输卵管切除术手术时间

更短、出血更少、操作更为简单、术后住院时间更短且术后无持续性异位妊娠风险，是宫内妊娠合并输卵管妊娠手术治疗的推荐术式。陈对其中心宫内妊娠合并输卵管妊娠行手术治疗的病例进行亚组分析，发现输卵管切除术亚组的流产率低于输卵管切开术亚组（12.50% *vs.* 25.00%）。邓凯贤等对其中心 20 例宫内合并输卵管妊娠患者均采用腹腔镜患侧输卵管切除术，手术均顺利，无中转开腹，无术中重大并发症发生。术后有 17 例成功分娩，1 例怀孕 8 个月，2 例保胎失败，保胎成功率达 90.0%。另一项研究表明，选择输卵管切开术的输卵管 HP 患者存在残余滋养细胞继续生长的风险，高达 20% 的患者因术中输卵管持续出血而改为输卵管切除术。因此，笔者认为输卵管 HP 患者选择患侧输卵管切除术更适合。

（四）手术技巧及注意事项

HP 异位妊娠病灶时注意事项：①尽量缩短手术时间；②术中尽量动作轻柔，减少对子宫的机械性刺激；③减少电外科设备的应用，在出血多的时候，以缝合止血为主，尤其是宫角、输卵管间质部妊娠，需要对宫角肌层进行牢固缝合，减少孕中晚期子宫破裂的风险；④对于卵巢过度刺激综合征的患者，其两侧卵巢明显增大，术中尽量不损伤卵巢组织，因为此时卵巢组织脆、易出血、术中止血困难，如不能彻底止血，有切除卵巢组织的可能，会造成术后内分泌改变从而引起宫内妊娠流产；⑤冲洗用温热的 0.9% 氯化钠溶液，尽量减少对宫内妊娠的影响；⑥术后适当给予安胎治疗，减少宫内妊娠的流产率，同时加强宫内胎儿的监护，补充孕妇的营养。

鉴于腹腔镜手术恢复快、创伤小、抗生素及麻醉药物使用少等众多优势，目前越来越多的医生采取腹腔镜手术。需要注意的是：①由于腹腔镜手术中 CO_2 气腹、体位等对呼吸循环及胎儿会有一定的影响，采用气管内插管全身麻醉时应常规监测血压、心率、呼气末二氧化碳分压（$ETCO_2$）、动脉血二氧化碳分压（$PaCO_2$）、动脉血氧分压（SpO_2）、气道压、胎心率，这样有利于保证适当的麻醉深度和维持有效的通气又可避免膈肌运动，减轻手术操作对呼吸的影响，保证良好的通气和氧合避免出现高碳酸血症。②为了避免对宫内胎儿的影响，尽量控制腹腔内压力在 10 mmHg 以下。在监测 $PaCO_2$ 下可随时保持分钟通气量在正常范围。③同时要求麻醉诱导快、苏醒快、并发症少、使用对胎儿无致畸性和毒性作用的药物。④妊娠期腹腔镜手术难度增加，手术级别升高（如中孕期腹腔镜手术属于四级内镜手术），因此需要有经验的内镜医生进行手术，穿刺进入腹腔时要特别小心，避免穿刺针对子宫或卵巢的损伤。⑤术中尽量不用电器械，减少电流对胎儿的影响，单极在妊娠合并良性疾病的手术中是禁用的，原因有以下两点：a. 单极的工作原理是单极电刀的高频电流通过点到头、人体组织及电极板构成一个完整的回路，其工作时产生的电流可能对胎儿造成影响；b. 单极使用过程中产生的大量烟雾中含有大量有毒气体，主要有一氧化碳、氰化氢、苯等，可能对胎儿产生不利影响。⑥对于风险性更高的宫内合并腹腔妊娠、子宫瘢痕部位妊娠等采取腹腔镜手术治疗时，需要充分考虑手术风险如大出血、中转开腹手术等。

随着无气腹腹腔镜技术的开展，在硬膜外麻醉下用无气腹腹腔镜治疗 HP 的异位妊娠将可能成为 HP 异位妊娠以后的一种重要治疗方法（图 10-3-1 至图 10-3-4）。

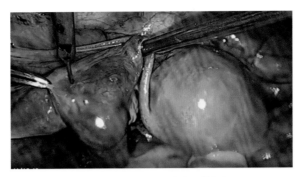

图 10-3-1　宫内孕合并输卵管妊娠

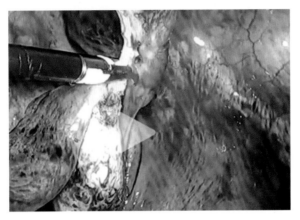

图 10-3-2　行输卵管切除过程中双极电凝输卵管

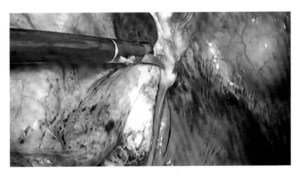

图 10-3-3　行输卵管切除过程中剪刀切除输卵管

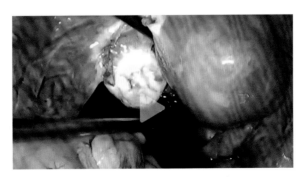

图 10-3-4　切除患侧输卵管后盆腔

四、少见的治疗方式

（一）宫腔镜手术

宫腔镜下妊娠组织物电切术主要适用于宫内复合宫颈妊娠、子宫瘢痕妊娠。

（二）宫颈管内操作

如吸取、钳夹、刮宫等，以及止血方法包括宫颈管内放置 Foley 导尿管压迫止血及宫颈环扎术，主要适用于宫内复合宫颈妊娠，详见下文描述。

（三）子宫动脉栓塞或结扎术

包括介入性操作如子宫动脉栓塞术或球囊阻断术及非介入性操作如子宫动脉、髂内动脉、子宫动脉下行支结扎术等，主要适用于宫内复合宫颈妊娠、子宫瘢痕妊娠等。

（四）超声引导射频消融术

曾见报道用于宫内复合宫颈妊娠时，详见下文描述。

第四节　宫内妊娠复合特殊部位异位妊娠处理策略

包括宫内合并宫颈妊娠、子宫瘢痕妊娠、宫角妊娠、输卵管间质部妊娠等，此类异位妊娠部位与宫腔关系密切，因此治疗时还应考虑各种治疗尤其是手术操作对子宫及宫内妊娠的直接影响，以及继续妊娠时子宫破裂、出血及感染的风险。

一、宫内妊娠合并剖宫产术后子宫瘢痕妊娠

有文献回顾了 14 例宫内合并子宫瘢痕部位妊娠，6 例为自然妊娠后，8 例为辅助生殖后，诊断时间为孕 5 ～ 8^{+4} 周。其中 1 例无生育要求，行 MTX 治疗成功；13 例有生育要求者，10 例行超声引导下选择性减胎术（胚胎抽吸和 / 或药物注射），2 例分别行腹腔镜及宫腔镜下子宫瘢痕妊娠包块切除术，1 例行期待治疗。12 例（85.7%）以剖宫产活产分娩（其中 3 例足月分娩，9 例早产分娩），1 例于孕 12 周因胎儿畸形终止妊娠。4 例患者分娩时出血多，1 例行双侧髂内动脉术，1 例行双侧髂内动脉结扎及次全子宫切除术。Yang Wang 等报道了 HCSP 的 4 名患者，足月产组干预时间［（6.76±1.05）周］明显早于早产组［（8.02±1.55）周］。孕 6 周时累计足月分娩率为 91.48%，孕 8 周时降至 42.02%。选择性减胎组和手术切除组的母婴结局与分娩时间相似。

由此看出，诊断越早，宫内妊娠流产风险越低。大多数选择保留宫内妊娠的宫内合并子宫瘢痕部位妊娠患者能够将妊娠到足月。选择性减胎术将是首选的干预措施，应在诊断后立即进行。减胎后的子宫瘢痕处残余妊娠肿块可能会在整个妊娠期间继续增长，但通过良好的监督和精心的管理，大部分宫内妊娠可以维持并持续到足月（图 10-4-1）。

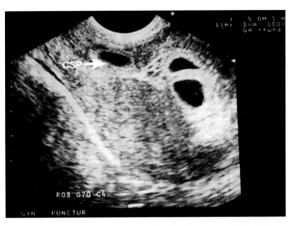

图 10-4-1　宫内双胎妊娠合并子宫剖宫产瘢痕妊娠 B 超

二、宫内妊娠合并宫颈妊娠

文献回顾了 39 例宫内合并宫颈妊娠，诊断时间为孕 5 ～ 10 周。16 例采取手术清除宫颈妊娠组织（吸取、钳夹、刮宫、宫腔镜），14 例采取药物治疗（注射 MTX、氯化钾、高渗葡萄糖），7 例采用上述两种方法的联合治疗，1 例采取期待治疗，1 例诊断时自然流产。在手术治疗中，有 3 例使用了 Foley 导尿管，6 例行宫颈环扎术，其中有 2 例同时使用 Foley 导尿管及进行宫颈环扎术。7 例患者进行了子宫动脉的栓塞或结扎。39 例患者中，27 例（69.2%）活产，其中 2 例为双胎活产，活产中 14 例为足月分娩，13 例为早产分娩，分娩孕周为 29 ～ 36 周。21 例报道了分娩方式的病例中，16 例为剖宫产，5 例为阴道分娩。6 例患者为选择性终止妊娠，4 例患者为自然流产，1 例文献报道时正在随访中，1 例未报道妊娠结局。共有 3 例行子宫切除术，其中 2 例发生在活产分娩时（分别在孕 31 周、孕 36 周），1 例发生在孕 8 周自然流产时。Gerardo Sepúlveda González 报道了 1 例经促排卵及人工授精的孕 7.4 周的宫内合并宫颈妊娠患者，通过彩超引导的激光消融宫颈妊娠病灶，最终在孕 36 周剖宫产一健康婴儿。激光消融也许是治疗宫颈妊娠的一种安全且微创的新方法（图 10-4-2）。

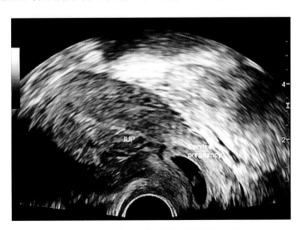

图 10-4-2　宫内妊娠合并宫颈妊娠 B 超

三、宫内妊娠合并宫角、输卵管间质部妊娠

（一）概述

1960 年至今的文献，共报道宫内合并宫角、输卵管间质部妊娠约 90 例，其中自然妊娠后发生者约占 10%。有 4 例采取期待治疗，宫内妊娠继续至足月分娩。药物治疗和手术治疗的比例相当。药物治疗主要是超声引导下减胎术，穿刺包块局部，吸出囊液及胚芽，同时注入氯化钾、高浓度氯化钠、MTX。据统计宫角妊娠破裂约占所有宫内妊娠合并宫角妊娠的 48.6%，孕产妇死亡率为 2%～2.5%。故保守治疗后仍需要严密监测警惕出现宫角破裂、大出血，并且保守药物治疗不能用于宫角妊娠发生破裂时。

手术治疗包括开腹、腹腔镜下宫角切除、妊娠物清除术。近年来关于腹腔镜手术治疗的报道逐渐增多，但亦有部分术者行腹腔镜检查诊断宫角妊娠后，因担心术中大出血的风险，中转开腹手术。对于宫角切除或单纯组织物清除尚有争议。有学者认为切除宫角破坏了子宫完整性，可能增加孕期子宫破裂的风险；而也有学者认为单纯组织物清除容易出现组织物残留。Habana 等在 2000 年对宫内合并宫角妊娠的病例进行总结分析发现，宫内合并宫角妊娠的总活产率为 57.6%，若在临床症状出现前诊断，活产率升至 64.5%，与普通宫内宫外复合妊娠活产率相当（66.2%）。手术组较保守治疗组活产率高（60.9% vs. 50%），流产率低（13.0% vs. 50%），但手术组剖宫产率升高。两组均未发现孕期子宫破裂，尽管手术中发现部分患者宫角肌层菲薄。Xu 对该中心 IVF-ET 术后的 14 名宫内妊娠合并宫角妊娠患者进行分析，结果显示，所有患者均接受腹腔镜宫角切开取胚术或宫角楔形切除术，手术均顺利，没有人转为剖腹手术，术后均顺利继续妊娠，所有新生儿均经剖宫产分娩，无明显并发症（图 10-4-3）。

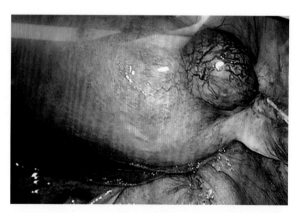

图 10-4-3　宫内妊娠合并右侧输卵管间质部

由此得出，无论腹腔镜或是开腹手术、宫角切除或是单纯组织物清除手术，我们认为两种方法均是安全有效的。腹腔镜宫角切开取胚术或宫角楔形切除术是宫内妊娠合并宫角妊娠的有效治疗方法，即使在宫角妊娠破裂时也是如此。这些手术可以在拥有训练有素的妇科腹腔镜医师和经验丰富的支持团队的机构中安全地进行。当然在可以选择的情况下，我们更推

微创时代的生殖外科手术图谱

荐腹腔镜下宫角妊娠物切开取胚术，因为楔形切除术不可避免地会切除子宫角部分肌肉组织，改变原有的子宫结构，导致结扎或缝合后局部张力增加，进而影响局部血供，也增加妊娠期间再次破裂的风险。有研究报道5例宫内合并宫角、输卵管间质部妊娠均采用腹腔镜手术治疗，5例顺利活产，新生儿情况良好。陈对2003年1月至2016年12月浙江大学医学院附属女子医院144例宫内宫外同时妊娠进行回顾性分析发现，在早产率方面，输卵管间质部宫内宫外同时妊娠组和输卵管其他部位宫内宫外同时妊娠组之间没有显著差异；输卵管间质部宫内宫外同时妊娠组的剖宫产率明显高于其他输卵管部位的宫内宫外同时妊娠组。

（二）宫内妊娠合并宫角、输卵管间质部妊娠手术相关技巧

腹腔镜下处理宫内孕合并宫角、输卵管间质部妊娠有一定难度，因为该部位血供丰富，难以止血，术中常常发生大出血。实施手术过程中，在切开妊娠物之前，建议用缝线围绕宫角部缝扎一圈，阻断血流（图10-4-4）。

手术要点如下：

1. 缝线不能太细，避免打结时勒进宫角肌层引起出血；也不要太粗，避免针眼出血（2-0的薇乔线比较合适）。

2. 一般环绕缝3～4针。2针缝于靠近间质部的正常宫角组织内；1针穿过输卵管峡部或峡部的输卵管系膜。

3. 打结时拉紧缝线分两步走：①主刀和助手各持线一端，先部分拉紧缝线；主刀另一手用单极或者剪刀切开妊娠顶部减压；之后再完全拉紧，充分阻断血供。②切开后妊娠组织破出，压力减小后再次拉紧缝线止血。

4. 拉紧缝线之后，彻底清除妊娠物，避免妊娠物残留盆腔；适当冲洗，可暴露残留的绒毛组织。

5. 必要时可再将缝线绕妊娠物一周，重新打结加固。

6. 用双极电凝输卵管间质部，必要时可连续缝合创面，止血、对合肌层组织。

7. 切掉剩余输卵管，结束手术。

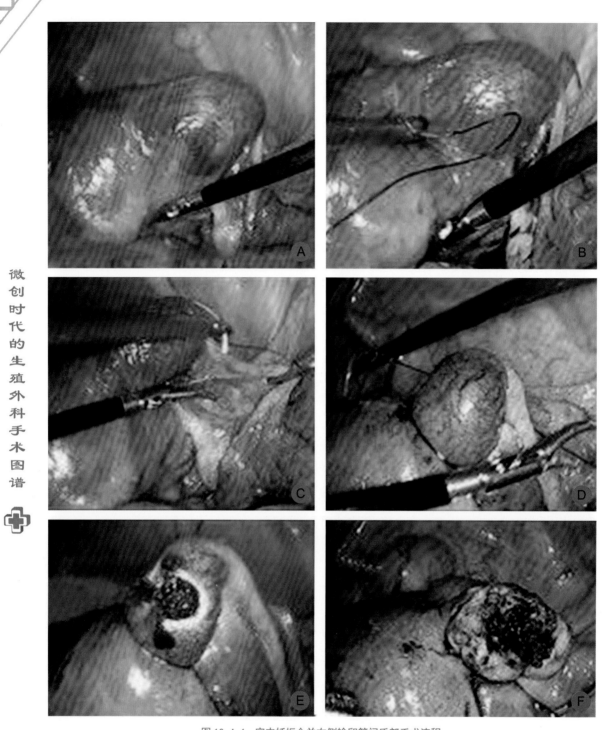

图 10-4-4　宫内妊娠合并右侧输卵管间质部手术流程

微创时代的生殖外科手术图谱

第五节　宫内宫外同时妊娠术后处理

一、宫内宫外同时妊娠术后管理

宫内宫外同时妊娠手术后，妇科医师还需与生殖科医师和产科医师紧密协作、沟通，根据患者术前、术中及术后的情况，妊娠期严密观察，做一个详细的计划。

1. 与妇科医师协作：术后需继续妊娠者，应选择对胎儿影响小、对病原菌敏感的抗生素进行预防感染；术后 3 ～ 4 日内可适当给予安胎治疗以减少流产的发生；检测患者 hCG 的变化。严密监测宫内胎儿的发育情况及术后患者的生命体征、有无不适主诉并进行体格检查。

2. 与生殖科医师协作：严格控制移植胚胎数量，降低多胎妊娠的发生率；IVF-ET 相关的宫内宫外同时妊娠的患者，与生殖科医师共同探讨患者围手术期用药。

3. 与产科医师协作：①加强术后患者的孕期监测，预防围生期并发症的发生。②孕酮支持：2008 年 Cochrane 数据库对孕激素与流产研究的总结发现，1953 年以来的大多数临床试验都认为外源性孕激素有改善妊娠结局的趋势，但是这些临床研究的循证医学证据级别较低。循证医学认为只有对于复发性流产中合并黄体功能不全的患者，孕激素治疗才是必需和有效的，孕酮支持未能改善宫内宫外同时妊娠患者术后妊娠结局。

二、宫内宫外同时妊娠的预后

宫内宫外同时妊娠的预后主要关注围产期母胎并发症如自然流产、早产、孕期子宫破裂、孕期反复出血、产后大出血、胎儿畸形等的发生情况。由于宫内宫外复合妊娠发生率低，多数为个案报道，因此很难统计预后情况，有限的数据主要集中在宫内合并输卵管妊娠上。有研究回顾性分析了 55 例宫内宫外复合妊娠的手术治疗，异位妊娠部位分别为输卵管壶腹部（39 例）、输卵管间质部（6 例）、输卵管峡部（7 例）、卵巢（1 例）、宫颈（2 例）。除宫颈妊娠采取超声引导下宫颈妊娠物吸出外，余下 54 例均采取腹腔镜手术。自然流产率为 17.86%（10/56），活产率为 82.14%（46/56），其中 7 例为早产。新生儿出生时均未发现先天畸形，1 例在 1 岁时诊断为轻度脑瘫。罗霞等报道的 12 例宫内宫外同时妊娠，开腹手术 9 例，保守治疗 3 例，活产率为 75%（8/12），胎儿出生情况良好。Eom 等报道了 17 例宫内宫外复合妊娠的腹腔镜手术治疗，其中 14 例宫内合并输卵管妊娠，3 例为宫内合并宫角妊娠，未发现围手术期并发症；13 例（76.5%）患者分娩健康婴儿，2 例正在妊娠，2 例（11.8%）发生自然流产。Soriano 等随访 12 例宫内宫外复合妊娠，其中输卵管妊娠 11 例，宫角妊娠 1 例；11 例采取腹腔镜手术，1 例采取药物保守治疗；8 例活产，2 例正在妊娠，2 例自然流产；未报道胎儿畸形等。Guan 等回顾性研究了 2010 年 1 月至 2015 年 12 月期间接受 IVF-ET 后手术治疗 56 名宫内宫外同时妊娠患者，54 名患者接受了腹腔镜手术，2 名疑似宫内妊娠合并宫颈妊娠的患者在腹部超声引导下进行了产钳和刮宫术，无先天畸形活产率为 75.0%，流产率为 17.86%。Shang 等探讨 IVF-ET 后宫内宫外同时妊娠患者妊娠结局的早期预测因素认为，植入冷冻解冻胚胎后的患者和诊断宫内宫外同时妊娠时宫内妊娠胚芽有心管搏动可能是预后良好的独立预测因素。一项回顾性观察性病例对照研究表明：在被诊断为宫内宫外同时妊娠的女性中，治疗宫外异位妊娠的微创手术不会增加宫内妊娠胚胎的流产风险。由此可见，宫内合并输卵管妊娠的活产率较高，早产、胎儿畸形、孕期反复出血、产后出血等并发症发生率未见明显升高。

综上所述，随着辅助生殖技术的广泛应用，宫内宫外复合妊娠发病率逐渐升高，临床医生需加强学习。宫内宫外复合妊娠的临床表现以腹痛及阴道流血为主，缺乏特异性，因此主要依赖超声诊断，多数可以在孕早期得到诊断。宫内宫外复合妊娠的治疗以保守治疗和手术治疗为主。由于多数患者要求保留妊娠，治疗时需要综合考虑到对宫内妊娠的影响和患者的安全，个体化选择治疗方案。总的来说，宫内合并输卵管妊娠预后较好，能获得较好的妊娠结局，而其他类型的宫内宫外复合妊娠病情复杂，处理困难，须进行综合性治疗。

（邓凯贤、史亚兰、周蕾）

参考文献

[1] 孙小丽，罗喜平．宫内外复合妊娠的诊治．中国实用妇科与产科杂志，2017，33（9）：896-900.

[2] 肖红梅，龚斐，毛增辉，等．体外受精助孕并发异位妊娠 92 例分析．中南大学学报（医学版），2006（4）：584-587.

[3] SHAVIT T，PAZ-SHALOM E，LACHMAN E，et al. Unusual case of recurrent heterotopic pregnancy after bilateral salpingectomy and literature review. Reprod Biomed Online，2013，26（1）：59-61.

[4] 刘风华，李旎．辅助生殖技术后发生宫内外同时妊娠的相关因素分析．中国优生与遗传杂志，2010，18（4）：126-127.

[5] 王璐，梁琳琳，何巧花，等．体外受精 - 胚胎移植后异位妊娠相关因素分析．中华实用诊断与治疗杂志，2013，27（12）：1236-1238.

[6] GUAN Y，MA C. Clinical outcomes of patients with heterotopic pregnancy after surgical treatment. J Minim Invasive Gynecol，2017，24（7）：1111-1115.

[7] XIAO S，MO M，HU X，et al. Study on the incidence and influences on heterotopic pregnancy from embryo transfer of fresh cycles and frozen-thawed cycles. J Assist Reprod Genet，2018，35（4）：677-681.

[8] POPE C S，COOK E K，ARNY M，et al. Influence of embryo transfer depth on in vitro fertilization and embryo transfer outcomes. Fertil Steril，2004，81（1）：51-58.

[9] LUO X，LIM C E，HUANG C，et al. Heterotopic pregnancy following in vitro fertilization and embryo transfer：12 cases report. Arch Gynecol Obstet，2009，280（2）：325-329.

[10] BRONSON R A. Tubal pregnancy and infertility. Fertil Steril，1977，28（3）：221-228.

[11] YU Y，XU W，XIE Z，et al. Management and outcome of 25 heterotopic pregnancies in Zhejiang，China.

微创时代的生殖外科手术图谱

Eur J Obstet Gynecol Reprod Biol，2014，180：157-161.

[12] TAL J，HADDAD S，GORDON N，et al. Heterotopic pregnancy after ovulation induction and assisted reproductive technologies： a literature review from 1971 to 1993. Fertil Steril，1996，66（1）：1-12.

[13] KAJDY A，MUZYKA-PLACZYNSKA K，FILIPECKA-TYCZKA D，et al. A unique case of diagnosis of a heterotopic pregnancy at 26 weeks - case report and literature review. BMC Pregnancy Childbirth，2021，21（1）：61.

[14] NABI U，YOUSAF A，GHAFFAR F，et al. Heterotopic pregnancy - a diagnostic challenge. six case reports and literature review. Cureus，2019，11（11）：e6080.

[15] SORIANO D，SHRIM A，SEIDMAN D S，et al. Diagnosis and treatment of heterotopic pregnancy compared with ectopic pregnancy. J Am Assoc Gynecol Laparosc，2002，9（3）：352-358.

[16] WANG L L，CHEN X，YE D S，et al. Misdiagnosis and delayed diagnosis for ectopic and heterotopic pregnancies after in vitro fertilization and embryo transfer. J Huazhong Univ Sci Technolog Med Sci，2014，34（1）：103-107.

[17] SEFFAH J D. Ultrasonography and ectopic pregnancy—a review. Int J Gynaecol Obstet，2000，71（3）：263-264.

[18] KATSIKIS I，ROUSSO D，FARMAKIOTIS D，et al. Receiver operator characteristics and diagnostic value of progesterone and CA12-5 in the prediction of ectopic and abortive intrauterine gestations. Eur J Obstet Gynecol Reprod Biol，2006，125（2）：226-232.

[19] LI J，LUO X，YANG J，et al.Treatment of tubal heterotopic pregnancy with viable intrauterine pregnancy： analysis of 81 cases from one tertiary care center.Eur J Obstet Gynecol Reprod Biol，2020，252：56-61.

[20] KWON B，KANG S，LEE H J，et al. Non-surgical management and obstetric outcomes of heterotopic interstitial pregnancies. Minim Invasive Ther Allied Technol，2020，29（6）：375-379.

[21] ADAM M P，MANNING M A，BECK A E，et al. Methotrexate/misoprostol embryopathy： report of four cases resulting from failed medical abortion. Am J Med Genet A，2003，123A（1）：72-78.

[22] SHIGEMI D，ASO S，MATSUI H，et al. Safety of laparoscopic surgery for benign diseases during pregnancy： a nationwide retrospective cohort study. J Minim Invasive Gynecol，2019，26（3）：501-506.

[23] CHEN L，WEN H，XU D，et al.Management and pregnancy outcomes of heterotopic pregnancy.Zhonghua Fu Chan Ke Za Zhi，2018，53（11）：768-775.

[24] HONG Y H，KIM H，KIM S K，et al. A case of heterotopic ovarian pregnancy after in vitro fertilization： early diagnosis and single-port access conservative laparoscopic treatment. Gynecol Minim Invasive Ther，2021，10（1）：57-60.

[25] BEYROUTI M I，BEYROUTI R，BEN A M，et al.Heterotopic pregnancy.Tunis Med，2008，86（11）：1023-1025.

[26] CHEN L，WEN H，XU D，et al.Management and pregnancy outcomes of heterotopic pregnancy.Zhonghua Fu Chan Ke Za Zhi，2018，53（11）：768-775.

[27] 邓凯贤，郑玉华，柳晓春.腹腔镜手术治疗宫内外同时妊娠 21 例临床分析.实用妇产科杂志，2011，

27（11）：841-844.

[28] MOL F，VAN MELLO N M，STRANDELl A，et al.Salpingotomy versus salpingectomy in women with tubal pregnancy（ESEP study）：an open-label，multicentre，randomised controlled trial. Lancet，2014，383（9927）：1483-1489.

[29] 石丽萍，胡先平 . 宫内宫外复合妊娠腹腔镜手术治疗 10 例分析 . 实用妇产科杂志，2009，25（2）：117-118.

[30] OUYANG Z，YIN Q，XU Y，et al. Heterotopic cesarean scar pregnancy：diagnosis，treatment，and prognosis. J Ultrasound Med，2014，33（9）：1533-1537.

[31] WANG Y，NIU Z，TAO L，et al. Early intervention for heterotopic caesarean scar pregnancy to preserve intrauterine pregnancy may improve outcomes：a retrospective cohort study. Reprod Biomed Online，2020，41（2）：290-299.

[32] MORAGIANNI V A，HAMAR B D，MCARDLE C，et al. Management of a cervical heterotopic pregnancy presenting with first-trimester bleeding：case report and review of the literature. Fertil Steril，2012，98（1）：89-94.

[33] SEPULVEDA G G，VILLAGOMEZ M G，BASURTO D D，et al. Successful management of heterotopic cervical pregnancy with ultrasonographic-guided laser ablation. J Minim Invasive Gynecol，2020，27（4）：977-980.

[34] VAN DER WEIDEN R M，BRANDENBURG H. Cornual heterotopic pregnancy：contemporary management options. Am J Obstet Gynecol，2001，185（2）：522.

[35] HABANA A，DOKRAS A，GIRALDO J L，et al. Cornual heterotopic pregnancy：contemporary management options. Am J Obstet Gynecol，2000，182（5）：1264-1270.

[36] XU W，LIN X，HUANG D，et al. Laparoscopic treatment of cornual heterotopic pregnancy：a retrospective cohort study. Int J Surg，2018，53：98-102.

[37] 孙小丽，曾俐琴，赵春梅，等 . 宫内合并宫角 / 输卵管间质部妊娠的手术治疗 . 现代妇产科进展，2017，26（1）：58-60.

[38] GUAN Y，MA C. Clinical outcomes of patients with heterotopic pregnancy after surgical treatment. J Minim Invasive Gynecol，2017，24（7）：1111-1115.

[39] LUO X，LIM C E，HUANG C，et al. Heterotopic pregnancy following in vitro fertilization and embryo transfer：12 cases report. Arch Gynecol Obstet，2009，280（2）：325-329.

[40] EOM J M，CHOI J S，KO J H，et al. Surgical and obstetric outcomes of laparoscopic management for women with heterotopic pregnancy. J Obstet Gynaecol Res，2013，39（12）：1580-1586.

[41] SORIANO D，SHRIM A，SEIDMAN D S，et al. Diagnosis and treatment of heterotopic pregnancy compared with ectopic pregnancy. J Am Assoc Gynecol Laparosc，2002，9（3）：352-358.

[42] SHANG J，PENG R，ZHENG J，et al. The indicator of clinical outcomes for patients with heterotopic pregnancy following in-vitro fertilization with embryo transfer. Taiwan J Obstet Gynecol，2019，58（6）：827-832.

[43] SOLANGON S A，OTIFY M，GAUGHRAN J，et al. The risk of miscarriage following surgical treatment of heterotopic extrauterine pregnancies. Hum Reprod Open，2022，2022（1）：b46.

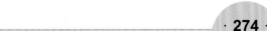

第十一章　保留生育功能的宫颈癌手术

第一节　概述

　　宫颈癌是我国妇科恶性肿瘤的头号杀手，近年来其发病有年轻化的趋势。因此对于年轻的宫颈癌患者的治疗方式与传统的方式应有区别，随着科学技术的进步和微创理念的引入，对于早期宫颈癌患者采用保留生育功能的治疗已成为可能。近年来腹腔镜下行盆腔淋巴结切除技术已趋成熟，因此应用腹腔镜联合阴式广泛性子宫颈切除治疗早期宫颈癌，成为国内外学者开拓的一种可保留生育功能的微创新术式。

　　法国的 Dargent 教授 1987 年首次采用腹腔镜联合阴式广泛子宫颈切除术（laparoscopic vaginal radical trachelectomy，LART）治疗年轻宫颈癌患者，该术式不但可切除早期宫颈癌灶和常见转移部位的组织，而且可使部分患者术后成功妊娠并获得健康胎儿。1994 年，Dargent 教授发表关于该术式的文章后，全球学者接受并改进，形成了目前的三种术式：腹腔镜联合阴式广泛子宫颈切除术、腹式广泛性子宫颈切除术、腹腔镜广泛性子宫颈切除术。

　　本章主要介绍的是腹腔镜联合阴式广泛子宫颈切除术，它包括腹腔镜下淋巴结切除术和阴式广泛性宫颈切除术（vaginal radical trachelectomy，VRT）。先切除盆腔淋巴结，术中冷冻病理检查证实淋巴结无转移后行 VRT。VRT 是一种改良的 Schauta Stoechel 术式，在阴道穹隆部环形切开阴道，解剖膀胱 - 阴道间隙和膀胱旁间隙，解剖膀胱子宫韧带并断扎之以确认子宫及子宫动脉，打开直肠子宫陷凹断扎直肠子宫韧带。至此子宫旁韧带腹背侧清晰可见，在阴道外侧 2 cm 断扎子宫旁韧带，而后于子宫颈峡部下 5 mm 环切宫颈取下标本，重建直肠子宫陷凹，环扎宫颈，将阴道和剩余的宫颈峡部吻合。

第二节　手术范围及手术适应证

一、手术范围

　　广泛性宫颈切除术主要是切除宫颈和阴道穹隆，保留上部的子宫颈内口、子宫体和附件，重建子宫峡部和阴道的连续性。切除的范围包括：在宫颈病灶外至少 2 cm 处把阴道环形切开，剥离形成袖口，在距宫颈 2 cm 处钳夹切开子宫骶韧带及主韧带，于子宫峡部下 0.5 cm 处横行切断宫颈，使切缘无阳性病变范围 > 8 mm。手术范围（即切除部分）见下面示意图箭头框以内（图 11-2-1）。

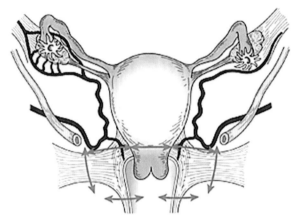

图 11-2-1　广泛性子宫颈切除范围

二、手术适应证

目前尚未形成一致意见，较公认的手术适应证为：

（1）渴求生育的年轻患者（≤ 40 岁）；

（2）宫颈局部病灶 < 2 cm；

（3）FIGO 2018 分期ⅠA2 ～ⅠB1；

（4）术中冷冻病理检查无淋巴结转移；

（5）无不育因素；

（6）MRI 检查未发现宫颈内口上方浸润和 / 或子宫肌层浸润；

（7）病理学病变组织类型为鳞癌或腺癌。

三、推荐使用的器械与设备

为使手术顺利进行，笔者团队采用自行设计的阴式广泛手术专用器械，帮助暴露手术野，在临床使用中取得较好效果（图 11-2-2 至图 11-2-7）。

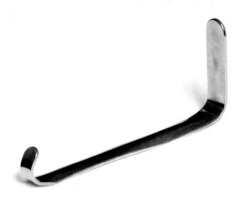

图 11-2-2　膀胱侧间隙拉钩

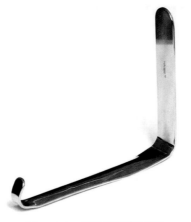

图 11-2-3　膀胱宫颈间隙拉钩

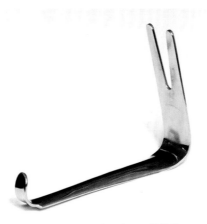

图 11-2-4　膀胱宫颈韧带拉钩

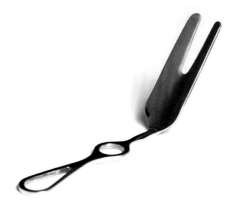

图 11-2-5　宫颈压板

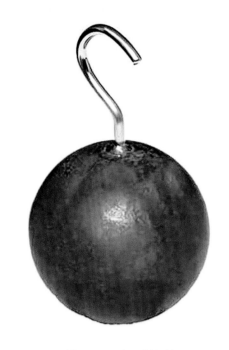

图 11-2-6　宫颈牵拉重锤

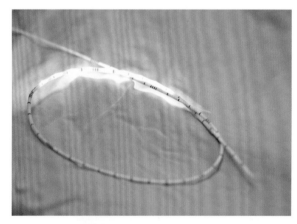

图 11-2-7　可发光输尿管导管

第三节　手术步骤

一、术前特别准备

1.患者体位：患者膀胱截石位，头低臀高，臀部超出床沿 3～5 cm，有利于将阴道后壁拉开，充分暴露手术野，便于手术操作。

2. 术者的位置：主刀和第一助手坐在患者的两大腿之间，另外两助手站在患者两大腿外侧。

二、麻醉方式

全麻或联合腰硬联合麻醉。

三、手术步骤

（一）腹腔镜下盆腔淋巴结切除术

先行腹腔镜下盆腔淋巴结切除术，淋巴结术中快速送病理检查，如无淋巴结转移，才继续进行经阴道广泛性宫颈切除术。如淋巴结活检阳性，则放弃保留生育功能的术式，必须行广泛性子宫切除术，术后根据需要辅助放疗。

（二）经阴道广泛性宫颈切除术

1. 确定切除阴道壁的长度并标记：显露阴道手术野，在宫颈外约 2 cm 外用 6 ～ 8 把 Allis 钳，间隔一定距离钳夹阴道壁，并向外牵引，使子宫阴道下移，标记好阴道黏膜切开的位置；切除阴道壁范围为宫颈外 2 cm（图 11-3-1）。

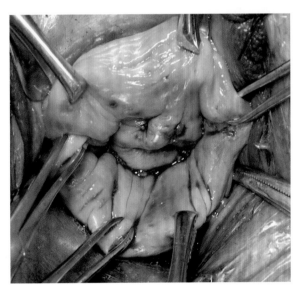

图 11-3-1　确定切除阴道壁范围

2. 阴道黏膜下形成水垫、协助分离：于切开的阴道黏膜下注射含 1 ： 2000（0.1 mg/200 mL）肾上腺素生理盐水溶液，如合并有高血压的患者则改用缩宫素（100 mL 生理盐水含缩宫素 10 U）（图 11-3-2），减少创面出血，利于间隙的分离。

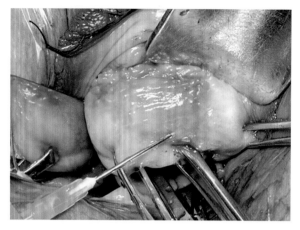

图 11-3-2　阴道黏膜打水垫

3. 环形切开阴道黏膜全层：于阴道标志点的外侧环形切开阴道壁，切口切开勿过深或过浅，切开阴道黏膜全层为宜（图 11-3-3）。

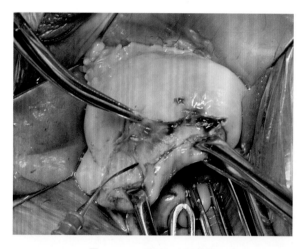

图 11-3-3　环形切开阴道壁

4. 游离阴道前、后壁：分离膀胱阴道间隙和直肠阴道间隙，游离阴道前、后壁（图 11-3-4）。

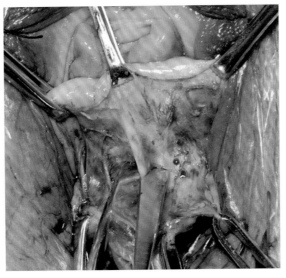

图 11-3-4　游离阴道前后、壁

5. 形成阴道袖套：用 7 号丝线缝合前、后阴道黏膜切缘，打结，关闭袖套口。将所有线头打成一个结，形成束状便于牵引，从而闭合阴道袖口（图 11-3-5），避免肿瘤细胞向外播散。可以用重锤牵引缝线，起到外拉宫颈作用（图 11-3-6）。

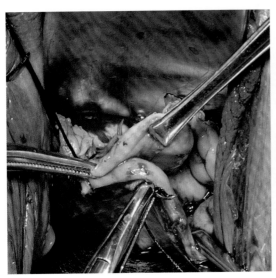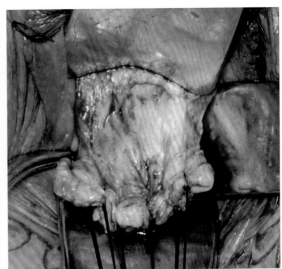

图 11-3-5　闭合阴道袖口

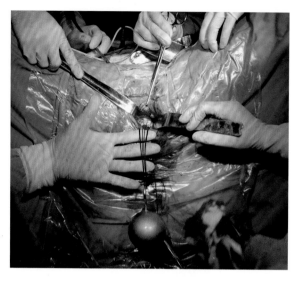

图 11-3-6　重锤牵引缝线

　　6. 分离膀胱宫颈间隙，游离膀胱：提起阴道前壁切缘，剪断阴道上隔，长弯钝头剪刀紧贴宫颈筋膜进行分离，撑开宫颈膀胱间的疏松结缔组织，打开膀胱宫颈间隙（图 11-3-7），手指分离扩大膀胱子宫间隙（图 11-3-8）。

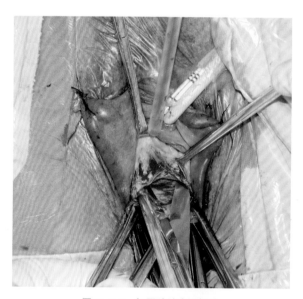

图 11-3-7　打开膀胱宫颈间隙

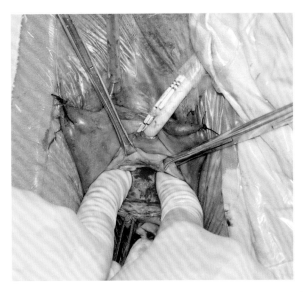

图 11-3-8　扩大膀胱宫颈间隙

7. 分离直肠宫颈间隙：用长弯钝头剪刀紧贴宫颈筋膜进行分离，锐性加钝性扩大直肠宫颈间隙（图 11-3-9）。

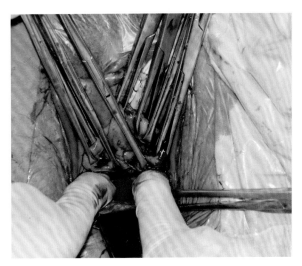

图 11-3-9　分离直肠宫颈间隙

8. 凝、断阴道旁组织：将阴道残端线束向对侧牵拉，距离阴道旁 1 ～ 2 cm 处钳夹，凝、断阴道旁组织（图 11-3-10、图 11-3-11）。

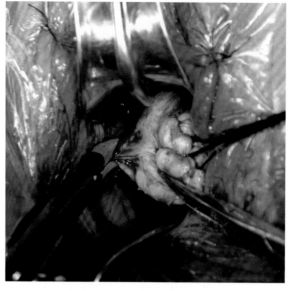

图 11-3-10　凝、断右侧阴道旁组织

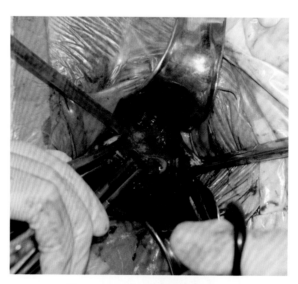

图 11-3-11　凝、断左侧阴道旁组织

9.打开直肠宫颈反折腹膜：线束向前方牵拉，提起反折腹膜，剪开（图 11-3-12）。

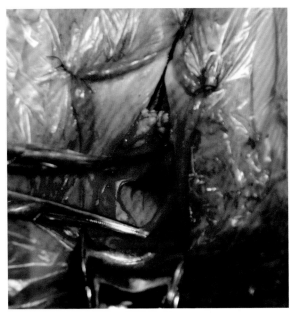

图 11-3-12 剪开直肠宫颈反折腹膜

10.分离直肠侧间隙：于骶韧带外侧，用组织剪分离直肠侧间隙（图 11-3-13），显露骶韧带，切除 2 cm 的骶韧带（图 11-3-14 、图 11-3-15 ）。

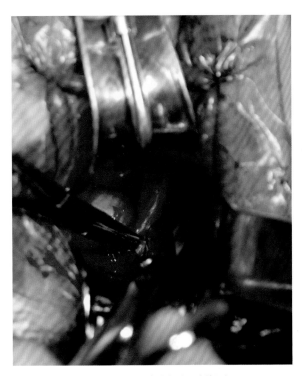

图 11-3-13 分离左侧直肠侧间隙

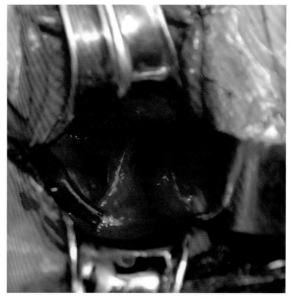

图 11-3-14　显露左侧骶韧带

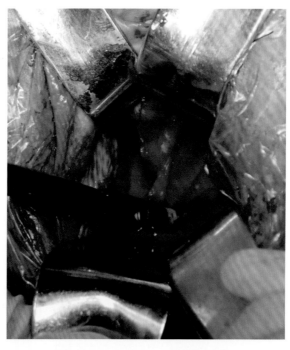

图 11-3-15　钳夹、凝、断左侧骶韧带

11. 分离膀胱侧间隙：于膀胱宫颈韧带外侧注水垫（图 11-3-16），用弯组织剪分离膀胱侧间隙（图 11-3-17、图 11-3-18）。

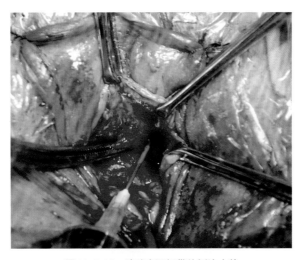

图 11-3-16　膀胱宫颈韧带外侧注水垫

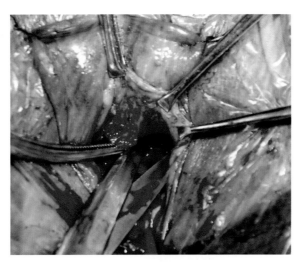

图 11-3-17　分离左侧膀胱侧间隙

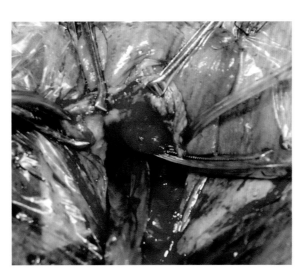

图 11-3-18　分离右侧膀胱侧间隙

12. 打开膀胱宫颈韧带浅层，分离其内外侧叶，显露输尿管：钳夹、凝、断膀胱宫颈韧带膝下部约 1.0 cm（图 11-3-19），将该韧带分成内外侧叶（图 11-3-20），显露输尿管膝部并游离后，穿入细胶管牵引输尿管（图 11-3-21、图 11-3-22 ）。

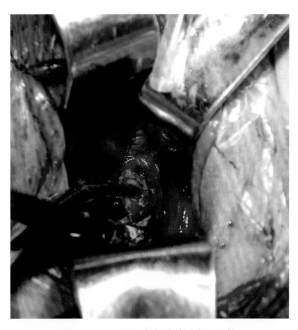

图 11-3-19　凝、断部分膀胱宫颈韧带

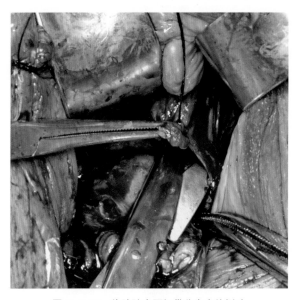

图 11-3-20　将膀胱宫颈韧带分为内外侧叶

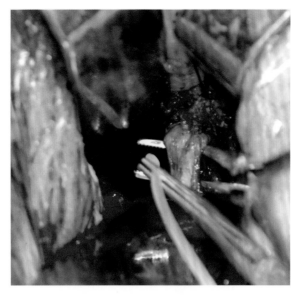

图 11-3-21　显露左侧输尿管膝部

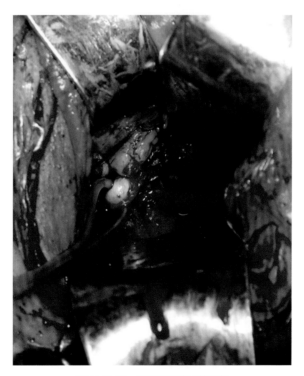

图 11-3-22　显露右侧输尿管膝部

13. 凝、断子宫动脉下行支：在输尿管内侧分离出子宫动脉宫颈支（下行支），钳夹、凝、断（图 11-3-23、图 11-3-24）。

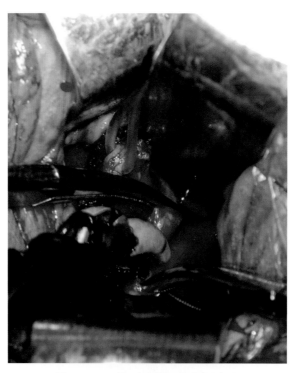

图 11-3-23　凝、断右侧子宫动脉下行支

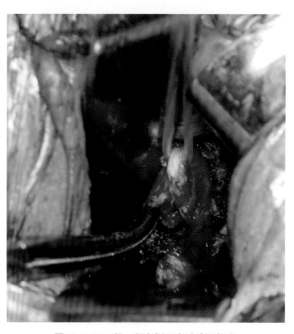

图 11-3-24　凝、断左侧子宫动脉下行支

14. 钳夹、凝、断宫颈旁及主韧带：将线束向一侧牵拉，直视下避开输尿管，钳夹、凝、断宫颈旁及主韧带约 2.0 cm（图 11-3-25 至图 11-3-27）。

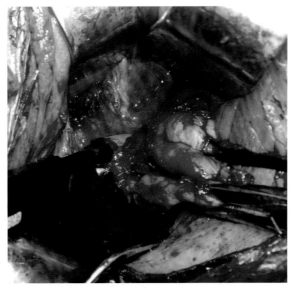

图 11-3-25　钳夹、凝、断主韧带（右侧）

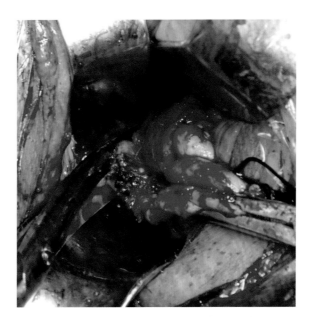

图 11-3-26　剪断主韧带至宫颈内口水平（右侧）

第十一章　保留生育功能的宫颈癌手术

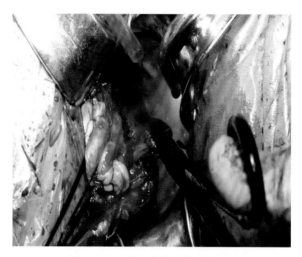

图 11-3-27 凝、断主韧带（左侧）

15. 确定切除宫颈长度：术前用气囊导管测量宫颈内口至宫颈外缘长度，长度减去 0.5 ～ 1 cm，为切除长度（图 11-3-28、图 11-3-29）。

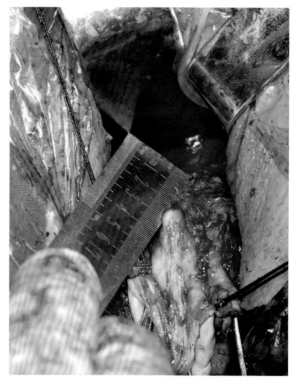

图 11-3-28 测量确定切除宫颈长度

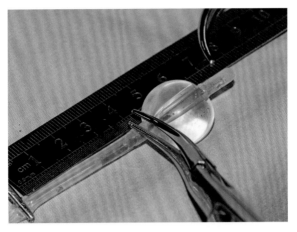

图 11-3-29　气囊导管测量宫颈长度 4.0 cm

16. 切断宫颈：在测量的宫颈内口下方约 0.5 cm 处横行切断宫颈（图 11-3-30），切除的宫旁组织及阴道壁长度达到要求（图 11-3-31、图 11-3-32）。立即送标本行快速冷冻病理检查，若切缘阴性，才继续进行下述手术步骤；若切缘阳性，不能保留子宫体，须行根治性子宫切除术。

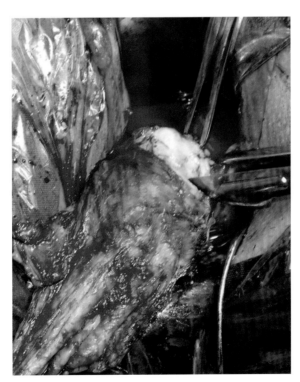

图 11-3-30　切断宫颈

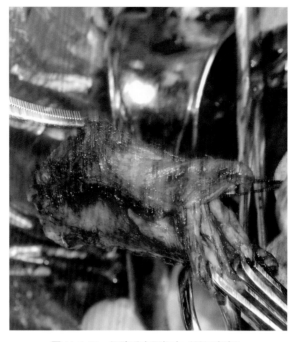

图 11-3-31　切除后宫颈标本（显示宫旁）

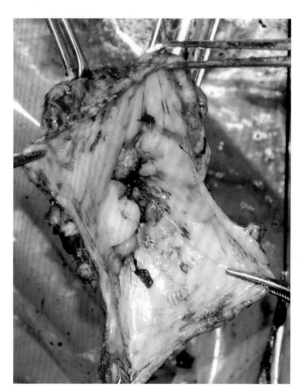

图 11-3-32　切除后宫颈标本（显示阴道壁）

17. 环形（锁边）缝合宫颈残端（图 11-3-33、图 11-3-34）。

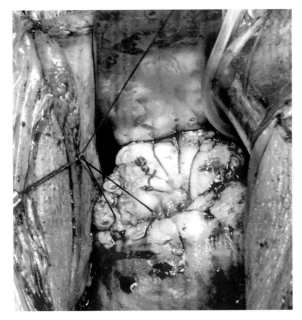

图 11-3-33　环形缝合宫颈残端

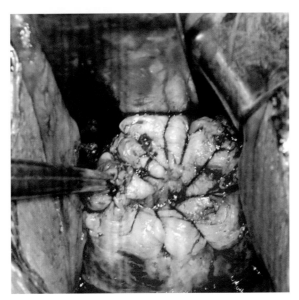

图 11-3-34　已缝合完毕的宫颈残端

18. 环形缝合阴道切缘与宫体残端（图 11-3-35）。

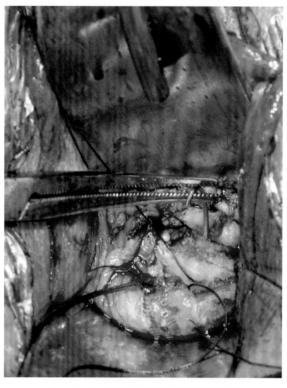

图 11-3-35　环形缝合阴道切缘与宫颈残端

19.重建新宫颈（图 11-3-36）：广泛宫颈切除术后形成的新宫颈，随着时间推移，将逐渐恢复正常形态，只是长度缩短。新宫颈可进行阴道镜检查、细胞学检查及 ECC 检查。

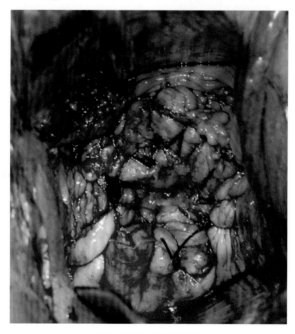

图 11-3-36　重建的宫颈

第四节　手术难点与对策

手术的关键在于适应证的确定与病例的选择、切除范围的确定，若肿瘤分期判断错误，期别比临床判断的高，则会延误治疗。

一、手术难点

难点之一：经阴式途径进行输尿管隧道的解剖。我们的经验是应用笔者团队自行研制的发光输尿管导管（图11-2-7），可以在术中起到指示作用，并起到避免损伤输尿管的作用。输尿管导管可在术前经膀胱镜置入，两侧输尿管均放置；在分离输尿管时手可以触到或者关闭手术灯，打开输尿管发光器，可以见到闪亮的输尿管。输尿管导管在阴式手术中很有价值。我们一般用5 F的输尿管导管，它比双J管稍粗、稍硬，触感也更好，术毕即可拔出。在笔者科室，宫颈广泛术和阴式广泛术后不留置双J管。术者对输尿管膝部的解剖学理解非常重要，很多术者习惯了开腹或腹腔镜下的解剖方式，经阴道逆向解剖思维未建立，是手术困难的主要方面。有术者并没有将输尿管膝部完全解剖，但误伤输尿管的可能性增加，这是输尿管"见与不见"的矛盾，我们的经验是，尽量将膝部解剖、推离、标记，才能保证宫旁2 cm的切除范围。

难点之二：寻找子宫动脉的下行支。关键在于标记好输尿管膝部的位置，子宫动脉下行支在输尿管的内下方、宫颈旁，分离层次要准确。在准确的层次内，下行支是比较容易找到的；层次不对的时候，血管表面包裹着更多的组织，自然更难显露与寻找。

难点之三：确定宫颈切除的位置。病灶一般是＜2 cm的，术前进行磁共振阅片，判断病灶与宫颈内口的关系，可为切除位置的确定提供良好的参考。我们的经验是，插入宫腔通液管，球囊内注水后，向外牵拉，测量宫颈内口上方到宫颈外口的长度，将所测长度减去0.5～1 cm，为切除宫颈长度。用注射器针头于0°、3°、6°、9°分别标记后，环形切除，注意癌灶的位置，保证8 mm的无癌切缘。

难点之四：宫颈成形。充分消毒、冲洗宫颈横断面、阴道切缘后，更换器械。建议采用连续锁边缝合的方法，从宫颈管内口进针，宫颈边缘出针并将阴道切缘与宫颈外切缘缝合，如此连续锁边缝合一圈。优点：直视下缝合，不会导致宫颈管粘连；缝合后，宫颈创面外观与宫颈冷刀锥切术后连续锁边缝合一样，术后恢复好，宫颈组织是显露出来的，便于术后观察和宫颈筛查。

二、并发症及防治

1. 血管损伤。可发生腹腔镜下淋巴结切除术相关的大血管损伤，或打开输尿管隧道时子宫动脉损伤大出血。发生后者，可结扎子宫动脉主干止血，子宫动脉有侧支循环，结扎主干一般不太影响术后月经与生育。

2. 周围脏器损伤。可发生膀胱、输尿管、直肠损伤，以输尿管损伤最为严重。可术前经膀胱逆行输尿管插入发光输尿管指示灯，术中易于发现辨认输尿管。

3. 膀胱麻痹、尿潴留及尿路感染。同广泛性子宫切除术，与损伤盆腔自主神经有关。留置导尿 5 ～ 7 天，发生膀胱麻痹时，可行理疗、针灸、抗感染治疗。

4. 术后宫腔积血积脓。宫腔内防治，可扩张宫颈使积血排出并放置引流管。

5. 宫颈管狭窄。术后发生宫颈管狭窄，引起月经血不畅，可以应用宫颈扩张棒扩张治疗。

6. 宫颈功能不全，早产流产。晚期流产和早产发生率高是由切除宫颈后产生的解剖缺陷及绒毛膜炎引起。妊娠 12 ～ 14 周时行宫颈环扎对此有一定意义。

7. 术后宫颈癌复发。文献报道术后复发率为 0 ～ 8%，与经腹根治性子宫切除术相似。

（谢庆煌、郑玉华、黄晓斌、张汝坚、陈洁波、林燕平）

参考文献

[1] PIERRE KAMINA. 妇产科手术解剖图谱 . 龙雯晴，主译 . 北京：北京大学医学出版社，2008：135-148.

[2] 梁志清 . 子宫颈癌保留生理功能的微创手术治疗 . 中国微创外科杂志，2011，11（1）：27-31.

[3] 陆安伟 . 广泛性宫颈切除术的相关问题 . 第三届中欧妇科内镜高峰论坛论文集，2015：252-256.

[4] 谢庆煌 . 经阴道广泛性子宫颈切除术 . 中华医学会第六次全国妇科内镜及微创技术学术会议论文集，2013：46-64.

[5] 韩啸天，吴小华 . 广泛性子宫颈切除术的随访研究进展 . 中华妇产科杂志，2014，49（2）：155-157.

[6] 曹冬焱，杨佳欣，向阳，等 . 早期子宫颈癌患者行阴式子宫颈广泛性切除术的治疗效果及生育结局 . 中华妇产科杂志，2014，（4）：249-253.

第十二章　卵巢手术与生殖

卵巢手术是生殖外科领域的一项重要技术。卵巢是女性生殖所必需的独特器官，包含有限数量的卵子，卵子随着年龄的增大会逐渐减少，并且不能再生。卵巢手术的挑战在于减少创伤、保存卵子、防止粘连以保存生育力。最常见的卵巢手术包括穿刺取卵术、卵巢囊肿切除术、卵巢去扭转术、腹腔镜下卵巢打孔术。

第一节　辅助生殖的穿刺取卵术

一、适应证

1. 各种原因引起的不孕需要行体外受精和胚胎移植者。
2. 优生优育检查或研究。
3. 自愿捐赠卵者。

二、禁忌证

1. 急性传染病、生殖器炎症急性发作者。
2. 反复尿路感染不宜采用经膀胱阴道穿刺者。
3. 全身性疾病伴有严重出血倾向者。

三、器械准备

百级层流手术室，配有穿刺引导线的 B 超仪、阴道探头、取卵穿刺架、穿刺取卵针、一次性无菌试管、持续负压吸引器、恒温试管架、心电监护仪、电动手术床、各种急救药品、氧气等。

四、术前准备

1. 超声监测卵泡发育：为取得成熟卵子，需要监测卵泡发育。超声监测卵泡发育是简便有效的方法。当 1 个卵泡直径 ≥ 18 mm 或 2 个 ≥ 17 mm 时，给予注射 hCG 促使卵子的最后成熟。

2. 注射 hCG 后 36 小时内进行穿刺取卵。穿刺器械：①专用卵泡穿刺针：抽吸卵泡的穿刺针选择 16 G 或 17 G，要求腔大、壁薄且光洁度高。②负压吸引器：压力控制在 13.3 ～ 26.6 KPa。③超声导向设备：如实时超声显像仪、B 超阴道穿刺探头、穿刺架等（图 12-1-1）。

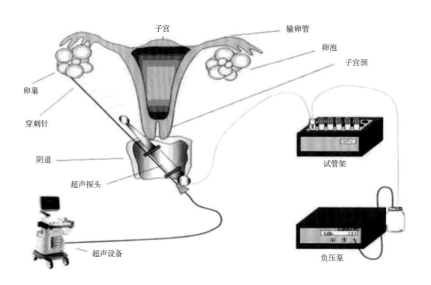

子宫　输卵管　卵泡　子宫颈　卵巢　穿刺针　阴道　超声探头　超声设备　试管架　负压泵

图 12-1-1　取卵手术所需设备

五、操作方法

1. 术前确认卵泡成熟，患者排空膀胱后取膀胱截石位，常规冲洗外阴、阴道并铺巾。

2. B超阴道探头涂上耦合剂后套上无菌薄膜套，装上穿刺架后置入阴道，检查盆腔情况及双卵巢情况，主要是观察双卵巢是否存在异常的排卵迹象、盆腔是否有异常的暗区或渗出卵泡液。

3. 检查穿刺针与负压仪的连接是否正常、负压是否恰当，调出 B 超显示屏上的穿刺诱导线并使其稳定在穹窿组织与将穿刺侧卵巢间最近的距离上，尽量避开子宫肌层、子宫颈及宫旁血管网，进针需快而准确。进针时，B 超探头相对固定或稳定，当穿刺针进入卵泡时，启动负压抽吸，针尖平面可以进行各角度的旋转，卵泡尽量显示出最大平面，以较彻底地抽吸每个卵泡的卵泡液，直至目标卵泡完全塌陷。

4. 一个卵泡的卵泡液抽尽后再将针刺入邻近较大的卵泡。如优势卵泡数少于 4～5 个，或有较多的未成熟卵泡，应采用双腔取卵针，必要时可用培养液多次冲洗卵泡腔并反复抽吸 2～3 次；如优势卵泡数超过 4～5 个，可用单腔取卵针，取卵过程中如发现取出的卵子数少于超声下所见卵泡数，应改用双腔取卵针，每个卵泡用培养液冲洗 2～3 次，以便获取更多的卵子，避免丢失现象。

5. 尽量穿刺所有直径大于 14 mm 的卵泡，位于同一穿刺线上的卵泡可由浅至深于 1 次进针内完成。对不同穿刺线上的卵泡，退针至卵巢表面，但不退出阴道壁，改变穿刺方向再行穿刺。一侧穿刺结束后再行另侧卵巢穿刺。

6. 穿刺结束时，将穿刺针退至体外。常规扫查盆腔，检查有无可能的内出血或血肿形成，以及穿刺点是否有出血。

第二节　保护生殖功能的卵巢囊肿切除术

卵巢囊肿是育龄妇女最常见的妇科疾病之一。女性可以选择接受卵巢囊肿的手术治疗，以减轻疼痛等症状或预防破裂等潜在的并发症。在这种情况下，必须权衡手术治疗的益处和卵巢储备减少的风险。

卵巢囊肿可分为两大类：功能性（生理性）或病理性。功能性囊肿是指作为卵巢正常排卵功能的一部分而发展的卵巢囊肿。因此，根据月经周期中不同时间，功能性囊肿可分为卵巢囊肿或黄体囊肿。几乎所有的女性都会在她们的一生中发育出一个功能性的囊肿。卵泡膜黄素囊肿也是功能性囊肿，可在妊娠期间因暴露于高水平的人绒毛膜促性腺激素而发展。相比之下，病理性卵巢囊肿与月经周期无关，并可进一步细分为良性或恶性实性囊肿。在育龄妇女中，几乎所有的卵巢囊肿都是功能性的或良性的。绝经前妇女良性卵巢囊肿恶变的总发生率为 1∶1000，在 50 岁后增加到 3∶1000。

卵巢囊肿多为良性，一般无特异性症状，多于体检时意外发现。部分患者可有月经紊乱、腹痛、绝经后异常子宫出血、腹胀等症状；个别患者会因扭转、破裂等表现为急腹症。

查体应包括颈部、锁骨上、腋窝和腹股沟淋巴结的检查。除了腹部和盆腔检查，对于有子宫内膜异位症的妇女，应考虑行直肠阴道检查。值得注意的是，盆腔检查对于检测卵巢囊肿的敏感性非常低（< 50%）。

对于有性生活史者，盆腔经阴道超声检查（TVUS）可能是诊断卵巢囊肿最有效的方法，可以初步判断囊肿良性、恶性或不确定性。超声检查评估囊肿的大小、朝向和特征，包括是否存在乳头状赘生物、分隔、壁结节或盆腔腹水。无性生活史或囊肿过大超出盆腔者也可选择腹部超声检查。彩色多普勒超声可以检测囊肿内部及周围组织的血流情况，但囊肿富含血流信号不是判定恶性的唯一因素，有条件时可以选择血管重建彩色三维超声。

当超声特征不典型或囊肿持续增大时，MRI 不仅能够提高诊断的特异性，而且还可鉴别特殊类型卵巢囊肿如畸胎瘤、子宫内膜异位囊肿和卵巢纤维瘤等。MRI 诊断恶性卵巢囊肿的敏感度为 96.6%，特异度为 83.7% ~ 94.0%。MRI 检查还能够鉴别判定"来源不明"盆腔肿物，如子宫肌瘤或腹膜后肿物等。

实验室检查主要是用于检查一些肿瘤标志物。目前临床上最常用的卵巢肿瘤标志物为癌抗原 125（CA125）、人类附睾蛋白 4（HE4）、甲胎蛋白（AFP）、癌抗原 19-9（CA19-9）、人绒毛膜促性腺激素（hCG）以及女性性激素。HE4 和 CA125 联合检测能进一步提高卵巢恶性肿瘤诊断的灵敏度和特异度。

卵巢囊肿的处理需结合患者年龄、家族史、有无生育要求及相关辅助检查综合判定。超过 2/3 的囊肿将在 3 个月经周期内自然消退，因此直径 < 5 cm 的单纯性卵巢囊肿可以行期待治疗，或者可使用复方口服避孕药来促进囊肿消退并防止新囊肿形成。

是否进行手术取决于许多因素。如果囊肿在影像学上表现为良性且无症状，则可进行期待疗法并密切随访。如果囊肿大于 10 cm，通常建议手术。手术干预的其他考虑因素包括缓

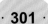

解症状和减少卵巢扭转的可能性，而卵巢扭转会使患者面临失去卵巢的风险。任何具有影像学和（或）实验室结果提示恶性肿瘤特征的囊肿都应由受过专业训练的外科医师进行手术治疗。有生育要求和青少年患者，治疗方式的选择须基于卵巢功能的保护。建议卵巢囊肿蒂扭转者尽早手术，术中尽量保留正常卵巢组织，即使卵巢外观变黑，也不推荐行卵巢切除术。

腹腔镜卵巢囊肿切除术是首选方法，步骤如下。

1. 在卵巢皮质和囊肿壁之间注射稀释的血管加压素（20 U/100 mL 生理盐水），通过水分离帮助形成手术平面（图 12-2-1）。这一步骤也有助于止血，并可最大限度地减少对电灼的需要，以免对皮层造成潜在的热损伤。

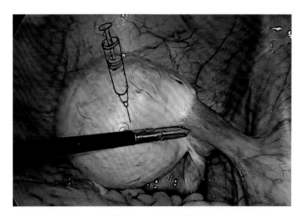

图 12-2-1　在卵巢皮质和囊壁之间注射血管加压素

2. 用冷剪刀、单极能量或激光在对卵巢系膜的一侧切开卵巢皮质直至囊壁，以避免损伤血管门（图 12-2-2）。切口的位置也应避免损伤输卵管伞端。重要的是要保留所有的卵巢皮质，以免减少卵巢储备，尤其在囊肿很大时，囊肿上的卵巢皮质会被拉伸得很薄。所有的卵母细胞都位于卵巢皮质，术中应尽量保存卵巢皮质。

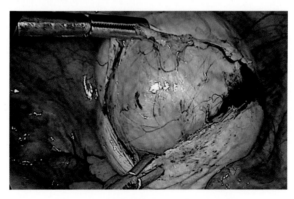

图 12-2-2　用单极钩切开卵巢皮质到囊壁

3. 切口应足够大，以便从卵巢中取出囊肿。避免使用过多的烧灼或电能损伤皮质，可使用钝性和锐性相结合的办法将囊肿壁从卵巢中剥离出来（图 12-2-3）。

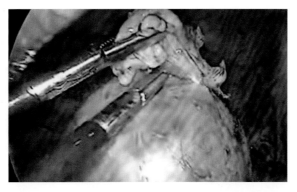

图 12-2-3　钝性和锐性相结合分离卵巢皮质与囊肿的间隙

4.应注意保持囊肿完整。如果囊肿破裂，设法缝合或将囊肿液包裹在后壁是很重要的，尤其是皮样囊肿，原因在于术后囊液可能会导致化学性腹膜炎。应使用生理盐水或乳酸林格氏液进行大量冲洗，以清除所有囊液。囊肿的脂肪内容物会浮到冲洗液的表面，容易识别。对于非常大的囊肿，通过抽吸囊肿内容物来减压可以促进囊肿与卵巢的分离。简单的囊肿可以采用腹腔镜注射针抽吸。子宫内膜异位或皮样囊肿的黏稠内容物，需要开 1 个约 5 mm 的口，将抽吸管或冲洗管插入囊肿腔进行抽吸（图 12-2-4，图 12-2-5）。

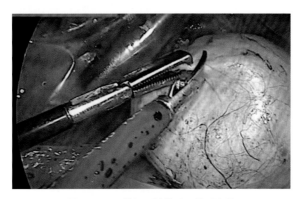

图 12-2-4　放入回纳袋后，剪开囊壁

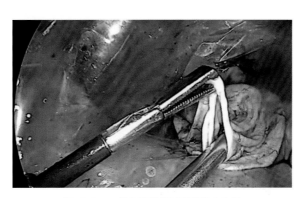

图 12-2-5　放入吸引管抽吸囊肿内容物

5. 尽量使用钝性剥离。钝性剥离是通过用抓取工具在卵巢组织和囊壁上施加牵引和反牵引来完成的，以便于从囊壁上剥离卵巢皮质，因此水分离可能也有帮助（图 12-2-6）。

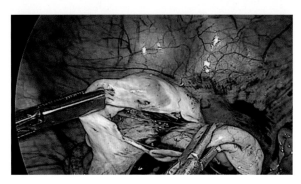

图 12-2-6　牵引和反牵引剥离囊肿

6. 囊肿从卵巢切除后，通过脐孔放入内窥镜回收袋中，如果囊肿仍然完好无损，则需要通过抽吸减压。扩大 Trocar 切口缝合后有压迫髂腹股沟或髂下腹神经导致术后疼痛的风险。

7. 在囊肿切除术后为达到止血而过度烧灼卵巢有损害卵巢储备减少的风险，应该避免。囊肿切除术中的一个关键步骤是找到囊肿和卵巢之间的正确平面。囊肿切除时在正确的平面进行解剖可以减少出血和卵巢损伤。另外，及时发现并找到创面的出血血管并及时正确的止血可以减少烧灼止血的必要。

8. 为了达到止血效果，双极能量比单极能量更好，原因在于其造成的热损伤更少。凝血应该尽可能少用。如果有明显的出血，通常见于卵巢缺损的底部，那么可以用缝合来止血而不是烧灼。如果使用缝合，则整个缺损不需要缝合，只要足以止血即可。各种止血剂也可以用来减少烧灼止血的应用。

9. 卵巢缺损愈合良好，无须缝合（图 12-2-7）。应该考虑减少术后粘连的形成。在手术完成时可以在卵巢周围包裹一层可吸收的氧化再生纤维素，这样在子宫内膜异位囊肿切除术后，粘连明显减少。氧化再生纤维素的局限性在于必须止血完全，原因在于血液会使其失效。

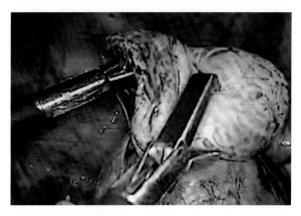

图 12-2-7　囊肿剥离后的创面无活动出血，无须缝合

10. 卵巢与子宫、肠管和盆腔侧壁的紧密粘连会增加手术的难度和风险，可以采用腹腔

微创时代的生殖外科手术图谱

镜下囊肿引流加电凝或激光切除囊肿壁。但Meta分析发现，与腹腔镜引流和囊肿壁切除相比，腹腔镜囊肿切除术与子宫内膜异位复发减少、疼痛复发减少以及更高的自然受孕率相关。

11. 子宫内膜异位囊肿更容易黏附在卵巢上。与非子宫内膜异位囊肿相比，子宫内膜异位囊肿采用囊肿切除术可以保留更多的卵巢组织。此外，与非子宫内膜异位囊肿相比，含有子宫内膜异位囊肿的卵巢的卵泡密度较低。子宫内膜异位囊肿的女性患者术前抗苗勒氏管激素水平也较低。另外，对子宫内膜异位囊肿进行囊肿切除术的另一个原因是为了获得明确的组织学诊断，因为患有子宫内膜异位囊肿的妇女卵巢癌尤其是透明细胞癌和子宫内膜腺癌的发病率明显较高。因此，应在体外受精（IVF）前去除子宫内膜异位囊肿，以改善卵巢对刺激的反应，促进卵泡发育和取卵，降低子宫内膜异位囊肿被刺破时发生脓肿的风险。

第三节　卵巢扭转的手术治疗

卵巢围绕其血管轴的部分或完全扭转称为卵巢扭转，卵巢扭转可以单独发生，也可以与输卵管一起发生，即附件扭转。在扭转过程中，卵巢的血液流动受损，从而增加了暂时性甚至永久性缺血性损伤的风险。因此，卵巢扭转被认为是妇科急症，需要及时诊断和治疗。

任何年龄的女性都可能发生卵巢扭转，但育龄女性更为常见。研究表明卵巢扭转的年发病率可能在 2.7% ～ 6%。然而，卵巢损伤的真实发病率不好估计，因为其明确诊断是在手术室进行的，而被误诊的患者可能不会进入手术室。扭转通常发生在卵巢极度增大时，最常见的原因是囊肿，一般来说，卵巢良性囊肿，如卵泡囊肿、囊性畸胎瘤或大于 5 cm 的囊腺瘤会增加扭转的风险。值得注意的是，超过 50% 绝经前卵巢扭转患者的卵巢外观正常。右侧卵巢扭转比左侧卵巢更常见，这是因为右侧盲肠和回肠相对于左侧固定的乙状结肠活动度大。此外，右侧输卵管系膜和子宫卵巢韧带被认为比左侧长，使卵巢和输卵管容易扭转。妊娠，尤其是在涉及卵巢刺激的辅助生殖技术（ART）后，会增加卵巢扭转的或复发的风险。取卵后卵巢扭转主要和取卵后药物刺激卵巢，造成卵巢活动过度有关，但也不排除是剧烈运动和体位突然改变等引起。卵巢扭转的其他风险因素包括输卵管囊肿和输卵管结扎术。

卵巢扭转的诊断是通过评估患者的病史、体格检查、实验室检查结果和影像学做出的临床诊断，不能单纯依靠影像学。明确的诊断是在腹腔镜下做出的。如果漏诊，卵巢可能坏死、功能丧失，并对生育能力造成极大的影响。诊断关键是在流向卵巢的血液受损之前做出诊断。扭转时，卵巢血管受压，静脉和淋巴首先受累，导致水肿，然后较粗的动脉壁也可受累。一旦动脉血流受损，卵巢就会出现进行性缺血，可能导致坏死、出血、感染或腹膜炎。根据卵巢水肿和（或）缺血的进展，患者可能会出现急性单侧腹部或盆腔疼痛。疼痛可能辐射到腰骶部，持续时间和严重程度会增加。在高达 70% 的病例中，卵巢扭转可能伴有恶心和呕吐。部分患者可出现发热、疼痛或全身性腹膜体征。鉴于这些症状和体征，应考虑与阑尾炎、肾结石、盆腔炎、异位妊娠、肠系膜淋巴结炎和肠胃炎进行鉴别诊断。

卵巢扭转体检可能会发现轻度发热和轻度心动过速。单侧可触及的触痛性附件肿块可能提示卵巢扭转。腹部检查可能会发现腹膜炎体征，如压痛及反跳痛。大多数常规实验室检查是正常的，尽管偶尔会出现白细胞增多或无菌性脓尿，但盆腔超声是早期诊断卵巢扭转的有效方式。单侧卵巢增大常见于大多数卵巢扭转患者。其他超声征象包括卵巢水肿、盆腔游离液体和扭转卵巢中的外周卵泡。受影响的卵巢可能会偏向扭转的一侧，并位于其正常位置的中间和上方。应用多普勒超声可以提高诊断的准确性。研究表明，卵巢增大和卵巢静脉多普勒血流信号的消失可能是卵巢扭转最精确的指标。但是大多数卵巢扭转患者只显示卵巢增大，而动脉和静脉多普勒血流信号正常。因此，正常的多普勒血流信号不能排除卵巢扭转的诊断，原因在于卵巢部分扭转时血流信号正常。值得注意的是，超声和多普勒成像的诊断准确性在很大程度上也受到超声操作者的影响，因此有时也使用 CT 和 MRI 来辅助诊断。

年龄、未来生育能力的保护以及并发卵巢疾病的风险是卵巢扭转手术治疗前应该考虑的重要因素。总的来说，卵巢扭转的外科治疗分为两大类——保守治疗和根治治疗。保守治疗需要卵巢复位，然后抽吸或切除相关卵巢囊肿等病变。相比之下，根治疗法包括卵巢切除伴或不伴输卵管切除。

卵巢扭转的治疗从用腹腔镜诊断和检查就开始了。根据卵巢大小和外科医生的偏好，可以使用传统的三孔腹腔镜（5～12 mm）。可以用钝头探针或非创伤性腹腔镜器械简单解开扭转的卵巢和输卵管（图 12-3-1～图 12-3-4）。尽管这项技术有使血栓扩散的理论风险，但研究表明，与去除扭转相关的肺栓塞风险仅约为 0.2%。值得注意的是，许多妇科医生可能被劝阻不要简单地解开深蓝色或坏死状的卵巢。然而，大多数缺血性卵巢在去扭转后 6 周后发现，卵巢外观、多普勒血流和卵泡发育正常。尽管在某些情况下可采用简单卵巢囊肿抽吸术后去除扭转，但这种处理策略有较高的复发率和再次手术的干预率。因此，大多数医生同意在卵巢囊肿去除扭转时进行卵巢囊肿切除术是理想的治疗策略，尽管卵巢水肿可能导致卵巢组织与囊肿的组织平面丢失，使得手术变得困难一些。

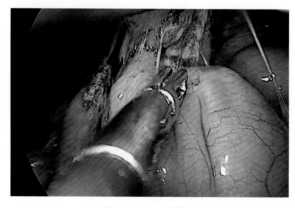

图 12-3-1　分离粘连

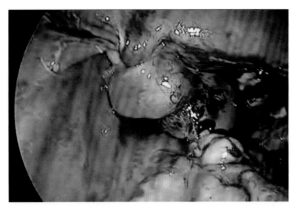

图 12-3-2 扭转的卵巢

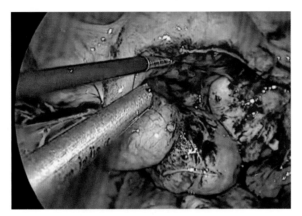

图 12-3-3 合并存在的卵巢囊肿

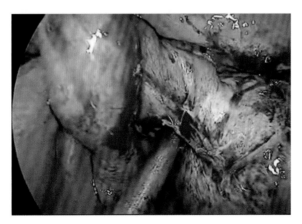

图 12-3-4 卵巢旋转一圈仍有扭转

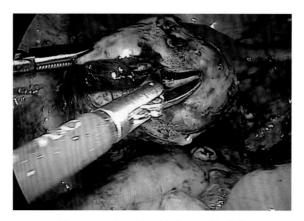

图 12-3-5　去扭转同时行卵巢囊肿切除术

卵巢去扭转同时行卵巢固定术是治疗儿科人群的选择，可以通过缩短子宫卵巢韧带，或使用永久性缝线将卵巢固定到子宫骶骨韧带或盆侧壁来完成。将卵巢固定在子宫骶骨韧带上的一个问题是有手术后性交困难的风险。如果卵巢固定在侧壁上，应注意避免损伤输尿管。任何儿科、青春期或生育年龄的女性都应尽一切努力保存卵巢。

第四节　治疗多囊卵巢综合征的腹腔镜下卵巢打孔术

腹腔镜卵巢打孔术是治疗多囊卵巢综合征导致不孕的一种方法。因部分多囊卵巢综合征患者无排卵，可导致不孕，如常规促排卵治疗无效果，则会在腹腔镜下进行卵巢打孔，利于改善内分泌失调的状态、恢复排卵，从而有助于生育。但此治疗方法，目前存有争议，并非对每个患者都有效，术前应根据其内分泌情况进行评估，且术后应根据内分泌状态，监测是否恢复排卵，从而达到受孕目的。

一、手术原理

1. 手术破坏了卵巢间质，使血清雄激素水平下降，降低了外周组织等芳香化为雌酮的底物浓度，因而重建了下丘脑和垂体的反馈机制，使 LH、FSH 比值恢复正常，恢复正常的排卵功能。

2. 雄激素水平下降，解除了对卵巢颗粒细胞的抑制作用，卵泡得以正常发育。

3. 术后循环中抑制素水平下降，解除了抑制素对 FSH 的抑制，LH、FSH 比值下降。

4. 术后改善了卵巢局部的血液供应，使促性腺激素浓度随血运增加而升高。多囊卵巢综合征患者不但不易受孕，受孕后早期流产率通常也较高（20% ～ 30%），其原因可能与血清高 LH 有关。腹腔镜下卵巢打孔术降低了血清 LH 浓度，术后流产率也相应降低。在诱发排卵前，调整多囊卵巢综合征患者的内分泌，特别是使持续高水平的 LH、T 水平下降，从而使多囊卵巢综合征患者内分泌接近正常水平，再诱发排卵，妊娠率明显升高。

二、手术步骤

1. 可在月经干净 3 ～ 8 天行腹腔镜手术，采用静脉全麻，在脐部做 1 cm 切口，形成气腹后进入镜体，左、右下腹部各作 1 个 0.5 cm 切口进入操作器械，镜下全面探查盆腔脏器，尤其注意观察双侧卵巢的大小、形态、结构。助手可用无损伤钳轻轻提夹卵巢固有韧带以固定及翻转，充分显露卵巢以便操作。

2. 术者用电针垂直于卵巢表面卵泡中央，根据卵巢大小，每侧打孔 4 ～ 5 个，并使其均匀分布，穿透皮质层 3 ～ 5 mm，孔的直径为 2 ～ 4 mm，可见卵泡液流出，边电灼边冲洗，使卵巢降温，每个点电灼 1 ～ 2 秒，电灼时间尽量缩短，以免热损伤卵巢组织。若无明显滤泡者，则电灼白膜增厚处。

3. 双侧卵巢打孔，每侧卵巢分别打 4 ～ 5 个孔，孔与孔之间距离约为 1 cm，并取少许卵巢组织备术后送病理检查（图 12-4-1）。

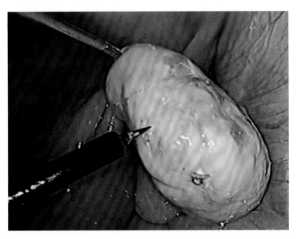

图 12-4-1　将增大的多囊卵巢放在反折的输尿管上支撑，单极针垂直插入卵巢表面，然后施加电流，每个卵巢打 4 ～ 5 孔

4. 术中观察出血情况，活动性出血点予以电凝止血，切勿电灼卵巢门附近以免影响卵巢血供。

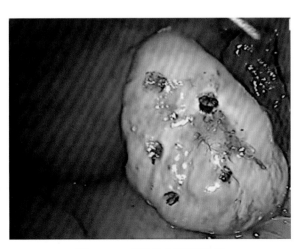

图 12-4-2　打孔结束后卵巢外观

5. 常规行双侧输卵管美蓝通液术，输卵管伞端闭锁者行伞端成形术，有内膜异位病灶者行电凝，盆腔粘连予以松解。

6. 术毕用 500 mL 生理盐水冲洗盆腔并吸净，卵巢表面涂布抗粘连药物（图 12-4-2）。

7. 打孔次数、能量设置、应用时机以及治疗一侧或两侧卵巢，尚无一致意见。卵巢打孔术的效果取决于传递给卵巢的能量和穿透深度。能量通过功率（瓦特）× 持续时间（秒）× 打孔次数来测量。

（左银花、马文敏）

参考文献

[1] GUILLAUME，LEGENDRE，LAURENT，et al. Relationship between ovarian cysts and infertility： what surgery and when? - ScienceDirect. Fertility and Sterility，2014，101（3）：608-614.

[2] American College of Obstetricians and Gynecologists. ACOG Practice Bulletin. Management of adnexal masses. Obstet Gynecol，2007，110（1）：201-214.

[3] MACKENNA A，FABRES C，ALAM V，et al. Clinical management of functional ovarian cysts： a prospective and randomized study. Hum Reprod，2000，15（12）：2567-2569.

[4] GRIMES D A，JONES L B，LOPEZ L M，et al. Oral contraceptives for functional ovarian cysts. Cochrane Database Syst Rev，2014.

[5] KHANZADEH S，TAHERNIA H，HERNANDEZ J，et al. Predictive Role of Neutrophil to Lymphocyte Ratio in Adnexal Torsion： A Systematic Review and Meta-Analysis. Mediators Inflamm，2022.

[6] HUCHON C，STARACI S，FAUCONNIER A. Adnexal torsion： a predictive score for pre-operative diagnosis. Hum Reprod，2010，25（9）：2276-2280.

[7] JALAL M，EL QASSEH R，YOUSSOUF N，et al. Healthy adnexal torsion in pregnancy： A case report. Int J Surg Case Rep，2022，100：107633.

[8] HERMAN H G，SHALEV A GINAT S，et al. Clinical characteristics of adnexal torsion in premenarchal patients. Arch Gynecol Obstet，2016，293（3）：603-608.

[9] MCWILLIAMS G D E，HILL M J，DIETRICH C S. Gynecologic Emergencies. The Surgical clinics of North America，2008，88（2）.

[10] SASAKI K J，MILLER C E. Adnexal torsion： review of the literature. Journal of Minimally Invasive Gynecology，2014，21（2）：196-202.

[11] JEGADEN M，RULLAUD M，DEBRAS E，et al. Innovations in surgery to perform an ovarian drilling. J Gynecol Obstet Hum Reprod，2022，52（1）：102499.

第十三章 男性不育的显微外科治疗

第一节 男性生殖系统的应用解剖

一、睾丸的血液供应

睾丸动脉起源于腹主动脉，在腹膜后的中间层下降，进入腹股沟内环。从腹主动脉开始，它穿过腰大肌和输尿管到达腹股沟环，进入精索。当睾丸动脉向睾丸下降时，分支成一条内动脉和一条睾丸下动脉，并进入一条通往附睾头的主动脉。这种分支的水平可能会有变化，有31%~88%的男性生殖系统病例出现在腹股沟管内（图13-1-1）。据报道，在56%的病例中，单支睾丸动脉进入睾丸，在31%的病例中有两个分支，只有13%的病例中有三个或三个以上分支，在显微精索静脉曲张结扎术中记住这点很重要。睾丸的血液供应主要来自睾丸动脉（精索内动脉），输精管动脉及提睾肌动脉（精索外动脉）。输精管动脉来自下腹动脉（髂内动脉）或膀胱上动脉（也是下腹动脉的一个分支）。提睾肌动脉来自腹壁下动脉。睾丸动脉是睾丸的主要血液供应。其直径超过输精管动脉和提睾肌动脉的总和。在睾丸动脉结扎的情况下，特别是在儿童中，虽然输精管动脉和提睾肌动脉可以代偿性提供充足的血液，睾丸动脉结扎仍会导致睾丸萎缩和/或无精子症。应该特别注意那些做过输精管结扎术的男性，因为他们的输精管动脉血管可能已被结扎。对于这类患者，在施行精索静脉曲张结扎手术时，应特别注意保护好睾丸动脉及提睾肌动脉。与人体内大多数静脉的模式不同，睾丸静脉大多数不与相应的动脉伴行。睾丸实质静脉要么汇入睾丸纵隔附近的一组静脉，要么汇入睾丸表面的静脉。这两组静脉相互吻合，并与输精管静脉形成蔓状静脉丛。蔓状静脉丛是一个睾丸静脉网，围绕睾丸动脉上行时相互吻合，允许逆热流交换，冷却睾丸动脉内的血流。最终，这些静脉在腹股沟管水平处相互汇合形成两个或三个静脉，然后它们形成一根静脉，向上流入右侧的下腔静脉和左侧的肾静脉，在精索静脉曲张的形成和发展中有重要的意义。

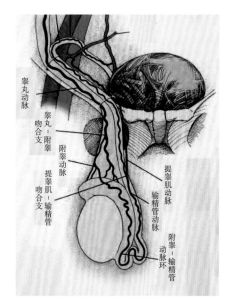

图13-1-1 睾丸、附睾及输精管的血液供应
（摘自 HINMAN F J R. Atlas of urosurgical anatomy. Philadelphia：Saunders，1993：497.）

二、附睾的血液供应

附睾有丰富的血液供应。附睾上动脉和中动脉来自睾丸动脉。附睾尾部（下极）的血液供应来自输精管动脉。附睾的两个主要血液供应形成广泛的相互联系，向上和向下流动，因此如果以前输精管结扎术结扎了输精管动脉，从睾丸动脉到附睾的血液供应就足够了。此外，在输精管-附睾吻合术或输精管吻合术中，可以将附睾从睾丸上游离到附睾头，结扎附睾下动脉和中动脉没有不良后果，只要附睾上动脉保持通畅，附睾的血液供应就足够了。

三、输精管的血液供应

输精管的血液供应有两个来源。输精管的精囊端（腹部）的血液供应来自输精管动脉。输精管的睾丸端从延伸至输精管的附睾下动脉相互连接处获得额外的血液供应。输精管的两种血液供应自由地相互吻合。输精管结扎术后，如果输精管动脉被结扎，输精管的睾丸端接受来自睾丸动脉和附睾动脉分支的全部血液供应，而输精管的精囊端接受来自输精管动脉的全部血液供应。输精管不接受来自提睾肌动脉的血液供应，也不接受来自脐部的任何其他血管的血液供应。因此，如果输精管在两个不同的位置被切断或阻塞，中间的输精管段将由于缺乏血液供应而纤维化。如果在同一条输精管上同时进行两次输精管吻合术是不安全的，中间段会有缺血纤维化的风险。

四、输出小管

精子和睾丸液通过 7 ～ 11 个细小的输出小管排出睾丸外。这些管道在离开睾丸时变得错综复杂，形成附睾头。在这个层次上，它们可以自由地相互吻合，在附睾头的输精管端汇合，形成一条从头-体结合处一直到输精管的附睾管（图 13-1-2）。因此，如果附睾意外损伤或在附睾头的输精管端结扎，那一侧的整个附睾管道系统将完全阻塞。在进行附睾手术或附睾附近手术时，这是一个重要的考虑因素。鞘膜积液切除术是一种常见的外科手术，可导致医源性附睾损伤。在长期存在的大量鞘膜积液中，附睾常常向外张开，难以辨认。使用手术显微镜和鞘膜积液透照有助于避免损伤附睾、输精管和睾丸血供。进行鞘膜积液切除术时，应允许附睾有足够的切缘。睾丸扭转固定术也可能导致附睾的意外损伤，手术中穿过附睾体部或尾部的附睾小管的单针缝合将导致该侧的完全阻塞，因为在头部水平有多个输出小管，用于精子抽吸的单个小管的穿刺不会显著影响精子流入附睾体部。然而，在附睾头的输精管端的任何穿刺都可能导致人为的梗阻。

微创时代的生殖外科手术图谱

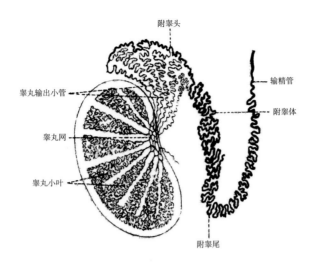

附睾头

输精管

附睾体

睾丸输出小管

睾丸网

睾丸小叶

附睾尾

图 13-1-2　睾丸、附睾、输精管、输出小管解剖示意

五、射精管

左侧和右侧射精管在前列腺小囊水平处进入前列腺尿道。射精管阻塞会导致无精子症。经尿道射精管切除术（transurethral resection of the ejaculatory duct，TURED）可以解除梗阻。TURED 不是一个简单的手术，因为它偶尔伴随着严重的并发症。正常情况下，射精管包含一个防止尿液返流到射精管的类似阀门的机制。TURED 手术后，很大比例的男性发生了尿道外腺管反流，引起化学性和 / 或细菌性附睾炎。

第二节　显微外科睾丸切开取精术

一、显微镜睾丸取精的适应证

1.非梗阻性无精子症患者（如克氏综合征、Y 染色体微缺失等）需通过显微镜下获取精子，并进行冷冻保存，以便用于行 ICSI 治疗。

2.梗阻性无精子症患者，不愿进行复通手术或复通手术失败。

3.睾丸过小的无精子症患者，常规睾丸穿刺取精难以获取精子。

二、显微镜睾丸取精的禁忌证

生殖道急性炎症、严重系统性疾病、性传播疾病、怀疑睾丸肿瘤、凝血功能障碍、其他不能耐受手术的情况。

三、手术方法及操作步骤

1.在全麻或硬膜外阻滞麻醉下，左手握紧睾丸至皮下，选阴囊中缝直切口或单侧阴囊直切口，右手持刀，逐层切开阴囊皮肤、皮下、肉膜、睾丸鞘膜脏层、睾丸鞘膜壁层，达睾丸白膜。

2. 在低放大倍数显微镜下（放大 6 ～ 8 倍）沿睾丸赤道面在白膜无血管区切开白膜，注意保护白膜下血管，可绕行（图 13-2-1）。

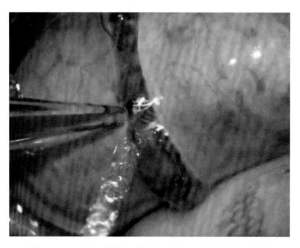

图 13-2-1　沿赤道线切开睾丸白膜，避开白膜下血管

3. 两把蚊式止血钳夹持睾丸白膜及少量睾丸组织，用力均匀地向两侧撕开，暴露睾丸赤道切面，少量出血可以先不止血，因烧灼会破坏生精小管，导致辨识困难（图 13-2-2）。

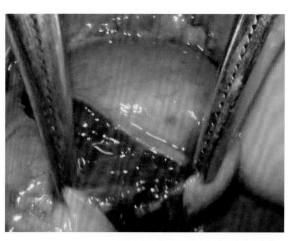

图 13-2-2　两把蚊式止血钳夹持白膜和睾丸组织，均衡用力向两侧撕开

4. 调节放大倍数，在放大 16 ～ 25 倍显微镜下小心分离解剖曲细精管，左手中指在白膜下顶起睾丸组织，拇指和食指按压住睾丸组织表面，保持足够的张力；右手持显微镊避开血管划开睾丸组织，暴露曲细精管。按先中极，再上下极；先浅面，再深面的顺序，逐一暴露曲细精管，深面直达白膜为止。双极电凝止血（图 13-2-3）。

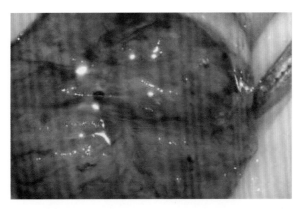

图 13-2-3　暴露的睾丸赤道面，分区分层搜索

5.在立体显微镜（放大 16～25 倍）下很容易区别曲细精管有无精子发生：可能存在精子发生者的曲细精管较粗，白色，不透明。发现这样的曲细精管后将其剪断，放在盛有精子培养液（Vitro Life）的培养皿中机械粉碎，置显微镜下（放大 400 倍）寻找精子（图 13-2-3，图 13-2-4）。

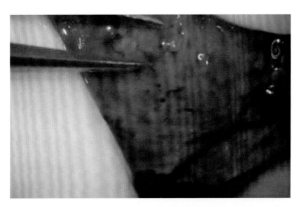

图 13-2-3　不同的组织病理采取不同的策略，克氏综合征患者在一堆间质增生中发现管样结构

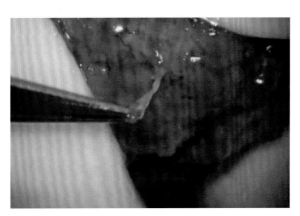

图 13-2-4　夹持管样结构，游离足够长的生精小管，撕脱，剪开，放入培养液

6.若在显微镜下找不到粗大的曲细精管,可在睾丸的不同部位随机切取一些曲细精管,处理后在显微镜下寻找精子。现有的研究结果显示,选取的生精小管直径在110 μm时,获得的精子基本上可满足临床需要(图13-2-5)。

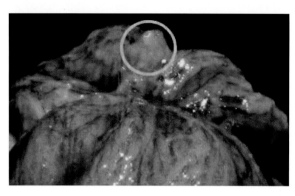

图 13-2-5　无明显差异的曲细精管,随机活检的曲细精管(圆圈处为取下的曲细精管堆积在一起)

7.若术中寻找到足够的精子即可结束手术,否则需要继续寻找整个睾丸甚至对侧的睾丸,但一侧未找到,在对侧找到精子的概率仅增加10%。

8.采用6-0的可吸收线间断或连续缝合睾丸白膜后(图13-2-6),将睾丸装回鞘膜内,间断缝合鞘膜。初学者常常因为未缝合鞘膜导致睾丸还纳阴囊困难。

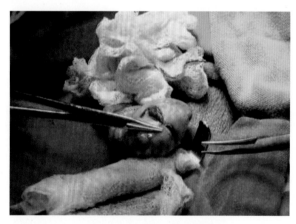

图 13-2-6　缝合睾丸白膜

9.逐层缝合肉膜、皮下至皮肤。阴囊皮肤皱褶多,常采用垂直褥式缝合皮肤,以防皮肤内卷影响愈合。

第三节　显微镜下精索静脉曲张手术

一、精索静脉曲张概况

精索静脉曲张（varicocele，VC）是男科临床常见疾病之一，是一种血管病变，指精索内蔓状静脉丛的异常扩张、伸长和迂曲，因其相关的阴囊疼痛不适、不育与睾丸萎缩等，尤其是对生育的影响，受到广泛关注。精索静脉曲张通常见于左侧，占77%～92%，双侧约为10%（7%～22%），单纯发生于右侧的少见（1%）。精索静脉曲张的患病率根据评价方法不同而有所区别，在普通男性人群中患病率为10%～15%，在原发性男性不育中为30%～40%，在继发性男性不育中为69%～81%，在精液异常男性中约为25.4%。本病在青春期前的患病率为9%～26%。国内报道，6～19岁青少年精索静脉曲张总患病率为10.76%。

睾丸及附睾静脉汇集成蔓状静脉丛，经三条路径回流：①在腹股沟管内汇成精索内静脉，沿腹膜后上行，左侧精索内静脉呈直角汇入左肾静脉，右侧精索内静脉在右肾静脉下方约5 cm处呈锐角汇入下腔静脉，直接汇入右肾静脉者为5%～10%；②经输精管静脉汇入髂内静脉；③经提睾肌静脉至腹壁下静脉，汇入髂外静脉。原发性精索静脉曲张发生与下列因素有关：①静脉瓣有防止静脉血反流的作用，当精索静脉瓣缺如或功能不良时可导致血液反流；②精索静脉壁及其周围结缔组织薄弱或提睾肌发育不全；③人的直立姿势影响精索静脉回流。左侧精索静脉曲张较右侧常见，可能原因为：①左侧精索内静脉行程长，呈直角汇入左肾静脉，静脉压力较大；②左肾静脉在肠系膜上动脉与腹主动脉之间受压，影响左侧精索内静脉回流甚至导致反流（称为"胡桃夹"现象）；③精索内静脉瓣缺如更常见于左侧（左侧约40%，右侧约23%）。继发性精索静脉曲张可见于左肾静脉或腔静脉瘤栓阻塞、肾肿瘤、腹膜后肿瘤、盆腔肿瘤、巨大肾积水或肾囊肿、异位血管压迫等。

1. 精索静脉曲张对生育的影响。目前认为，精索静脉曲张导致男性不育的机制与精子质量异常积缩小、睾丸灌注减少及睾丸功能障碍等方面有关。但引起不育的确切机制迄今尚未完全清楚，一般认为可能与下列因素有关：①睾丸内温度增高；②缺氧；③肾和肾上腺代谢物逆流；④活性氧损伤；⑤睾丸微循环障碍；⑥一氧化氮（NO）机制；⑦其他原因，包括生殖毒素增加、抗氧化物水平增高、DNA聚合酶活性降低、存在精子结合免疫球蛋白、抗精子抗体等综合病理生理学变化，可能最终导致睾丸生精障碍及睾丸功能逐渐减退，从而导致不育症。综上所述，精索静脉曲张所致的睾丸生精功能异常是一个错综复杂的病理过程，很可能是多种因素共同作用的结果。此外，精索静脉曲张还可能损害附睾功能，影响精液质量。

2. 精索静脉曲张对疼痛的影响。精索静脉曲张阴囊疼痛的发生率为2%～10%，其发生机制尚不清楚，可能与曲张的静脉牵拉压迫髂腹股沟神经和生殖股神经的感觉支、血液停滞在精索静脉中引起温度升高和组织缺血等有关，这些因素使伤害感受器激活产生神经冲动由脊髓内的神经通路传到脊髓后角，又通过中后侧的脊髓丘脑束向上传到大脑而引起疼痛。

3. 精索静脉曲张对雄激素的影响。精索静脉曲张对雄激素的影响存在争议，有研究认为精索静脉曲张患者的血清睾酮水平降低，也有研究结果持不同意见。多个研究报道，精索静脉曲张患者经手术治疗后可提高血清睾酮水平。

二、精索静脉曲张手术适应证

同时具备以下 3 个条件：①存在不育；②精液质量异常；③女方生育能力正常，或虽患有引起不孕的相关疾病，但可能治愈（推荐）。女方患有明确不孕疾病，男方精液质量异常伴有精索静脉曲张者，经过 1 ～ 2 个辅助生育周期未成功，其原因为精卵结合异常导致，可以考虑行精索静脉曲张手术，等待男方精液质量改善后再继续辅助生育（可选）。有文献报道，精索静脉曲张术后，可能提高辅助生育的成功率。虽暂无生育要求，但检查发现精液质量异常者可考虑行精索静脉曲张手术（可选）。精索静脉曲张所伴发的相关症状（如会阴部或睾丸的坠胀、疼痛等）较严重，明显影响生活质量，经保守治疗改善不明显，可考虑行手术治疗（可选）。Ⅱ度或Ⅲ度精索静脉曲张，血清睾酮水平明显下降，排除其他疾病所致者可考虑行手术治疗（可选）。

三、手术方法及操作步骤

1.切口：选择外环下切口，长 2 ～ 2.5 cm（图 13-3-1）。腹股沟外环下显微镜下精索静脉曲张修复术的失败率和并发症发生率最低。腹股沟外环下显微镜下精索静脉曲张修复术是目前修复的最佳选择。

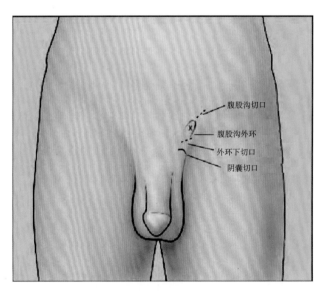

图 13-3-1　外环下切口

2.患者仰卧，双臂外展。手术过程中坐或站的体位取决于外科医生的偏好。手术椅可提供远端手臂稳定和胸部支撑。

3.沿朗格线切口，位于腹股沟外环下方。切口的大小要考虑到睾丸拖出不受阻碍。在双侧病例中，标记切口很重要，以确保两侧对称性。偶尔有单纯右侧精索静脉曲张者，手术标记可以避免右侧左切或左侧右切。用弯钳分开 Camper's 及 Scarpa's 筋膜。手指探入切口，沿精索方向上下游离精索周围组织（图 13-3-2）。

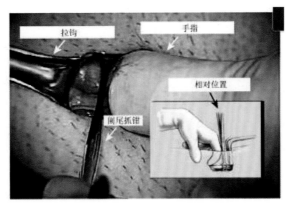

图 13-3-2　手指、拉钩、Babcock 钳的相对位置

4. Babcock 钳钳夹精索，将精索拖出伤口外。打开精索外筋膜和提睾肌，于切口的顶点预置缝线方便定位（图 13-3-3）。

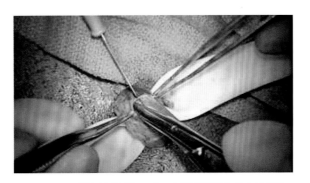

图 13-3-3　提出精索到切口外，打开提睾肌和精索外筋膜

5. 显微镜下看清输精管及周围血管，分离输精管鞘与精索之间的无血管间隙，穿过橡皮条，将输精管及输精管神经血管束压在胶条下（图 13-3-4）。

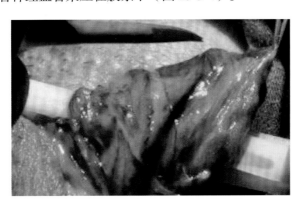

图 13-3-4　调高放大倍数，看清输精管及周围血管，保护输精管及输精管神经血管束

6. 观察动脉搏动位置，根据不同的搏动可以将精索粗分为几大块。另外，也可以大致了解在打开的平面有几支动脉需要保护。随着操作的进行，有些动脉可能会有痉挛，此时观察

的动脉的分支数是最接近真实的。

7.应用多普勒探头可以获得最佳效果，应注意多普勒探头尖端和下面组织之间的冲洗溶液。应避免对多普勒探头施加任何压力（图 13-3-5）。

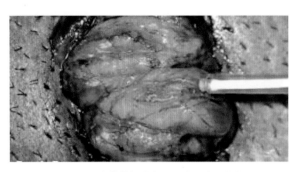

图 13-3-5　多普勒探头查明动脉及分支的位置

8.在接近动脉之前，通常有一些大的界限不清的静脉需要分离。外科医生应选择 1 ～ 3 个易于分离的扩张静脉先行结扎，这样可以更好地暴露动脉血管和应用多普勒超声进行探测。如果没有多普勒超声，可用持针钳挑起动脉，然后略微降低，看血管内的动脉搏动情况予以确认。有时动脉痉挛，则需要应用罂粟碱等血管扩张剂扩张血管，恢复动脉的搏动（图 13-3-6、图 13-3-7）。

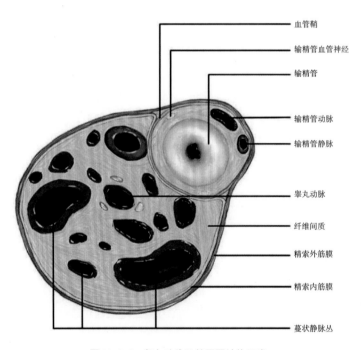

血管鞘

输精管血管神经

输精管

输精管动脉

输精管静脉

睾丸动脉

纤维间质

精索外筋膜

精索内筋膜

蔓状静脉丛

图 13-3-6　睾丸动脉及其周围结构示意

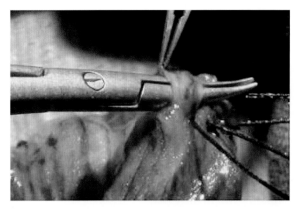

图 13-3-7　挑起血管再放松，查看有无动脉血管内血液的搏动

9. 精索内静脉分布在一层薄薄的黏附膜上，该膜也包含一个微小的淋巴管网络。为了保护这些结构，应使用显微镊牢牢抓住静脉，同时将显微持针器的尖端压在静脉壁上，直接向下扫动。周围的薄膜层就会裂开，从而将静脉剥离干净。在静脉两侧重复类似的动作，直到血管下方形成隧道。通过这种方式，可以将静脉与其他附着结构分离，尤其是其静脉下方的一些小动脉。

10. 动脉通常被密集的小静脉丛所包围。小静脉互连常形成"X"和"H"模式，因此见到"X"和"H"模式的静脉丛几乎总提示静脉下面有动脉。

11. 动脉常呈银红色小结构；然而，动脉的视觉识别既不敏感也不特异。千万不要用镊子提抓任何可疑的动脉。相反，可以使用显微镊提抓动脉周围的静脉结构，并可提供对显微持针器的张力和反张力。静脉丛应结扎并分开，直至充分暴露其下方的动脉。通过让显微持针器慢慢张开以扩展解剖动脉周围组织来建立动脉周围间歇。将显微持针器的尖端放置在动脉的任一侧，并沿血管轴线进行张合运动以避免损伤动脉（图 13-3-8）。

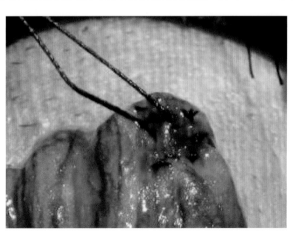

图 13-3-8　动脉的确认及保护

12. 同样，外科医生可以抓住周围的静脉残端，以提供提拉精索的反作用力。显微持针器可以在距离动脉几 cm 以外的地方穿出，将动脉及其周围组织都抬高观察，轻轻抬起后，

抽出显微持针器，使这些额外的周围组织从持针器尖端滑落。重复该动作，直到只有动脉留在显微持针器上，此时可以观察到干净的动脉壁和动脉搏动（图 13-3-9）。

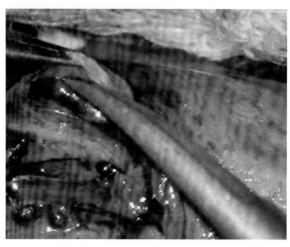

图 13-3-9　拎着静脉拨动脉，动脉表面干净的动脉壁及血管搏动

13. 结扎所有精索内静脉，保留所有精索内动脉。结扎平面应该一致，因为这些血管容易混淆（即同一血管可能被结扎多次，这增加了不必要的手术时间）。在这部分手术结束时，外科医生应使用中指抬高精索，然后将精索展开并拉至指尖，全面检查是否有任何残留的静脉结构（图 13-3-10），这些常是复发的根源，应仔细检查并结扎。

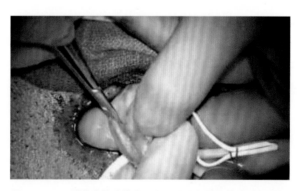

图 13-3-10　将整个精索放在手指上检查是否有静脉结构残留

14. 结扎所有的提睾肌静脉，至少保留一支提睾肌动脉。应保留至少 2 ～ 3 条淋巴管，以防止术后鞘膜积液。淋巴管结构管腔内具有透明的液体，而血管壁具有特征性扇形结构或可见其中的红色血液（图 13-3-11）。

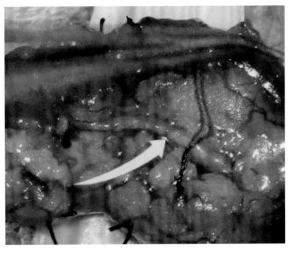

图 13-3-11　静脉结扎后扩张的淋巴管（黄色箭头处）

15. 拖出睾丸以显示引带静脉仍然存在争议。早期的研究表明，这种侧支系统是精索静脉曲张复发的罕见原因，认为应该利用这些血管来进一步提高治疗结果。在目前的实践中，仍然拖出睾丸。即使精索静脉曲张不是由引带静脉侧支引起的，它们只是结扎精索内外静脉后静脉压升高的"通气口"，结扎这些通气口也会进一步增加静脉压，当再次结扎观察精索时，可以发现以前未发现扩张的精索内静脉或精索外静脉。因此，结扎引带静脉后再次巡视精索，发现并结扎可疑扩张的静脉，可以显著降低精索静脉曲张修复术的失败率（图 13-3-12）。

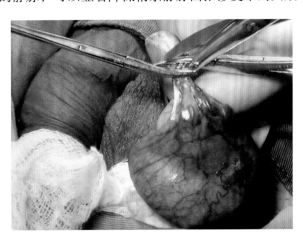

图 13-3-12　拖出睾丸，结扎扩张的引带静脉

16. 在将睾丸放回阴囊之前，必须确保充分止血。在结扎术结束时，当挤压睾丸上方的精索时，在结扎平面的远端应该可以感受到强烈的波动。波动的缺乏说明还有静脉没有结扎到，应该再次对精索进行检查，直到确信除了输精管静脉以外的所有静脉结构都已结扎切断。挤压操作也可以发现需要用双极烧灼或进一步结扎来处理的出血部位。手术结束前，精索应达到"骨骼化"（图 13-3-13）。

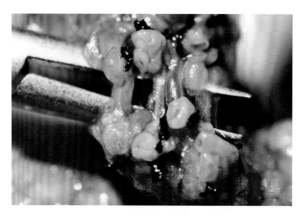

图 13-3-13　手术结束前，"骨骼化"的精索，包括动脉、神经和淋巴管

17. 可以缝合精索外筋膜以重建解剖平面并覆盖暴露的睾丸动脉。可以用 5-0 可吸收缝线间断缝合 2 ~ 3 针即可。关闭 Scarpa's 和 Camper's 筋膜。皮下缝合，皮肤通常可用皮内缝合以使切口美观。

第四节　显微镜下输精管—输精管吻合手术

一、适应证

梗阻性无精子症，输精管结扎术后复通。

二、手术操作及步骤

1. 常规给予所有患者围手术期预防性使用广谱抗生素，任何阴囊内感染对患者都可能是毁灭性的打击，对复通手术的成功产生灾难性的后果，并使未来的手术或再次尝试的复通手术变得特别困难。

2. 应在充分的麻醉情况下进行手术，当患者处于镇静或睡眠状态时，通过更好的检查，可以评估输精管间隙在精索中的位置、间隙的长度、可能的夹子或扎带、精子肉芽肿的存在与否、大小及其他病理情况（包括先前出血、感染或先前复通失败导致的精索增厚和硬结、附睾囊肿、鞘膜积液、鞘膜或精索肿块等），为更精确的制定手术方法提供参考。

3. 必须评估每一侧的解剖结构和输精管结扎术后的变化，以确定切口的大小和位置，以及判断小切口是否合适。如果发现小切口方法不合适，那么可以根据需要扩大或延长切口。常用的单个中线垂直阴囊切口可以为行输精管附睾吻合术或更近侧的探查提供便利。

4. 确定输精管结扎的部位：从上至下触诊整个输精管，在拇指和食指之间轻轻感觉是否有间隙、金属夹、结扎线、轻微变薄或增厚，以明确输精管结扎的部位，有时结扎点附近有粘连的组织或脂肪，较易发现。

5. 无法识别输精管结扎术的部位：在极少数情况下，输精管切除术后的输精管缺损或瘢痕可能无法识别。如果没有明显的不规则或畸形方便识别，那么可以通过手术显微镜观察输精管的全长，看是否有输精管结扎术缝线的残留，有时在显微镜下可以见到黑色或蓝色的小点，提示结扎的部位。另一个技巧是寻找任何可能附着在输精管上的脂肪或附着在输精管外膜上的其他组织，如果这种脂肪可以轻轻地从输精管上梳理下来，通常可以看到结扎线或输精管结扎的部位。有时输精管结扎术的位置在非常深的回旋输精管中，甚至在切除的附睾尾部的一个小楔形区中。更困难的是，一侧结扎在回旋输精管，对侧输精管结扎位置在大多数输精管结扎术通常采用的中直输精管的位置。如果输精管结扎术的部位仍难定位，可以拖出睾丸，可能会看到输精管结扎术的部位在回旋的输精管或附睾远端很低的地方，此时需要打开鞘膜检查附睾远端。一般情况下，如果发现输精管结扎术的部位在阴囊很高的地方，就在腹股沟管的下边，马上移动到对侧，看看输精管结扎术的位置是否也在同样的地方。如果是，可以先吻合这一侧，吻合后回到最初的那一侧，就知道结扎部位在哪里。如果仍然无法定位输精管结扎术的部位，并且患者有疝修补、睾丸固定、睾丸扭转、其他腹股沟或骨盆手术的病史，此时需要重新查看病历，并仔细复查患者的腹股沟切口，检查输精管结扎术是否是在腹股沟处进行的。

6. 少数情况下，可能找不到输精管结扎术的部位。如果不能确定一侧或两侧的输精管结扎术部位，那么可以只在能肯定的一侧进行复通手术，术后再看单侧输精管复通的效果决定是否加做另一侧手术。另一种方法是当时不进行复通，而是建议患者进行腹腔镜评估。检查腹部端和睾丸端输精管的通畅性，看看是否有近端或远端的阻塞可能，定位输精管结扎术的部位。如果对侧的腹部输精管开放且健康，但存在附睾梗阻，已知或推测存在腹股沟梗阻，且同侧无附睾梗阻，则可以进行经阴囊中隔的交叉吻合术，将对侧输精管的腹部长段穿过中隔，与健康睾丸上方的睾丸端输精管或附睾吻合。

7. 保护好输精管：在横切输精管之前，将输精管固定在近端和远端。尖端锋利的巾钳或输精管固定钳可以很好地固定输精管，尽可能地沿着精索上下夹持输精管和输精管周围组织（图 13-4-1）。

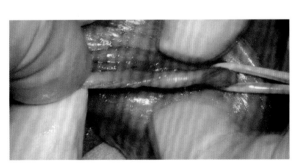

图 13-4-1　游离固定梗阻部位上下的输精管

8. 注意在显微镜下应用巾钳夹持输精管及输精管周围组织，避免无意中损伤输精管周围血管。在处理输精管时，夹持的输精管及周围组织可以保证输精管断端不会缩回。如果没有适当地固定输精管，可能造成输精管缩回很深，寻找输精管断端非常困难，手术将变得异常复杂。尤其是当一个小血管正在大量出血并扭曲正常解剖结构，使得定位和钳夹出回缩的血管更加困难。因此，在整个复通过程中需要将输精管钳夹固定在原位，只有在已经确认没有出血，吻合完成后才能解除钳夹固定。不能直接在输精管上或附近使用电灼以保护输精管周围的血液供应，仅使用双极电凝控制血管出血，但不要在输精管横断面或管腔处使用。输精管周围的小血管可以用不可吸收的缝线，如5-0到7-0的尼龙线结扎。最好避免在输精管上或附近使用可吸收缝线，因为缝线材料的组织反应和炎症再吸收过程可能会影响到邻近组织和输精管，理论上可能会增加输精管内炎症和瘢痕的风险。尽量不要骨骼化输精管，不要试图通过剥离或去除输精管外膜来使输精管骨架化，以暴露出更干净、更原始的输精管。这种操作可能使吻合更容易，更美观，但实际上增加了缺血性瘢痕形成的风险。为了维持关键的输精管血液供应，在整个复通手术过程中，让外膜组织保持完整并黏附在输精管上直至横断的地方是至关重要的。在进行二次复通手术时，常常会在吻合部位的上方和 / 或下方看到一段输精管闭锁，这与第一次手术时这段输精管的血液供应受损有关。

9. 输精管横断：处理输精管结扎部位瘢痕上方和下方的输精管不仅仅是切除梗阻的输精管和瘢痕，更关键的是使用正确的工具和最好的技术，以尽量减少创伤，确保理想的解剖结构，使吻合技术更容易，成功率更高，并尽量减少并发症。在两把输精管固定钳之间，使用锋利的刀片横断输精管，轻轻用力向下拉动刀片，避免锯切、前后摇摆运动，可取得满意的效果。使用新鲜、干净的刀片时，很容易一次完成，如果刀片只是部分切断输精管或感觉到刮擦、拖拽，则提示刀片变钝了或正在切开瘢痕，需要更换新刀片。有时刀片碰到金属夹子也会变钝，更换刀片或清洗掉碎屑及凝块后，重新切割输精管 1 或 2 mm（图 13-4-2）。

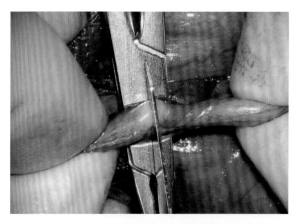

图 13-4-2　使用新的、干净的刀片或手术刀切断输精管

10. 输精管瘢痕 / 肉芽肿的去留：只要有可能，应尽量切除输精管结扎部位的瘢痕和邻近的残余组织，不要在新的吻合部位附近留下炎性肿块。必须小心切除肉芽肿，因为肉芽肿内的血管很多。保留输精管结扎部位瘢痕的唯一理由是有多条大血管穿过密集的输精管周围瘢痕，或者在输精管两断端之间有一长段非常小的瘢痕。

11. 输精管横断后，通过手术显微镜仔细检查腹腔端和睾丸端输精管的截面是很重要的，以确保有一个干净、健康、没有瘢痕或不规则的输精管截面。理想的输精管断面是内腔位于切面的中心，具有圆形、对称的"靶心"肌层，黏膜边缘清晰，呈典型的"牛眼"征（图13-4-3）。

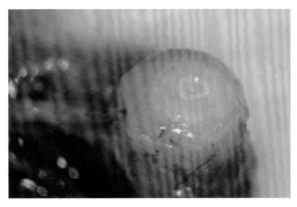

图13-4-3　输精管切面呈典型的"牛眼"征

12.确认腹腔端输精管通畅：确认腹腔端输精管通畅最常用的技术是输精管生理盐水推注。为此，只需用5 mL注射器套上24号小儿头皮针的尖端，通过手术显微镜插入腹腔端输精管管腔。将1～3 mL肝素化盐水或林格氏溶液轻轻推注到腹腔端输精管内腔。如果液体推注到管腔内时容易推动，证明腹腔端输精管通畅且没有堵塞。多数情况下，液体很容易流动，不必用力推动液体。有时液体虽会流动，但速度很慢。如果液体不容易推入腹腔端输精管，而是在试图将液体推入管腔时反喷，则表明堵塞在腹股沟或盆腔段。此时可将斑马导丝的钝端插入腹腔端输精管，一是探明堵塞的部位；二是小的或松散的堵塞可以即刻疏通。在使用斑马导丝之前，注意在手术显微镜下检查它的末端，确保它不是锋利的或有角度的，否则当它通过时，可能会刮伤脆弱的黏膜。如果头端是尖锐的，在将斑马导丝插入腹腔端输精管之前，须将其尖部重新切割并磨平。如果在通过导丝时遇到阻塞，使导丝无法进一步通过，则抽出导丝，并测量从输精管口到导丝末端的长度，以定位阻塞的水平，最常见的堵塞部位通常在腹股沟区。也有医师更喜欢进行染色输精管造影，通过24号小儿头皮针导管将2～3 mL稀释的靛蓝胭脂红以1:10的比例注入腹腔端输精管，注入后从膀胱插入导尿管以获得尿液，尿液染色证实输精管通畅。在第二侧重复这一步骤增加了挑战，即在第一侧的先前输精管造影中，膀胱中已经有了染料，但有时仍可以看到颜色加深或推注无阻力也可证明通畅。也可以用2～3 mL稀释的水溶性造影剂进行正式的输精管造影，以确认和定位梗阻部位。

13.输精管液体分析：输精管液的分析是最关键的一步，这一步经常被许多实施输精管再通术的医师所忽视。从大体和微观两方面获取的信息是决定进行输精管吻合术（vasovasostomy，VV）还是输精管附睾吻合术（vasoepididymostomy，VE）的依据。对输精管液体特性的认识不足可能采取错误的手术方式，损害患者的利益，也不符合外科医师的客观标准。一些医师仅根据梗阻时间长短和液体总量做出假设，或者使用其他参数作为所采用手术方式的理由。还有一些医师对每个患者都采用双侧VV。目前的共识认为，给患者做复通手术前，医师有责任用显微镜分析一下输精管内的液体，以决定是行VV还是VE。患者只有接受正确的手术

第十三章　男性不育的显微外科治疗

· 327 ·

方式，才有可能获得最大的成功机会。观察并记录睾丸端输精管管腔内输精管液的颜色、浓度和体积。通常输精管液体的特性保持不变，但也可能会有颜色、稠度或体积的变化。例如，刚开始时输精管液体量可能很少，然后在复通手术过程中，输精管液体量逐渐增多，变得中等甚至丰富。输精管液体量可描述为无、最小、轻度、中度和重度。输精管液的颜色分为透明、浑浊、白色、黄色或棕色。输精管液体的稠度可分为水状、乳状、黏稠状或糊状。仅凭输精管液体的某一特性不能决定是否进行 VV 或 VE，需要综合分析。例如，发现睾丸端输精管内乳脂状的白色液体，大概率可能是较高位的附睾梗阻，结果却在显微镜下发现液体中有完整的精子。

14. 精子观察：输精管横断后，大多数情况下，液体会从睾丸端输精管腔流出。只需将无菌玻璃的末端轻轻擦在睾丸端输精管的横断面上，从管腔中获得一小滴输精管液，迅速将载玻片递给巡回护士，立即贴上盖玻片，这样水滴就不会变干，仍然可以看到精子，但对精子活力的观察有影响。如果观察结果对 VV 不利，不要急着只看一张片子，要多看几张片子，毕竟 VV 的成功概率会比 VE 高很多。有时候开始可能只会看到精子的碎片，但在吻合过程中，可以见到精子部分或有尾部的精子甚至整个活动精子。如果第一张载玻片没有显示有精子或精子部分的足够证据，建议在液体流出时多检查几张载玻片。最重要的是要慢慢来，不要匆忙，因为目标是找到最好的精子，以便进行 VV。如果确实没有看到完整精子或精子部分，证明管道是不通的，此时需要选择进行 VE。理想状况是医师或助手可以在手术室相邻的实验室显微镜下寻找精子或精子部分。一些医师更喜欢自己看涂片，而另一些医师则会请男科实验室技术员帮忙看。经常可以见到的是，医师找不到精子或精子部分，正在考虑进行 VE 时，男科实验室技术员可以识别罕见的完整精子，有时甚至是活动精子或部分尾部精子，改行成功率更高的 VV 手术。

15. 精子冷冻保存：手术时，如果认为输精管液体在液体量、精子数量和活动力这三个关键参数中是可储存的，并且患者要求储存，那么通过 24 号导管针将输精管液体抽吸到装有人输卵管液（human tubal fluid，HTF）的 1 mL 注射器中，并将其注入装有 0.5 mL 温热 HTF 的无菌试管中。当从输精管中吸出足够的液体后，将试管传递给实验室技术员进行分析，以确定是否可储存足够的精子，或者是否需要抽取更多的输精管液体。如果可以，按操作常规将精子进行冷冻保存。

16. 缝合方式选择：改进的单层缝合最容易进行，花费的时间更少，并且使用的缝线更少，因此更经济，在经验丰富的医师手中成功率也高。双层缝合技术要求更高，需要更多的技巧来精确地对合黏膜层及肌肉层。多层（三至四层）吻合包括输精管外膜及输精管周围组织，要求更精确的解剖吻合，成功率最大但耗时更多，技术要求更高。以下以普遍采用的双层吻合技术为例，介绍输精管吻合的基本步骤。

17. 标记吻合点：标记吻合点非常有助于保持输精管的方向，实现更精确的吻合。标记吻合点最困难的是需要找到一个好的标记笔，并保持生产和质量控制的一致性。多数情况下，即使是来自同一制造商和供应商的相同产品，尖端的精细程度和标记的难易性也会存在巨大差异。在标记之前，用棉签擦干输精管表面非常重要。通常等距放置六个点，从 12 点钟位置开始，在 6 点位置标记后，每边等分成 3 段，在 12 点钟位置放置双点以保持方向（图 13-4-4）。除了六个点，同时标记圆圈突出黏膜边缘。

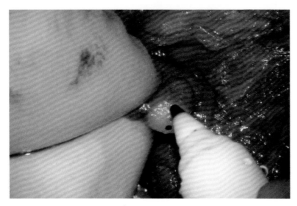

图 13-4-4 　擦干输精管，在横断面做标记，12 点钟位置可以用 2 个点表示区别

18. 检查输精管腔，确保黏膜边缘可见、干净且健康。如果需要，应该能够轻松地将微型光滑的钳子尖端插入管腔内，并轻轻打开，以便更好地观察管腔内 1 mm 或 2 mm 的位置，剪掉多余的黏膜防止堵塞管口（图 13-4-5）。

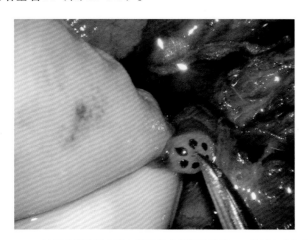

图 13-4-5 　钝而光滑的钳尖插入管腔轻轻扩张输精管口，剪掉多余的黏膜

19. 对合固定输精管的两断端：为了使吻合操作变得容易，应用 Goldstein 对合钳靠拢固定输精管两断端，使断端彼此接近，以消除张力（图 13-4-6）。任何复通最困难的方面往往是对合，输精管两断端的对合及输精管断端与附睾小管的对合都是复通手术最耗时的环节。

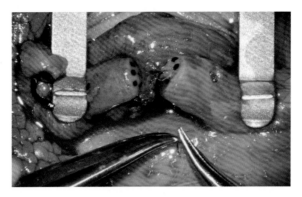

图 13-4-6　Goldstein 对合钳靠拢固定输精管两断端

20. 缝合输精管第一针：采用单针 10-0 缝合线，首先 10-0 尼龙缝线在睾丸端输精管 2 点位肌层 1/3 进针，向输精管管腔内缝合，然后在腹腔端输精管 10 点位由管腔内向 10 点位肌层 1/3 穿出（图 13-4-7）。

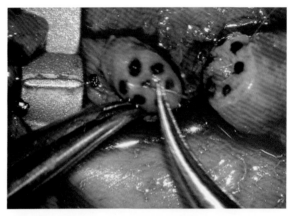

图 13-4-7　吻合第一针的穿行路线

21. 缝合输精管第二针：单针 10-0 缝合线从睾丸端输精管 6 点位肌层 1/3 进针，向输精管管腔内缝合，然后在腹腔端输精管 6 点位由管腔内向 6 点位肌层 1/3 处穿出（图 13-4-8）。

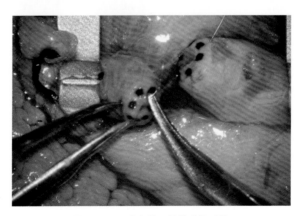

图 13-4-8　吻合第二针的穿行路线

22. 缝合输精管第三针：单针 10-0 缝合线从睾丸端输精管 4 点位肌层 1/3 进针，向输精管管腔内缝合，然后在腹腔端输精管 8 点位由管腔内向 8 点位肌层 1/3 处穿出（图 13-4-9）。

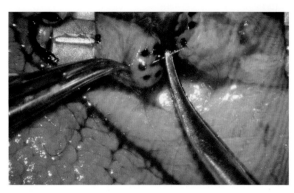

图 13-4-9 吻合第三针的穿行路线

22. 打结前面 3 针的顺序：首先打结第三针缝线（4 点到 8 点），然后打结第 1 针缝线（2 点到 10 点），最后打结第二针缝线（6 点到 6 点）（图 13-4-10）。

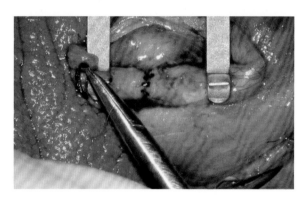

图 13-4-10 首先打结第三针，然后第一针、第二针

24. 翻转 Goldstein 对合钳，开始缝合后面 3 针（图 13-4-11）：将 Goldstein 对合钳翻转后，后面的 3 针变得与前面的缝合一样。首先，从睾丸端输精管 2 点位肌层 1/3 进针，向输精管管腔内缝合，然后在腹腔端输精管 10 点位由管腔内向 10 点位肌层 1/3 穿出（图 13-4-12）。然后从睾丸端输精管 6 点位肌层 1/3 进针，向输精管管腔内缝合，然后在腹腔端输精管 6 点位由管腔内向 6 点位肌层 1/3 处穿出（图 13-4-13），最后从睾丸端输精管 4 点位肌层 1/3 进针，向输精管管腔内缝合，然后在腹腔端输精管 8 点位由管腔内向 8 点位肌层 1/3 处穿出（图 13-4-14）。

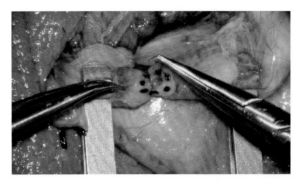

图 13-4-11 翻转 Goldstein 对合钳，开始缝合后面 3 针

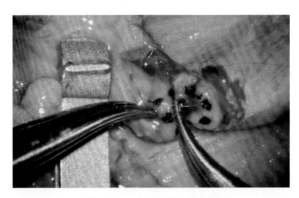

图 13-4-12 后面第一针走行

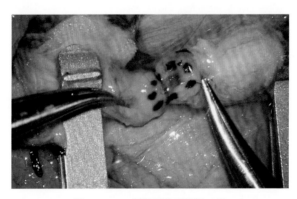

图 13-4-13 开始缝合后面第二针

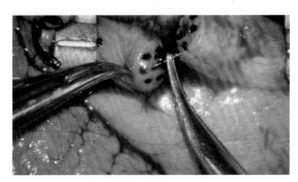

图 13-4-14 后面第三针走行

25. 打结顺序同上，先打结中间再打两边（图 13-4-15）。

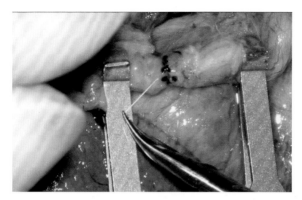

图 13-4-15　首先打结后面第三针缝线，然后第一针、第二针

26. 缝合注意事项：缝针应包括内腔边缘内 1 ～ 2 mm 的黏膜，并在大约 1/3 的肌层处穿出。冲洗并放置，但不要急于打结。等 3 针缝合好后，重新检查缝线和内腔，以确认缝线没有无意中挂住黏膜后壁或与另一根缝线交织在一起。最后冲净管腔再按顺序打结。

27. 中间肌层缝合：用 9-0 针缝合中间肌层时，将每根缝线由外向内然后由内向外缝合和打结。按间隔 1 mm 向两边逐步缝合。滚动输精管缝合，以暴露剩余的未对合肌层。和所有的缝合一样，在打结前用生理盐水冲洗是很重要的，这样可以去除任何碎片、残留的精子或血凝块。注意 9-0 针的针尖不要穿过黏膜内缝线（图 13-4-16、图 13-4-17）。

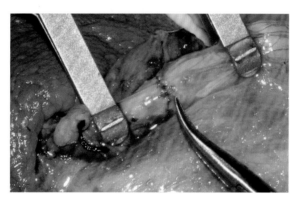

图 13-4-16　翻转 Goldstein 对合钳，前面输精管外层缝合后

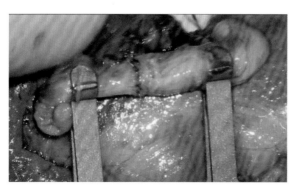

图 13-4-17　翻转 Goldstein 对合钳，后面输精管外层缝合后

28. 输精管周围组织层用 7-0 尼龙缝线缝合，将边缘拉在一起，防止下面的吻合口受到任何张力，并为修复提供良好的血液供应。根据输精管的直径和有多少外膜组织可用，可能需要 1 层或 2 层的 6 ～ 12 条缝线。同时结扎任何正在出血的小血管不宜使用电凝。一侧输精管吻合术完成后，需要通过显微镜再次检查是否有出血，并将输精管放回阴囊内。然后在对侧重复这些步骤。

29. 缝合切口：当两侧完成后，皮下组织注射局部麻醉剂，然后再次检查是否有出血，如果发现出血，需缝合处理。用 4-0 维乔线缝合皮下组织，2-0 的可吸收单线皮内缝合。然后涂抹杆菌肽软膏，并在切口上压迫 5 分钟，伤口上放冰袋 10 分钟。

第五节　显微镜下输精管—附睾吻合术

一、适应证

显微外科输精管—附睾吻合术是男科最具技术挑战性的显微外科手术之一，需要高度精细的显微外科技术才能获得良好的效果。这些技能很难仅靠理论学习，需要定期训练和一定的天赋才能完善，而且很快就会消失，所以并不适合"偶尔"进行显微手术的泌尿外科医师。目前的双针端侧套叠吻合是大多数顶级复通专家最喜欢采用的方法。当输精管液的大体和显微分析显示没有精子、没有陈旧或退化的精子头而只有"雪样"碎片时，应进行输精管—附睾吻合术，而不考虑梗阻的持续时间。这种精子或精子部分的缺失与更高位的附睾管梗阻一致，阻碍了精子流入输精管。选择何种技术进行输精管—附睾吻合将取决于外科医师的技能和经验，以及附睾梗阻后的解剖结构和附睾管的粗细。虽然最常用的是端侧纵向双针输精管—附睾吻合术，但如果附睾小管粗长，也许 3 针端侧技术更合适。在有经验的医师手里，可以期望获得 70% ～ 90% 的成功率。

二、手术方法及步骤

1. 检查附睾：拖出睾丸并打开鞘膜后，检查并触诊睾丸，注意其大小、质地和方向，或是否有任何不规则形状、粘连或瘢痕。这很重要，以确保没有睾丸肿块，硬结区域可能代表一种未知的睾丸恶性肿瘤。接下来检查附睾，寻找可能定位附睾阻塞部位的任何发现，包括任何有颜色改变的区域（棕色、黑色或黄色）或可触及的硬结。寻找扩张的小管及小管内液体的颜色。小管内的液体可以是透明的、浑浊的，或者是白色、黄色或棕色。任何粘连、附睾囊肿或瘢痕都可能对输精管—附睾吻合术带来更多的挑战。

2. 腹腔端输精管的准备：尽量在鞘膜内游离输精管，应用输精管分离钳和输精管固定钳钝性分离并固定输精管与精索。输精管睾丸端一般游离至输精管弯曲段开始的地方，输精管腹腔端一般游离 3 ～ 4 cm，有保留输精管脉管及结扎输精管脉管两种手术方式，对手术效果没有明显的影响。切断输精管时，要获得整齐平直的输精管断面，可以采用新的干净的刮胡刀片，在两把输精管钳之间切断输精管。测试腹腔端输精管通畅与否时，可以采取半切开输精管，以便于不通时重新吻合（图13-5-1）。

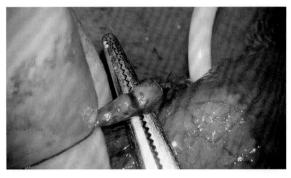

图 13-5-1　半切开输精管，露出输精管管腔，取液体分析有无精子

3.腹腔端输精管通畅性测试：在显微镜直视下，插入24号小儿头皮针，推注生理盐水无阻力后推注美兰，查看尿液有无染色。有染色说明腹腔端输精管通畅。若无染色及推注有阻力，可以插入斑马导丝，测量梗阻部位及疏通轻微的梗阻（图13-5-2）。

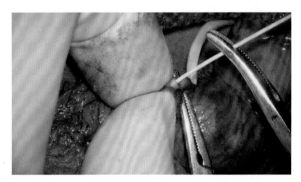

图 13-5-2　腹腔端输精管插管测试梗阻部位

4.如果远端输精管通畅，采用不保留血管的手术方式，则需要结扎输精管断端的输精管动静脉（图13-5-3）。

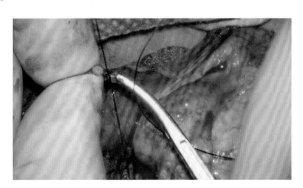

图 13-5-3　结扎切断的输精管动静脉

5.输精管标记：棉签擦干切断的输精管断面，标记4点，分别记号为2点位、4点位、

8 点位及 10 点位（图 13-5-4）。

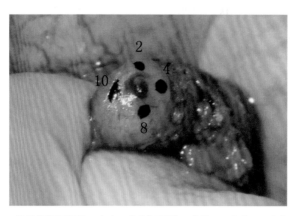

图 13-5-4　输精管断面标记 4 个点，分别记号为 2 点位、4 点位、8 点位及 10 点位

6. 确定附睾切开区域：移动腹腔端输精管，轻轻向附睾头部方向拉动，看它"自然"地沿着附睾移动可以到达附睾的哪个部位而不会过度紧张。然后定位睾丸的位置，这样就可以看到输精管末端与附睾对齐的位置。用记号笔标记确定一个可以采用的附睾管区域，在这个区域以内手术就不会有张力过高的问题，在这个区域以外手术就会有张力过高或睾丸过度抬高的问题。

7. 选择合适的附睾管：通常选择一个好的附睾管需要多年反复实践的经验。即使有时认为理想的附睾管也可能里面根本没有精子，因此被迫在附睾管上方几毫米处重新寻找和准备一个或多个附睾管，直到找到一个具有可接受的液体特征和可用的物理特征的附睾管。理想的附睾液应包含完整的、活动的精子，并具有良好的液体量。尽管大多数人没有考虑液体量的影响，但一些初步的回顾性研究表明，从切开的附睾小管流出中度到丰富的液体量的病例，手术预后更好。与那些可以看到精子的附睾管相比，附睾液的良好流动性更可能保持套叠小管的开放和通畅。理想附睾管应包含浑浊至白色、水样、中等至丰富的液体，直径大，附睾管中可见完整的、能动的精子，通常位于附睾尾段中部至近端，与准备吻合的腹腔端输精管平行（图 13-5-5）。

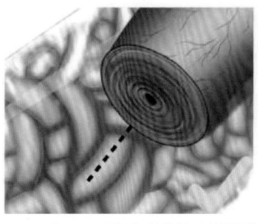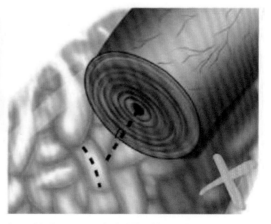

图 13-5-5　寻找目标附睾管应与腹腔端输精管平行，避免使用垂直于腹腔端输精管的附睾小管

8.选择附睾管的六个因素包括：①直径，较大口径的附睾管在技术上更容易处理，并且更容易套叠到腹腔端输精管的腔内。附睾管的位置越高管径越细，在用于输精管—附睾吻合术时往往更脆弱、更具挑战性。②位置，大多数情况下，会在附睾的远端或尾部发现阻塞部位，但有时也可能在中段附睾管都没有发现精子，阻塞就可能位于附睾的更高处，甚至附睾的头部。理想的结果是梗阻部位尽可能位于附睾的下方，以允许更多的精子成熟。③方向，至关重要，理想的附睾管应该是直的，平行排列，并与准备吻合的腹腔端输精管成一直线，以便切开的附睾管容易被拉起并套叠入输精管管腔，注意避免使用垂直于腹腔端输精管的附睾小管（图13-5-5）。④附睾液的外观，附睾液的颜色、黏稠度和体积。在附睾梗阻部位的下方通常看到白色乳脂状液体，在附睾梗阻部位的上方通常看到清澈至浑浊的液体。⑤附睾液的显微镜下观察，寻找到完整的能动或不动的精子或有部分尾巴的精子表明切开部位的上方精道是通畅的。理想的附睾液应包含完整的、能动的精子。如果没有精子或只有退化的头部或短节尾的精子，就需要向上重新寻找一个新的附睾管，可能发现更好一点的精子。⑥腹腔端输精管的长度，切断的输精管在没有任何张力的情况下能够容易地到达附睾的哪个位置，这个位置决定了能考虑的最远端附睾管的位置。

9.以下两种情况需要重新寻找附睾管：①从切开的附睾管流出的附睾液在显微镜下没有发现精子或精子部分，表明梗阻可能位于更高位的附睾。②附睾管的开口在附睾管的一侧，明显偏离中心，不规则或过长，这将使开口部分延伸到套叠的外部造成漏精。最常见的原因是，在剥离覆盖的粘连组织时，过度切开或切除附睾病变时，附睾管撕裂。许多人可能需要几次尝试才能找到一个可以接受的满意的附睾管。但是，越往上走，附睾在精子进入输精管之前就越不成熟。这可能是术后尽管有满意的精子数量，但是精子活力不足的原因。

10.附睾管处理：在高倍手术显微镜下，通常通过透明到不透明的附睾被膜观察附睾管。大多数情况下，可以看到附睾管的直径大小和附睾管里面液体的颜色。如果附睾管上面有厚的或致密的瘢痕，暴露附睾管会非常困难。如果附睾被膜内有明显的血管，也会非常困难。此时需要仔细寻找最好的附睾管，在没有血管覆盖的附睾被膜上开窗。用显微镊提起附睾被膜，用尖端最细的眼科剪非常轻柔地划开附睾外被膜，以便附睾被膜窗口与附睾管及准备吻合的腹腔端输精管成一直线。然后，在手术显微镜的最大放大倍数下，沿着标记线准确地打开附睾被膜，用眼科剪的一叶钝性地分剥组织，以释放和暴露下面的目标附睾管。通常用拇指和食指轻轻捏紧窗口正下方的附睾，使选择的附睾管从其他相邻附睾管中稍突出，有利于以后的套叠（图13-5-6）。

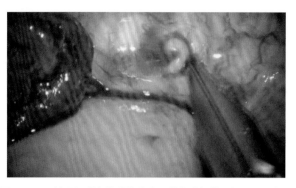
图 13-5-6　使目标附睾管稍微突出于其他附睾管，便于以后套叠

11. 附睾管撕裂的处理：附睾管很容易撕裂，特别是如果附睾管非常脆弱或管周有瘢痕的时候。有时附睾管可能与其上面的附睾紧密粘连，导致轻微的外力也会对所选附睾管造成损伤。即使是用三角形棉垫擦拭或轻拍附睾管的简单动作也足以撕裂附睾小管，使附睾管的开口粗糙且通常位于在附睾管的侧面，不能用于吻合。此时即使附睾液的流动性良好，这种撕裂也会使特定的附睾管无法用于吻合，因此必须在附睾上方几毫米处重新识别和梳理出一个新的目标附睾管。

12. 附睾管的切开：有两种主要的技术在附睾管上开窗，各有利弊。第一种也是最常用的技术是将两个分开的 2.5 英寸（6.35 cm）10-0 尼龙短缝合线的 70 μm 针部分穿过目标小管，使针彼此平行并与小管平行，在小管两侧向外延伸，中间有一个小管桥。然后用 5 mL 15 度微眼科刀片的尖端纵向切开针之间的附睾小管弓。然后将针从组织中抽出，使缝合线长度的一半位于附睾小管的两侧。这种技术的优点是附睾小管通常保持饱满和扩张，因此更容易精确放置两个缝合针。缺点是在拉缝线时很容易造成附睾小管撕裂或者有时缝线会相互缠结，甚至被不经意地拔出。这种技术的另一个缺点是，如果附睾液体中未见精子或精子部分，则需要将两个针头退回，然后重新缝合。若多次反复可能会导致精密的 70 μm 针头出现问题。另一种方法，是用非常精细的显微剪刀在目标小管弓部切除一个小的纵向椭圆的窗口，然后将两个分开的 2.5 英寸（6.35 cm）10-0 尼龙缝线的 70 μm 针纵向穿过小管，放在附睾管开口的侧面。这样做的好处是，如果发现附睾液不满意，就不必缝合。这种技术的缺点是，在切开附睾管后小管会塌陷，因此许多人会发现更难准确地将 70 μm 的针穿过切除椭圆侧面的附睾管。

13. 关闭废弃的、不可用的附睾管：需要关闭任何打开但无法使用的附睾管。可以用低能量双极电凝闭合任何处理过的附睾管，或在小管中用 9-0 缝线缝合及 7-0 尼龙线 8 字缝合覆盖的被膜。注意记录从附睾管流出的液体的体积、颜色和黏稠度，以及可能需要打开的每个附睾管。有时，附睾液最初可能较多，然后变得很少。液体可以是透明、浑浊、白色、黄色或棕色。

14. 一旦切开附睾管，将无菌玻片的轻轻粘贴附睾管，获得一滴液体用于显微镜分析。分析附睾液以寻找精子或精子部分，可以由男科医师或实验室技术员在邻近的显微镜下进行。

可以让胚胎实验室做这个分析以便外科医师继续做手术，而不必停下来花时间看片。一旦看到精子或精子部分，就可以继续进行吻合。如果有完整的精子，甚至只有部分尾巴的精子，这种附睾液体也是可以接受的，这表明输精管道是通畅的。有些医师只会在看到整个精子时才使用该处小管，另一些医师则需要附睾液体中看到完整的、可活动的精子。看到完整活动的精子时注意冷冻保存。

15.输精管与目标附睾管的对合：输精管—附睾吻合术最困难的方面就是设置套叠位置。找到并把输精管与附睾管对合及固定是最耗时的部分。VE 最具挑战性的一个方面是获得足够长的腹腔端输精管，并固定输精管，以便能够在没有任何张力的情况下将输精管与附睾管对合靠拢，这是减少术后并发症的主要方法。当腹腔端输精管在输精管结扎术瘢痕上方横切时，尽可能保留腹腔端输精管的长度是很重要的。诀窍是尽可能靠近输精管缺损，同时不要有任何明显的输精管损伤或输精管结扎术留下的瘢痕。很多时候，第一个挑战是为 VE 准备和定位腹腔端输精管。一旦准备好输精管并将其固定在接近目标附睾管的附睾被膜上，后面的步骤就会简单得多。如前所述，找到正确的附睾管可能是输精管—附睾吻合术中非常耗时的一部分。目标是在最佳位置找到最理想的附睾管，具有良好的小管内液体特性如液体体积和精子。

16.通过鞘膜及附睾被膜固定输精管：用微型止血钳抓住横断的腹腔端输精管周围的外膜或通过鞘膜隧道抽出输精管。及时控制（缝扎）在附睾被膜开窗时发现的任何出血点，而不是等到以后可能更难看到出血点的时候。固定输精管外膜和浅肌层。在 3 点钟和 9 点钟位置，用9-0尼龙缝线将输精管外膜缝合到附睾开窗被膜的边缘，以防止对修复造成任何张力，并将腹腔端输精管的断面定位到欲切开的附睾管。理想情况下，腹腔端输精管的正面应该位于欲切开的附睾管的正上方。

17.将输精管固定在附睾被膜上：一旦确定腹腔端输精管与欲切开附睾管的相对位置，用9-0尼龙缝线在输精管6点位置从肌层进针输精管被膜穿出，附睾被膜缘由被膜下进针穿出附睾被膜，避免损伤被膜下的附睾管。仅缝合一针，使腹腔端输精管有更大的自由度（图 13-5-7）。

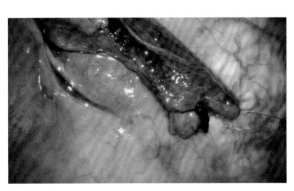

图 13-5-7　定位输精管与附睾管的相对位置

18.吻合第一针：10-0尼龙缝线从 4 点位输精管肌层 1/3 处缝向输精管管腔，在管腔内距离边缘 1 ～ 2 mL 处穿出。所有的针都应该在肌层的内 1/3 和外 2/3 的交界处穿出。预先标记的微点有助于准确进针和出针（图 13-5-8）。

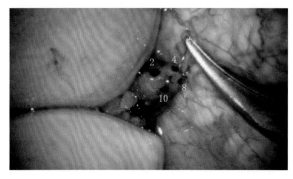

图 13-5-8　首先 4 点位由输精管肌层 1/3 处进针，缝向输精管管腔内

19. 吻合第二针：10-0 尼龙缝线从 8 点位输精管肌层 1/3 处缝向输精管管腔，在管腔内距离边缘 1 ～ 2 mL 处穿出。所有的针都应该在肌层的内 1/3 和外 2/3 的交界处穿出。预先标记的微点有助于准确进针和出针（图 13-5-9）。

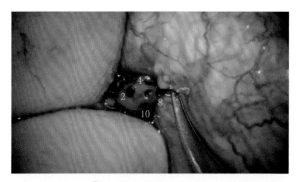

图 13-5-9　然后 8 点位由输精管肌层 1/3 处进针，缝向输精管管腔内

20. 吻合第三针：反转针尖，4 点位缝线横向缝合到附睾管，注意垂直进针，直视下可见针沿附睾管的长轴穿过附睾管（图 13-5-10）。

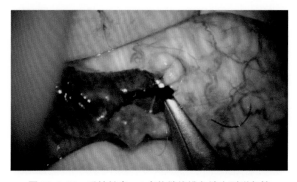

图 13-5-10　反转针尖，4 点位缝线横向缝合到附睾管

21. 吻合第四针：反转针尖，8 点位缝线横向缝合到附睾管，注意垂直进针（13-5-11）。

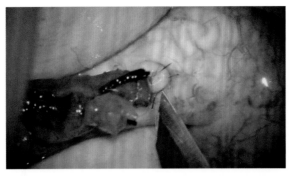

图 13-5-11　反转针尖，8 点位缝线横向缝合到附睾管，与 4 点位缝针平行

22. 在两针之间切开附睾管：可使用挑切的办法。也可以使用尖镊提起剪刀开窗，但需要极高的稳定性，否则容易破坏附睾管。证实有精子或精子部分后，小心轻柔顺针的曲度拔出缝针（图 13-5-12）。

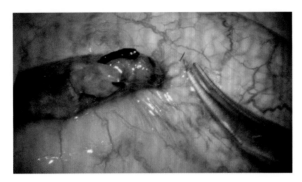

图 13-5-12　两针之间切开后检查附睾液中有精子，准备轻柔顺方向拔针

23. 吻合第五针：理顺缝线，在 2 点位由输精管管腔缝向输精管肌层内 1/3 与外 2/3 交界处（图 13-5-13）。

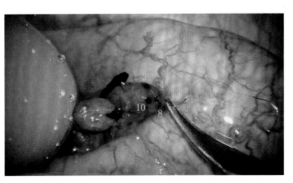

图 13-5-13　理顺缝线，4 点位缝线由管腔内缝向 2 点位圆点

23. 吻合第六针：理顺缝线，在 10 点位由输精管管腔缝向输精管肌层内 1/3 与外 2/3 交界处（图 13-5-14）。

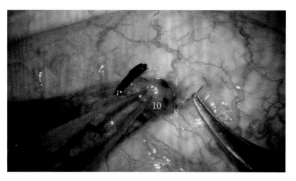

图 13-5-14　理顺缝线，8 点位缝线由管腔内缝向 10 点位圆点

25.吻合第七针：12 点位缝合输精管外膜到附睾外膜（图 13-5-15）。此时可以打结，也可以不打结，仅轻轻地稍微拉拢，便于直视下看清套叠情况（图 13-5-16）。

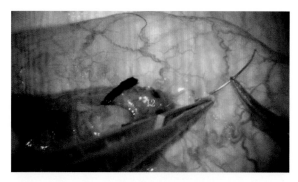

图 13-5-15　缝合输精管外膜到附睾被膜

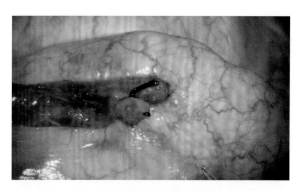

图 13-5-16　输精管被膜与附睾被膜缝合打结后

26.测试小管的套叠情况：一旦所有缝线到位，为了测试位置和计划的套叠位置，轻轻地抓住缝线，并在两侧以相等的牵引力将缝线拉离输精管，以确保开放的附睾小管容易被拉起并进入开放的输精管腔内的正确位置。必须非常小心，如果抓得太紧或拉得太紧，会把缝线从附睾管上扯下来或弄断缝线。牵拉并系紧套叠缝线，小心地提起近端侧的缝线，将开放的附睾管拉入开放的输精管管腔内的位置，然后将其系紧，观察以确保开放的附睾管在输精管管腔内保持原位。然后在同侧重复以上操作。如果考虑远端输精管的张力，可以在缝合时轻轻拉起输精管外膜，将输精管腔拉到附睾管上。

27.打结: 先轻轻拉紧8点和10点缝线打结(图13-5-17),然后是2点和4点缝线打结(图13-5-18)

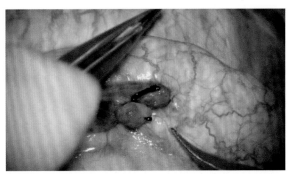

图 13-5-17　拉紧打结 8 点和 10 点位缝线

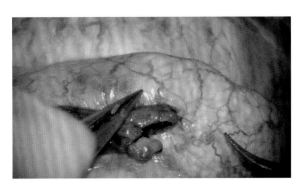

图 13-5-18　拉紧打结 4 点和 2 点位缝线

28.当缝线断裂时: 如果在直视下测试套叠时一侧缝线断裂,无论是在打结对侧缝线之前、之中还是之后,那么可以再次沿着开放的附睾小管纵向穿过另一根 2.5 cm 10-0 双臂针,然后向输精管穿出管腔。如果不行,另一种方法是从附睾管的边缘开始,由外向内,然后由内向外,通过开放的附睾管管腔内的相应位置,将 2 条或 3 条 10-0 的缝线缝合到输精管的肌层。

29.附睾管撕裂: 如果在轻轻缩回缝线并将附睾管拉入开放的输精管管腔时,附睾小管撕裂,那么必须取下已经放置的任何缝线,检查受损的附睾小管,看看它是否可以挽救,否则必须用新的附睾管重新开始整个过程。

30. 加固剩余的肌层至被膜: 一旦附睾管拉向上并套叠入输精管,打结完成后,用间断的 9-0 尼龙缝线将剩余的前部和外侧输精管肌层缝合固定到相应的附睾小窗边缘附睾被膜,再次从附睾窗边缘固定到腹腔端输精管肌层的外 1/3 处。

31. 固定外膜层: 在可能的情况下,用额外的 7-0 尼龙加强吻合,将输精管外膜及周围组织与邻近的附睾被膜缝合在一起。当缝合这些最外面的缝线时,重要的是不要引起过度的张力或扭曲造成修复困难(图 13-5-19、图 13-5-20)。

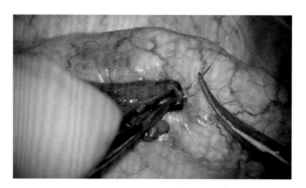

图 13-5-19　继续附睾被膜与输精管被膜的缝合

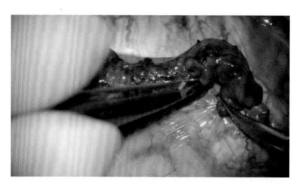

图 13-5-20　提起输精管，缝合输精管下面的附睾被膜与输精管外膜

32. 还纳睾丸，缝合鞘膜、肉膜、皮下及阴囊皮肤同前。

（唐运革、刘武江、马文敏、李焕）

参考文献

[1]　夏术阶，吕福泰，辛钟成 . 郭应禄男科学 . 2 版 . 北京：人民卫生出版社，2019.

[2]　WALSH P C，RETIK A B，VAUISHAN E D，et al. Campbell's Urology. Philadelphia：Saunders，2020.

[3]　ZHANG X，DENG C，LIU W，et al. Effects of varicocele and microsurgical varicocelectomy on the metabolites in semen. Sci Rep，2022，12（1）：5179.

[4]　GUITON R，VOISIN A，J HENRY - BERGER，et al. Of vessels and cells：the spatial organization of the epididymal immune system. Andrology，2019，7（5）.

[5]　ZHOU L，JI X，WANG L. A Modified Vessel-sparing Microsurgical Vasoepididymostomy. J Vis Exp，2022，184.

[6]　MIRILAS P，MENTESSIDOU A. Microsurgical subinguinal varicocelectomy in children，adolescents，and adults：surgical anatomy and anatomically justified technique. J Androl，2012，33（3）：338-349.

[7]　AVELLINO G J，LIPSHULTZ L I，SIGMAN M，et al. Transurethral resection of the ejaculatory ducts：etiology of obstruction and surgical treatment options. Fertility and Sterility，2019，111（3）：427-443.

[8]　AGARWAL A，CANNARELLA R，SALEH R，et al. Impact of Varicocele Repair on Semen Parameters in Infertile Men：A Systematic Review and Meta-Analysis. World J Mens Health，2022.

[9]　DOMINIC K，SHATTUC K，BRIA N，et al. A Review of 10 Years of Vasectomy Programming and Research in Low-Resource Settings. Global health，science and practice，2016.

[10]　YAN Z，LIANG，FENG-BIN，et al. Clinical application of cross microsurgical vasovasostomy in scrotum for atypical obstructive azoospermia. Journal of Zhejiang University.science.b，2019.

[11]　WAN B，WU Y，WU Z，et al. Current progress on the curative effects of vasoepididymostomy for patients with obstructive azoospermia：An updated systematic review and meta-analysis of human studies. Andrology，2022.

第十三章　男性不育的显微外科治疗